Reinhard Plassmann
Psychotherapie der Emotionen

Therapie & Beratung

Reinhard Plassmann

Psychotherapie der Emotionen

Die Bedeutung von Emotionen für die Entstehung und Behandlung von Krankheiten

Psychosozial-Verlag

Bibliografische Information der Deutschen Nationalbibliothek
Die Deutsche Nationalbibliothek verzeichnet diese Publikation
in der Deutschen Nationalbibliografie; detaillierte bibliografische Daten
sind im Internet über http://dnb.d-nb.de abrufbar.

Originalausgabe

E-Mail: info@psychosozial-verlag.de
www.psychosozial-verlag.de

Umschlagabbildung: Paul Klee, *Kind und Tante*, 1937
Umschlaggestaltung & Innenlayout nach Entwürfen von Hanspeter Ludwig, Wetzlar
Satz: metiTec-Software, me-ti GmbH, Berlin
www.me-ti.de
ISBN 978-3-8379-2884-6 (Print)
ISBN 978-3-8379-7488-1 (E-Book-PDF)

Gewidmet meiner Frau Heidede, die ich liebe,
und Eugen Mahler, der mir geholfen hat

Inhalt

Vorwort

Liebe Leserinnen und Leser,

seelische Heilungsprozesse und seelisches Wachstum sind ein äußerst faszinierendes Geschehen, die Gesetzmäßigkeiten sind allerdings nicht einfach zu verstehen. Die moderne Emotionsforschung hat nun neue Möglichkeiten geschaffen, indem sie verdeutlicht hat: Emotionen stehen an zentraler Stelle im seelischen Geschehen, sie bewegen, organisieren, sie sind Energiequellen und sie können krank machen. In jeder Therapiestunde werden diese emotionalen Kräfte spürbar, sie bestimmen das Geschehen der Stunde und sie begegnen uns in Momenten, die Daniel Stern als Gegenwartsmomente bezeichnet hat. Im Gegenwartsmoment ist das enthalten, was in der Stunde Raum sucht, was mitgeteilt, verarbeitet, integriert werden möchte.

Dieses Buch beschreibt deshalb in zwölf Kapiteln die vielfältigen Erscheinungsformen des Emotionalen in der Therapiestunde und Möglichkeiten des therapeutischen Denkens, Sprechens und Handelns. Die Grundlage bilden einerseits die moderne Emotionsforschung und andererseits die mittlerweile vorliegenden umfangreichen Behandlungserfahrungen. Beides eröffnet Therapeutinnen und Therapeuten die Möglichkeit, ihre bewährten Methoden weiterzuentwickeln, so wie ich es selbst in meiner Arbeit erlebt habe, sowohl in Behandlungen als auch in Diskussionen mit den Teilnehmerinnen und Teilnehmern zahlreicher Seminare und Vorträge.

Teil I über die Grundlagen einer Psychotherapie der Emotionen umfasst die Kapitel 1 bis 9, Teil II über die therapeutische Praxis umfasst die Kapitel 10 bis 12.

In den anfänglichen vier Kapiteln werden einige grundlegende Prinzipien seelischer Wachstumsvorgänge besprochen: das Prinzip der Musterbildung, das Prinzip der Umwandlung (Transformation), das Prinzip der Regulation. In Kapitel 5 schließt sich ein Überblick an, wie sich das Verständnis von Emotionen entwickelt hat, in Kapitel 6 ein Überblick über die moderne Emotionsforschung; dazu gehören die Säuglingsforschung, die neurobiologische Grundlagenforschung, die Bindungstheorie und die Ergebnisse der modernen Traumatherapie. Kapitel 7 widmet sich dem Prinzip Selbstorganisation, weil seelische Wachstumsvorgänge unter geeigneten Bedingungen selbstorganisatorisch entstehen. Kapitel 8 fasst die Konsequenzen für die Arbeit in der Therapiestunde zusammen und Kapitel 9 beschreibt das klinische Handwerkszeug, das wir im Gegenwartsmoment der Therapiestunde brauchen: die Unterscheidung der verschiedenen Formen der Resonanz, die wichtigsten emotionalen Regulationsprozesse und die konkreten Eigenschaften seelischer Wachstumsvorgänge.

Mit Kapitel 10 beginnt die praktische Arbeit in der Therapiestunde anhand der Beschäftigung mit einigen exemplarischen Krankheitsbildern, in Kapitel 11 werden ausgewählte psychotherapeutische Methoden dargestellt und in Kapitel 12 die Sprache des Therapeuten, weil sie unser wichtigstes Werkzeug ist.

In dieses Buch wurden auch viele Berichte aus Therapiestunden aufgenommen, weil die emotionalen Vorgänge in einer Stunde eine Art Musik zu bilden scheinen, die man nicht nur beschreiben kann, man muss sie irgendwie auch zum Klingen bringen. Die Fallberichte sind der Versuch hierzu. Die Patientinnen und Patienten haben diese Berichte gelesen, der Veröffentlichung zugestimmt und sich oft auch zu den Berichten geäußert, zu dem, was in ihnen selbst beim Lesen ins Klingen kam. Ich habe diese Anmerkungen nach Absprache in das Buch aufgenommen. Die Patientinnen und Patienten sind deshalb nicht Beschriebene, sondern Mitwirkende, denen ich sehr viel verdanke.

Mein Dank gilt auch der Psychoanalyse, die mich immer wieder aufs Neue bereichert und an deren Weiterentwicklung ich mitwirke, der Internationalen Psychoanalytischen Universität Berlin und ihrem Präsidenten (bis Oktober 2018) Martin Teising. Die IPU bildet einen wunderbaren kreativen Ort für solche Weiterentwicklungen. Mein Dank gilt außerdem dem Psychosozial-Verlag unter Leitung von Hans-Jürgen Wirth, der schon vor langer Zeit mein Stamm- und Lieblingsherausgeber geworden ist.

Nun wünsche ich Ihnen ungefähr so viel Freude beim Lesen, wie mir das Schreiben bereitet hat!

Reinhard Plassmann

I
Grundlagen einer Psychotherapie der Emotionen

1 Das Ziel der Reise

Beim Ausarbeiten dieses Buches kamen mir wiederholt die Ähnlichkeiten zwischen einer Therapiestunde und dem Segeln in den Sinn. Beides beginnt mit der Frage, wohin die Fahrt gehen soll.

Aber muss diese Frage überhaupt gestellt werden? Sie muss gestellt werden, weil Psychotherapie ein natürliches und unverrückbares Ziel hat. Sie ist eine Form der Heilkunde und deshalb muss das Geschehen der Stunde auf das Ziel ausgerichtet sein, Heilung von Leiden zu bewirken.

Ist »bewirken« an dieser Stelle der richtige Begriff? Er könnte suggerieren, dass der Behandler ein *Bewirker* sei, der Erzeuger des Heilungsprozesses. Das trifft so nicht zu, er ist vielmehr ein *Mitwirker*. Wahrscheinlich wäre es deshalb passender, zu formulieren: Psychotherapie *fördert* den Heilungsprozess seelischen Leidens. Auf dieses Ziel muss alles ausgerichtet sein, alle Methoden, alle Strategien, alle Varianten von Psychotherapie müssen sich diesem Ziel unterordnen.

Könnte man dem nicht entgegenhalten, dass Psychotherapie zweckfreie Wissenschaft sei oder dass sie dem Ziel diene, das Sein des Menschen in der Welt zu ergründen, also eine Spielart der Philosophie, oder dass sie vielleicht auch moralischen Zielen diene und zwischen richtig und falsch zu unterscheiden lehre? Es wäre durchaus denkbar, dass ein Therapeut und sein Klient vereinbaren, mit solchen Zielen psychologische Gespräche zu führen, sich also der Wissenschaft, der Philosophie oder dem Humanismus zu widmen. Nur: Psychotherapie ist das nicht.

Wenn also Psychotherapie als Form der Heilkunde verstanden wird, dann ist damit der Zielpunkt, der Sinn, eindeutig bestimmt und es ergibt sich die nächste Frage: welcher Weg führt zu diesem Ziel? Um das zu beantworten, brauchen wir den Blick auf einige Gesetzmäßigkeiten seelischer Heilungsprozesse. Der wichtigsten dieser Gesetzmäßigkeiten ist das nächste Kapitel gewidmet: die Entstehung von Mustern, überall dort wo emotionale Energie ist.

2 Musterbildung in komplexen Systemen

In allen komplexen Systemen bewirkt Energiezufuhr, dass sich Ordnungsmuster bilden. Nehmen wir ein stilles, stehendes Gewässer, einen Teich oder einen See, in dem nun ein Abfluss geöffnet wird. Aus dem stillen Gewässer wird ein fließendes, Bewegungsenergie ist frei geworden und im Fluss des Wassers bilden sich Wellen, Wirbel, Turbulenzen, Wasserfälle. Diese Muster, durch das Fließen des Wassers erzeugt, sind an bestimmten Stellen zu beobachten, sie sind konstante Muster im Strom des Wassers. Nicht das Wasser erzeugt die Wirbel, sondern die Bewegungsenergie des Wassers an jeder Stelle des bewegten Wassers auf andere Weise. Würde die Energie durch stärkeres Gefälle und höhere Fließgeschwindigkeit erhöht, würden sich sofort andere Muster bilden.

Dieses Beispiel macht eine bestimmte Eigenschaft von Mustern deutlich: Sie wirken als *Attraktoren*. Ein Muster, das sich an einer bestimmten Stelle bildet, hat selbststabilisierende Eigenschaften dadurch, dass alle anderen denkbaren, potenziell möglichen Bewegungsformen des Wassers sich dem Bewegungsmuster an einer bestimmten Stelle unterordnen.

Diese *Attraktoreneigenschaft von Mustern* ist im klinischen Bereich bei der Entstehung und Überwindung von Krankheiten von größter Bedeutung. Emotional bedingte Krankheiten können als Muster verstanden werden, mit denen die emotionale Energie irgendwie notdürftig unter Kontrolle gebracht werden soll, zum Beispiel durch eine anorektische Essstörung. Dann zeigt sich, dass diese Essstörung als Antwort auf starke nicht integrierbare Emotionen entstanden ist, sich aus sich selbst heraus verfestigt hat und den Potenzialraum der Möglichkeiten anderen Fühlens, Denkens und Verhaltens verkleinert und schließlich auslöscht (Tschacher, 1997). Eine Essstörung verschließt den Zugang zu anderen Möglichkeiten der Selbstorganisation, die vor Beginn der Erkrankung noch zugänglich waren.

An dieser Stelle wird schon deutlich, dass Psychotherapie sich nicht darauf beschränken kann, Ursachen für Probleme in der Vergangenheit zu suchen, auch wenn es in der Vergangenheit Situationen gab, die ohne Zweifel krank machende Eigenschaften hatten. Die Verfestigungstendenz einer psychosomatischen Erkrankung, als Muster verstanden, beruht nicht auf ursprünglich wirksamen, traumatisch starken Emotionen, sondern ist eine Eigenschaft der Muster, der Erkrankung, an sich. Dies hat weitreichende Auswirkungen auf die therapeutische Herangehensweise, wie wir sehen werden.

Ein weiteres Beispiel für Musterbildung ist die berühmte Benard'sche Instabilität (Tschacher, 1997, S. 10; Benard, 1865). Stellt man einen Topf Wasser auf eine Heizplatte und erhöht langsam die Temperatur, also die Energiezufuhr, so ordnet sich das Wasser im Topf ab einer bestimmten Temperatur in typischen walzenförmigen Bewegungen, in denen das Wasser aufsteigt und absinkt. Diese walzenförmigen, kreisförmigen Bewegungen des Wassers haben in ihrer Regelmäßigkeit nicht nur eine gewisse Ästhetik, interessanterweise verändern sie auch die Eigenschaften des Wassers. Die Fähigkeit des Wassers, die von unten zugeführte Hitzeenergie nach oben durchzuleiten, wird durch die Benard'schen Walzen besser. Wäre das Wasser ein Lebewesen, so würden wir sagen: Damit das Wasser keine zu heißen Füße bekommt, erzeugt es die Benard'schen Rollen. Das Wasser ist aber kein Lebewesen, deshalb beschränken wir uns auf die Feststellung: Energie erzeugt Muster in komplexen Systemen und diese Muster haben Eigenschaften, mit denen sie das System verändern.

Diese Feststellung ist wiederum für Psychotherapie von großer Bedeutung. Emotionen sind eine Form biologischer Energie, alle höheren Lebewesen haben Emotionen, mit Sicherheit alle Säugetiere. Wahrscheinlich haben auch alle einfachen Lebewesen Vorformen von Emotionen, sogenannte Protoemotionen. Wenn Emotionen vom Organismus dann mit Musterbildung beantwortet werden, haben diese Muster Eigenschaften, mit denen sie das System verändern, auf nützliche oder auch auf schädliche Weise.

Wenn beispielsweise eine Patientin, die Opfer von Gewalt geworden ist, als Reaktion hierauf später selbstverletzendes Verhalten entwickelt, so hat dieses, als Muster verstanden, einerseits starke Attraktorenwirkung. Es verfestigt sich aus sich selbst heraus, weil die Fähigkeit zur Emotionsregulation durch das selbstverletzende Verhalten schlechter wird. Dieses Verhalten verändert aber auch die psychische Organisation, weil es Gewalt gegen den eigenen Körper ist und damit für das ursprünglich erlebte Gewalttrauma eine immer wiederkehrende Eintrittspforte in das gegenwärtige Leben schafft, die ohne diese Störung nicht vorhanden wäre. Die Menge des aus Gewalt bestehenden Traumamaterials wird durch selbstverletzendes Verhalten ständig größer, es kontaminiert, vergiftet die psychische und körperliche Existenz. Solche sich selbst verfestigenden und destruktiv wirksamen Versuche der Emotionsregulation können wir deshalb mit gutem Grunde *Negativmuster* nennen.

Das Gleiche gilt auch im positiven Bereich. Im Kontakt mit starkem emotionalem Material wird in einem gelungenen Moment in einer Therapiestunde anstelle eines Negativmusters ein kreativer Gedanke entstehen, der einen anderen, gesünderen Umgang mit diesem emotionalen Material einleitet. Auch ein solcher Moment der Kreativität kann als Muster verstanden werden, der kreative Gedanke hat ebenfalls Attraktorenqualität und er verändert die mentale Organisation des Patienten[1] und der Therapiestunde, indem er in der therapeutischen Bindung weitere kreative Gedanken anregt. Der kreative Gedanke bildet also ein *Positivmuster*, eine Ressource, welche die Fähigkeit zu seelischem Wachstum erhöht. Es wäre also falsch, die Tendenz von Mustern, sich aus sich selbst heraus zu verfestigen, die Attraktoreneigenschaft von Mustern, pauschal negativ zu bewerten. Auch wachstumsförderliche Positivmuster haben Attraktoreneigenschaften.

Ein anderes Beispiel für willkommene, positive Musterverfestigung: Die gewohnte Ordnung des Universums ist ein extrem starker Attraktor. Seit Äonen bewegen sich die Himmelskörper auf denselben Bahnen und wir wären nicht entzückt, wenn das Universum kreativ mit verschiedenen Ordnungsmustern spielen und beispielsweise zwischendurch die Erde aus ihrer Bindung an die Sonne befreien und auf eine Reise ins All schicken würde.

Die in Psychotherapien beliebte Formel, dass der Patient zur Veränderung bereit sein solle, muss deshalb präzisiert werden: Eine Muster verändernde Kreativität wird benötigt, um gesunde, gesündere emotionale Muster zu bilden anstelle von dysfunktionalen. Es muss uns deshalb als nächstes beschäftigen, was im lebenden Organismus und insbesondere im Bereich der Psychotherapie die Eigenschaften gesunder, kreativer Muster sind.

1 Wenn es für den Textfluss besser ist, nur eine Geschlechtsform zu verwenden, wird im Folgenden bei Personenbezeichnungen überwiegend die männliche Form gewählt, wobei die weibliche Form mitgemeint ist.

3 Wie werden Emotionen verarbeitet?

Heilungsvorgänge in der Medizin können damit beginnen, dass etwas Schädliches entfernt wird. Das könnte ein Fremdkörper sein, der in den Körper eingedrungen ist oder ein störendes Geschwulst oder ein entzündeter Wurmfortsatz. Die Entfernung dieses Fremdkörpers ist der erste Schritt, der weitere Heilungsvorgänge ermöglicht: Entzündungen und Schwellungen können so abklingen, Operationswunden verheilen, der ganze Organismus ist dabei aktiv. Nach einem schweren Eingriff kann die Regeneration des Organismus ein anstrengender, viel Zeit in Anspruch nehmender Vorgang sein. Den ersten Teil dieses Heilungsvorgangs, die Elimination, leistet in diesem Beispiel der Chirurg, den zweiten Teil, die Neuorganisation, der Organismus selbst.

Emotional bedingte Erkrankungen werden nun nicht durch Fremdkörper hervorgerufen, sondern durch etwas Körpereigenes, die Energie der Emotionen. Man könnte aber versucht sein, unverarbeitbar starke Emotionen, die zu Krankheiten geführt haben, als Fremdkörper aufzufassen, als etwas Störendes, Krankmachendes. Wenn nach einem unverarbeitbaren seelischen Schock später Flashbacks auftreten, also unkontrollierbare Erinnerungsfetzen an die Schocksituation, oder wenn die Emotionen aus der Schocksituation unerwartet, ungewollt und heftig wiederkehren, dann wirken sie tatsächlich wie Fremdkörper – auf den Patienten ebenso wie auf seine Behandler. Der Eindruck, obwohl naheliegend, täuscht aber. In der Schocksituation sind starke, aber dennoch *eigene* negative Emotionen entstanden, die der Organismus nicht auf gesunde Weise integrieren konnte. Sie sind keine Fremdkörper.

Traumatisiert zu werden, ist dabei kein Ausnahmeereignis. Vielen alltäglichen Aversionen liegen Mikrotraumata zugrunde, die dann allerdings keine Krankheit, sondern nur eine Abneigung hinterlassen haben. Nehmen wir an, ein

Mensch zieht einen lange nicht benutzten Schuh an und spürt, dass im Schuh etwas ist, was sich dann als tote, verweste Maus herausstellt. Er wird sich schütteln vor Ekel und den Schuh von sich werfen. Er wird dieses Erlebnis vielen Menschen erzählen, sich jedes Mal aufs Neue beim Erzählen ekeln, allerdings jedes Mal ein bisschen weniger und er wird sich bei jedem Anziehen eines Schuhs an das Erlebnis erinnern, vielleicht lebenslang jeden Schuh vor dem Anziehen ausschütteln. Aber: Dieser Mensch kann sich erinnern, er kann, wenn er es will, an das Erlebnis denken, kann sich aber auch, wenn er es will, von der Erinnerung lösen, er kann die Erfahrung mit anderen teilen und wird mit der Zeit wahrscheinlich sogar mit einer Spur Humor an den Vorfall denken können. Er wird diese Erfahrung in sein Leben integrieren, indem er dafür sorgt, dass ihm das nicht wieder geschieht.

Die Maus wird in der Tat aus dem Schuh eliminiert (oder der Schuh in den Mülleimer entsorgt), aber die seelischen Vorgänge der Verarbeitung einer solchen Erfahrung sind nicht *Elimination*, sondern etwas Anderes. Der anfängliche emotionale Schock ist kein Schock geblieben, sondern hat sich in eine unangenehme Erfahrung umgewandelt, aus der sich lernen ließ. Das ist *Transformation*, nicht Elimination. Das Schockmuster des ersten Moments – Erstarrung, Entsetzen, Würgereiz, Zurückprallen, Wegschleudern, Aufschreien – wurde transformiert in etwas Normaleres, Gesünderes. *Im Bereich des Seelischen können wir Heilung mit Transformation gleichsetzen. Heilung geschieht durch Transformation.*

Seelische Störungen entstehen gerade dadurch, dass emotionale Reaktionen übermäßig starke Kraft haben und deshalb nicht transformiert werden können. Der Organismus versucht dann als Notbehelf die Elimination: Die Erfahrung des Schocks wird behandelt, als hätte sie nie stattgefunden. Erfahrungsgemäß gelingt das nach einem Trauma tatsächlich einige Zeit lang, die Betroffenen fühlen sich einige Wochen lang fast normal, bis dann die Erinnerungsfetzen, die emotionalen Explosionen und die aus der traumatischen Situation stammenden Körperreaktionen wieder auftauchen. Das ist kein passiver Vorgang, sondern eine Art Signal des Organismus, dass ein seelischer Schock noch unverarbeitet, untransformiert geblieben ist und auf Verarbeitung wartet.

Sofern sich hierfür keine geeignete Umgebung findet, etwa bei sexuell traumatisierten Kindern, denen niemand zuhört, wird das betroffene Kind immer weiter gezwungen sein, die wieder auftauchenden Elemente der traumatischen Situation so gut es geht (es geht nicht gut), zu eliminieren. Zahllose Depressionen und psychosomatische Erkrankungen entstehen auf diesem Wege. Sie enthalten den Versuch, bestimmte traumatisch starke Emotionen so wenig wie möglich zu fühlen.

Fallbeispiel

Die 54-jährige Frau R. wurde seit vielen Jahren wegen schwerer Depressionen fast jedes Jahr stationär psychiatrisch behandelt und ist deshalb pensioniert. Während einer Verhaltenstherapie wurde ihr und der Therapeutin klarer, dass die Depressionen mit einer traumatischen Kindheit zusammenhängen könnten. Die Therapeutin fühlte sich auf diesem Gebiet allerdings nicht sicher genug und bat mich, die Behandlung fortzuführen.

Zu der Stunde, über die ich berichten möchte, kam sie an einem heißen Tag im August in einem dunklen, langen Kleid. Es war die erste Stunde nach einer urlaubsbedingten Unterbrechung. Das Kleid fiel mir auf, ohne dass ich zunächst hätte sagen können, warum.

Sie fühle sich stärker depressiv als vor drei Wochen, das Morgentief dauere länger, sie beobachte Antriebsmangel und eine Tendenz zu negativen Gedanken, so beschrieb sie ihre Verfassung ganz psychiatrisch. Ob das die Jahreszeit sein könne? Ihre Depressionen seien meistens im August aufgetreten – eine jahreszeitlich bedingte saisonale Depression vielleicht.

Mir schien, dass ich einen subtilen Spannungsanstieg spüren konnte, als die Patientin diese psychiatrische Sichtweise vorschlug, ein kurzes angespanntes Verharren, wie ein Warten vielleicht, ob ich mich mit einer psychiatrischen Erklärung zufriedengeben würde – ein Moment, der ein Innehalten und Aufmerken auch bei mir induzierte. Erwartete sie auch von mir die Haltung, der sie schon so oft begegnet war, bei ihrer Depression handle es sich eben um etwas Organisches und nach Anderem müsse man nicht suchen? Irgendwie schien mir dieser Moment, in dem sie mir eine biologische Erklärung für die Depression anbot und sich dabei minimal anspannte, emotional bedeutungsvoll – ein Gegenwartsmoment.

Die in mir bereits entstandene Suche nach anderen denkbaren Zusammenhängen sprach ich aus: Mir falle auf, dass ich über diese Frage eines Zusammenhangs zwischen Jahreszeit und Depression, was als Thema gerade in die Stunde gekommen sei, ins Nachdenken geraten sei. Ob ihr etwas zu einer besonderen Bedeutung dieser Jahreszeit, dieses Monats einfalle? Ich wisse von ihr, dass sie dann depressiv reagiere, wenn sie das Gefühl habe, Belastendes komme auf sie zu, ohne dass sie sich davor schützen könne. Wenn also der August eine spezielle belastende Bedeutung hätte, so wäre es immerhin denkbar, so überlegte ich, laut denkend, dass die unverhinderbare jährliche Wiederkehr dieses Monats eine Depression auslöse.

Noch bevor sie zu sprechen begann, schien sich etwas zu verändern, was ich wahrnehmen konnte. Hatte sie gespürt, dass mein innerer Suchvorgang nicht mit einer psychiatrischen Erklärung endete, gab es also eine Resonanz der Patientin auf mein Berührtsein?

Sie blickte mich direkt an: Was ihr sofort einfalle, seien die Sommerferien als Kind, eben im August, die Freibadbesuche und die ekelhaften Berührungen des Täters und seine widerwärtigen schamlosen Blicke auf das sich umziehende Mädchen. Sie erzählte geordnet, detailreich, dabei innerlich bewegt vom erinnerten und gefühlten Ekel, von der Scham, dem Zorn, der Empörung, der Hilflosigkeit.

War es, so überlegte ich, als die Augustereignisse zur Sprache gekommen waren, jetzt im Moment gut für die Patientin, zu erinnern, zu fühlen, zu sprechen? Half ihr das? Wie war der aktuelle Verarbeitungsprozess des traumatischen Materials zu beurteilen? War die Belastung vielleicht zu hoch? Dies waren zunächst Überlegungen im Stillen, dann bezog ich die Patientin in die Überprüfung und Überlegung ein.

Ich fragte die Patientin, wie sie das Geschehen der letzten Minuten beurteile, ob es nur belastend gewesen sei oder ob sie das Gefühl habe, das Berühren der Geschichte habe für sie einen Nutzen, etwas löse sich innerlich. Diese als Frage geäußerte Überlegung richtet sich nicht auf die berührten Inhalte, sondern auf den Regulationsprozess, sie kann deshalb als Prozessdeutung bezeichnet werden.

Sie sei aufgeregt, antwortete sie, aber der vorher noch sehr stark spürbare Kloß im Leib sei dabei, sich zu verkleinern, das sei gut so.

Weil ich das Gefühl hatte, die Geschichte von der traumatischen Bedeutung des Augusts erkläre vielleicht auch das dunkle Kleid, fragte ich, ob zu dieser Augustgeschichte auch irgendwie Kleidung dazugehöre, ob sie vielleicht bei sich derzeit eine besondere Sorgfalt bei der Auswahl ihrer Kleidung beobachte oder irgendwie auf die sommerliche Kleidung der Menschen reagiere? Das von ihr aktuell getragene Kleid, welches mich auf den Gedanken gebracht hatte, ließ ich bewusst unerwähnt, um sie nicht zu beschämen. Dieser wieder als Frage geäußerte Gedanke war also eine Inhaltsdeutung nach einem bestimmten inhaltlichen Element, der Kleidung. Wäre die Patientin in einem emotional überlasteten Zustand gewesen, hätte ich diese Frage nicht stellen dürfen. Die Prozessdeutung geht der Inhaltsdeutung voraus.

Meine Überlegung, meine Frage nach der Kleidung erhöhte die Spannung anscheinend nicht, sondern war gefolgt von weiteren Einfällen und Erinnerungen daran, wie Mutter und Täter ihr als Kind die Kleidung ausgewählt und aufgezwungen hatten, im Sommer oft zu eng und zu kurz,

> zu wenig bedeckend, und sie war selbst der Meinung, dass ihr bevorzugter Kleidungsstil als Erwachsene die Folge davon sei, sie möge keine tiefen Ausschnitte oder kurze Röcke. Auch bei dieser Erzählung war sie nach meinem Prozessgefühl in gutem Zustand, nicht traumatisch überflutet.
>
> Am Ende dieser Therapiestunde bilanzierte sie: Sie sei sehr erstaunt, wie die Gedanken und Erinnerungen gleichsam gesprudelt seien, sie sei noch etwas aufgeregt, fühle sich aber wach und lebendig, nicht depressiv. Auch das war eine prozessbezogene Aussage der Patientin, die genauso vom Therapeuten hätte kommen können, sie beschreibt einen inneren regulierten Zustand und Kreativität.[2]

In diesem kurzen Ausschnitt aus einer Psychotherapie wird erkennbar, dass die Patientin gewohnt war, ihre traumatischen Erlebnisse als Kind innerlich zu übergehen, möglichst nicht daran zu denken, keine Verbindungen zwischen dem damals Gewesenen und dem Heutigen herzustellen, und sie erwartete diese Haltung auch von mir als Gegenüber. Etwas in ihr schien aber darauf zu warten, dass diese immer verschwiegenen, niemals erzählten Erlebnisse zur Sprache kommen konnten und die seither unterdrückten Gefühle gefühlt werden konnten. Die Erinnerungen und Emotionen lagen gleichsam bereit, gefühlt und integriert zu werden. Wenn sie dann in der aktuellen Therapiestunde über das damalige Geschehen spricht, dann ist das ein Vorgang, der in der Gegenwart stattfindet, nicht in der Vergangenheit. Deshalb muss für die gegenwärtige Situation des Sprechens und Erinnerns genau überprüft werden, ob die momentane Belastung im erträglichen Bereich ist und ob das Erinnern und Fühlen etwas Klärendes, Lösendes, etwas Ordnendes hat, also zu seelischem Wachstum, zur Transformation beiträgt. Diese Überprüfung, ob sich das Fühlen und Sprechen im Moment der Stunde positiv auswirkt, geschieht am besten gemeinsam mit der Patientin bzw. dem Patienten.

---

2 Kommentar der Patientin nach dem Lesen der Vignette: »Als ich in die Stunde kam, fühlte ich mich bedrückt und niedergeschlagen, voller Angst, wieder depressiv zu sein, wieder stationär in Behandlung zu müssen. Als ich sagte, dass in der Vergangenheit oft der August, der Sommer, eine Zeit für stationäre Behandlung gewesen war, fragte mich Prof. Plassmann, ob es bestimmte Erinnerungen gebe, die weit zurückliegen, die mit der Jahreszeit einhergehen könnten. Ich fühle mich nicht wohl, solchen Gedanken und Gefühlen in meiner Vergangenheit nachzugehen; spürte einen inneren Druck, wie einen Kloß in meinem Leib, die Erinnerungen riefen noch in der Stunde starke Übelkeit hervor. Es ist dann wie ein ›Aha-Erlebnis‹, ein Erkennen – ich habe das Gefühl, in meinem Kopf wird es ›hell‹, der Kloß weicht, der Druck macht einem Gefühl von Wärme Platz.«

Wir sind nun an dem Punkt, Folgendes festhalten zu können: Im Bereich des Seelischen hat der natürliche Heilungsvorgang den Charakter einer Transformation. Wo sie misslingt, greift der Organismus zum Notbehelf der Elimination mit allen zur Verfügung stehenden Mitteln. Psychische Abwehrmanöver wie zum Beispiel *Abspaltung* oder *Somatisierung* lassen sich so erklären, ebenso zahlreiche krankhafte Muster der Selbstorganisation, die der Reduktion emotionaler Belastung dienen: Essstörungen, Süchte, Vermeidungsverhalten. Solche Muster entstehen aus dem Versuch, Unerträgliches unfühlbar zu machen, erfüllen diesen Zweck aber sehr unvollständig und richten ihrerseits enorme Folgeschäden an. Sie können deshalb mit gutem Grund als *Negativmuster* bezeichnet werden.

Psychotherapie hat somit die Aufgabe, dem gescheiterten und durch Notbehelfe ersetzten Transformationsprozess eine zweite Chance zu geben. Wir können im nächsten Kapitel betrachten, was hierfür generell und in der konkreten Therapiestunde erforderlich ist.

4 Transformation beginnt mit Regulation

Wir haben gesehen, dass mit Emotionen normalerweise, also im gesunden Bereich, transformativ umgegangen wird und nur als Notbehelf eliminativ. Dass es nur diese zwei Grundrichtungen gibt, bedeutet nun nicht, dass die Zahl der Varianten seelischer Verarbeitung oder seelischer Fehlverarbeitung niedrig wäre. Vielmehr erzeugen beide Wege bei jedem einzelnen Menschen eine Vielzahl von Zwischenergebnissen, Vorstufen, individuellen Versuchen, Reaktionen auf Zwischenergebnisse, Auswirkungen provisorischer Verarbeitungsversuche. Die Ergebnisse der Emotionsverarbeitung, seien sie erfolgreich oder mit Krankheit verbunden, stehen niemals still, der Variantenreichtum ist unendlich.

Auch eine chronische Krankheit, als Reaktion auf unverarbeitbare negative Emotionen entstanden, zum Beispiel eine chronische Schmerzkrankheit, bleibt immer in Veränderung, weil sie eingebettet ist in die aktuellen Lebensumstände und immer neue Versuche erzeugt, sie zu beseitigen.

Die Anzahl möglicher Verarbeitungsmuster, der sogenannte Potenzialraum, ist praktisch unbegrenzt. Betrachtet man als Gedankenspiel nicht den einzelnen Menschen, sondern alle 7,5 Milliarden und nimmt an, jeder hätte, nur um eine Zahl zu nennen, lediglich zehn mögliche Verarbeitungsmuster zur Verfügung (es sind natürlich viel mehr), dann wären das schon 75 Milliarden Möglichkeiten.

Daraus ergibt sich zwingend, dass der Mensch die Fähigkeit haben muss, sinnvolle, dem Organismus nützende Verarbeitungswege von solchen zu unterscheiden, die dem Organismus schaden werden. Sicher ist auch, dass diese Unterscheidung zwischen gesund und krank nicht vom Verstand getroffen werden kann. Die moderne Emotionsforschung hat bestätigt, dass die Frage »Was ist das Richtige für mich?« intuitiv, also aufgrund eines Gefühls entschieden wird. Das betrifft nicht nur große Lebensentscheidungen, sondern eine unendliche Folge kleiner Entscheidungen im Umgang mit sich selbst, im Alltag und in einer Therapiestunde.

Nimmt man zur Verdeutlichung die Situation in einer Therapiestunde, so zeigt sich Folgendes: *Krankmachendes emotionales Material hat stets die Eigenschaft der Unreguliertheit*, der Organismus hat in Bezug auf dieses emotionale Erleben die Fähigkeit zur Regulation nicht entwickelt. Das emotionale Material, beispielsweise eine Mischung aus Wut, Angst, Schuldgefühlen, die in einem traumatischen Schock entstanden sind, bricht in der Therapiestunde explosiv aus, kann in seiner Stärke aber nicht reguliert werden. Demgegenüber hat gesundes emotionales Material stets die Eigenschaft der *Regulierbarkeit*. Der Patient kann im gesunden Fall in der Stunde entscheiden und beeinflussen, wie viel von bestimmten emotionalen Inhalten aktiviert wird, was also gefühlt, erinnert, mitgeteilt wird, wie und wie lange.

Folgt man dieser Spur und untersucht genauer, welche Regulationsvorgänge im gesunden Bereich vorhanden sind und im kranken Bereich nicht, findet man eine überschaubare Anzahl zentral wichtiger Regulationsvorgänge, die für Transformation und somit für Gesundheit erforderlich sind und die im kranken Bereich fehlen. Diese *Regulationsprozesse* können aufgrund ihrer Wichtigkeit als *Kernprozesse* bezeichnet werden. Sie können nicht nur beobachtet, sondern auch *gefühlt* werden. Dieses Gefühl bildet offenbar die Grundlage für die Fähigkeit des Menschen, die richtige Richtung seines Umgangs mit sich selbst intuitiv zu spüren und sich daran wie an einem Kompass zu orientieren.

In einer Therapiestunde wird also der Patient ebenso wie der Therapeut spüren können, wenn eine kritische Belastungsgrenze durch traumatisches emotionales Material erreicht und Gegenregulation erforderlich ist. Wenn Patient und Therapeut gut zusammenarbeiten und sich über die Notwendigkeit der Emotionsregulation verständigen, wird das auch gelingen und in dem Moment in der Therapiestunde, in dem die Fähigkeit zur Emotionsregulation wächst, wird sich ein positives Gefühl einstellen, ein intuitives Spüren und Wissen, dass das *Mehr an Regulationsfähigkeit* ein Schritt in die richtige Richtung ist. Wir können dieses Gefühl *Prozessgefühl* oder *Transformationsgefühl* nennen.

Ein technisches Gleichnis kann das vielleicht verdeutlichen. Stellen wir uns anstelle von Emotionen eine im Badezimmer über dem Waschbecken aus der Wand kommende Wasserleitung ohne Wasserhahn vor. Das Wasser wird mit hohem Druck und starkem Strahl ins Freie schießen und in der Wohnung, im ganzen Haus starke Schäden anrichten.

Der Bewohner wird sich emotional so überflutet fühlen wie seine Wohnung, erschreckt, entsetzt, zunächst hilflos, dann verzweifelt und dann panisch oder entschlossen nach einem Absperrhahn suchen.

Wenn es dem Bewohner gelingt, den Haupthahn zuzudrehen, wird er sich anders fühlen, natürlich noch unter starker Spannung stehen, aber zutiefst erleichtert sein. Nun ist es nicht das Ziel, die Wasserversorgung einer Wohnung auf alle Zeiten stillzulegen, sondern sie wieder regulierbar zu machen. Also kann der Bewohner nun in einem nächsten Schritt einen Wasserhahn auf die offene Leitung schrauben, den Haupthahn öffnen und nun, wie es sein soll, die Menge des austretenden Wassers regulieren.

Das Gleichnis lässt sich noch ausbauen. Nehmen wir an, es wäre eine zweite Person anwesend gewesen. Dann hätten sich beide darauf verständigen können, dass die Wasserflut aus der offenen Leitung nicht gut ist, hätten sich abstimmen können, was zu tun, ist und hätten das Schließen des Hauptventils und das Aufsetzen eines neuen Wasserhahns über dem Waschbecken gemeinsam planen und erledigen können. Dies hat Ähnlichkeit mit den Vorgängen in einer Therapiestunde. In einem Moment zu hoher emotionaler Belastung, der offenen Wasserleitung vergleichbar, ist der Patient – und bei guter Zusammenarbeit auch der Therapeut – sich sicher, dass die emotionale Belastung zu hoch und Gegenregulation erforderlich ist. Nachdem die emotionale Überflutung durch geeignete Maßnahmen beendet und Regulierung wieder möglich geworden ist, können Therapeut und Patient sich abstimmen, wie viel von diesen Themen in die Stunde kommt. In der Therapiestunde ist die Regulation von emotionalen Themen kein Vorgang, den der Therapeut alleine oder der Patient alleine bewirkt, sondern stets ein Zusammenwirken.

Man könnte das Gleichnis sogar noch weiter ausbauen und sich vorstellen, dass es sich nicht um einen einfachen Wasserhahn, sondern um eine Mischarmatur handelt, aus der sowohl kaltes als auch heißes Wasser fließen kann. Übertragen auf die Therapiestunde würde das bedeuten, dass Patient und Therapeut sorgfältig darauf achten, wie viel negatives, kaltes und wie viel positives, warmes emotionales Material im jeweiligen Moment der Therapiestunde die richtige Mischung bildet.

Ich fasse zusammen:

- Der seelische Transformationsprozess beginnt mit der Fähigkeit zur Emotionsregulation. Gelingende Emotionsregulation wird wahrgenommen mit einer Fähigkeit, die *Prozessgefühl* genannt werden kann. Die Fähigkeit zur Emotionsregulation ermöglicht darauf aufbauend gute Ideen, gute Strategien als Elemente eines sich weiter entwickelnden und weiter verfeinernden Transformationsprozesses.
- Sofern dieser Vorgang scheitert, werden Notmaßnahmen aktiviert, wie zum Beispiel die Verlagerung der Emotionen in den Körper oder die Abspaltung

der Emotionen, also alle von der Psychoanalyse beschrieben Abwehrvorgänge. Sie sind notdürftige Regulationsversuche. Diese Notmaßnahmen ersetzen den Regulations- und Transformationsprozess aber nicht und werden auf vielfältige Weise ihrerseits zur Quelle von Störungen und Krankheiten.

- Der Zuwachs an Fähigkeiten zur Emotionsregulation wird nicht von einer Person alleine geleistet, sondern entsteht im Zusammenwirken mit einem geeigneten Gegenüber. Diese Art der Beziehung wird als *sichere Bindung* bezeichnet. Kinder benötigen das erwachsene Gegenüber, um die Fähigkeit zur Emotionsregulation und Emotionsintegration zu erwerben, der Erwerb dieser Fähigkeit bildet die Basis von Gesundheit und Erwachsenheit. Von Kindheit an übrig gebliebene Zonen unverarbeiteter Emotionalität oder im späteren Leben neu entstandene unverarbeitbare emotionale Komplexe können in einer therapeutischen sicheren Bindung transformiert werden.

5 Eine kurze Geschichte psychoanalytischer Emotionstheorien

Die wissenschaftliche und klinische Beschäftigung mit Emotionen hat eine merkwürdige Vorgeschichte. In den theoretischen Modellen über die Psychologie des Menschen war lange Zeit von Emotionen gar nicht oder nur am Rande die Rede. Niemand hat geleugnet, dass es Emotionen gibt, die Wissenschaft schien aber überzeugt, dass eine gründlichere Beschäftigung mit ihnen zu nichts führen würde. Sie waren der unwissenschaftliche Bereich der Küchenpsychologie und wer sich damit beschäftigte, riskierte seine wissenschaftliche Karriere.

Im Bereich des Behaviorismus, also der Verhaltenswissenschaften, war man fest entschlossen, sich nur mit dem zu beschäftigen, was objektivierbar, also messbar und sichtbar ist, und dazu zählten Emotionen sehr lange nicht. Erst die Säuglingsforschung hat das geändert. Im Bereich der Psychoanalyse haben Emotionen und Affekte ebenfalls keinen zentralen Platz im psychoanalytischen Persönlichkeitsmodell gefunden. Es gibt zwar mehrere Varianten psychoanalytischer Affekttheorien, die aber alle den Emotionen eher eine Randposition zuweisen als etwas, was die eigentlich wichtigen Kräfte der menschlichen Seele begleitet. Wilfred Bions Ideen hingegen waren ihrer Zeit weit voraus, wir werden sie deshalb gesondert betrachten.

In wissenschaftlichen Psychotherapiestudien lässt sich bis heute beobachten, dass die Autoren am Anfang ihre theoretische Position beschreiben. Sie führen aus, wie nach ihrem Modell die menschliche Seele aufgebaut ist, wie sie arbeitet und welche Beobachtungen sie in ihrer Studie erforschen und erklären wollen. In diesem allgemeinen Teil einer solchen Arbeit ist von Emotionen kaum die Rede. Sobald aber der Autor dann über die Arbeit mit Patienten spricht, springen mit einem Mal die Emotion auf die Bühne des Geschehens und es ist völlig selbstverständlich von emotionalem Material, emotionalen Erfahrungen, unverarbeiteten Emotionen, emotionalen Bedürfnissen und emotionalem Kontakt die Rede. Anscheinend weiß jeder erfahrene Behandler von der zentralen Bedeutung der Emotionen, akzeptiert aber bis heute, dass die theoretischen Modelle an dieser Stelle lückenhaft sind.

Über dieses Phänomen bin ich ein ums andere Mal verblüfft. Es ist, wie wenn in einer Segelschule sorgfältig gelehrt würde, wie man auf See die Position bestimmt, die Schüler erführen alles über verschiedene Schiffstypen, vom Wind allerdings wäre nicht die Rede. Dann ginge man in die Boote, und natürlich gilt das erste und wichtigste Interesse von Segelschülern und Segellehrern der Windrichtung und der Windstärke, der Einschätzung, ob der Wind abflaut oder auffrischt, welche Segel infolgedessen gesetzt werden müssen et cetera. Segeln heißt, mit der Kraft des Windes arbeiten, Psychotherapie heißt, mit der Kraft der Emotionen arbeiten.

An dieser merkwürdigen Lückenhaftigkeit der theoretischen Modelle hat sich allerdings mittlerweile doch einiges geändert. Es gibt eine äußerst erfolgreiche moderne Emotionsforschung, die so unübersehbare Befunde über die Bedeutung der Emotionen hervorgebracht hat, dass sie nicht mehr zu leugnen waren. Die stärksten Impulse für die moderne Emotionsforschung sind von der Säuglingsforschung, der Gehirnforschung und von der Traumatherapie ausgegangen und erst dadurch wurde der ganze Bereich der Bindungsforschung für die traditionelle Wissenschaft annehmbar, wenn auch unter vielfältigem Widerstreben.

Wie kann man sich diese merkwürdige Ausblendung der Emotionen erklären und warum hat sich mittlerweile doch ein Umdenken ergeben? Nicht jeden wird die Wissenschaftsgeschichte interessieren, aber das Verhältnis Sigmund Freuds und der Psychoanalyse zu den Affekten hat starke Auswirkungen nicht nur auf Psychoanalytiker, sondern auch auf alle anderen Therapieformen gehabt. Deshalb zeichne ich hier kurz nach, wie Freud und die Psychoanalyse über Emotionen dachten. Das darauf folgende Kapitel wird sich dann der aktuellen psychoanalytischen und nicht-psychoanalytischen Emotionsforschung zuwenden.

Psychoanalyse hat von Beginn an nach *Bedeutungen* gesucht, insbesondere nach unbewussten Vorstellungen. Die Psychoanalyse beschäftigte sich deshalb mit solchen Erscheinungen, in denen eine unbewusste Bedeutung zu vermuten war, man sucht die unbewusste Fantasie, den unbewussten Wunsch, jeweils als Abkömmling von Trieben gedacht.

Diese Herangehensweise ließ sich auf Träume anwenden, auf Symptome, auf Verhaltensweisen und vieles mehr. Von einer hinter manifesten Erscheinungen rekonstruierten unbewussten Vorstellung wurde angenommen, dass sie in den vordergründigen Erscheinungen verborgen, in ihnen irgendwie verschlüsselt enthalten sei und nur mit bestimmten therapeutischen Methoden (der Psychoanalyse) wieder entschlüsselt werden könne. Zu den Grundannahmen der Psychoanalyse gehört, dass dieses Verborgene, die Bedeutung, bevor es unbewusst wurde, den Charakter eines Gedankens gehabt hatte. Man suchte und sucht deshalb beispielsweise in Träumen hinter den manifesten Traumbildern den latenten *Traumgedanken*.

Die Arbeit in der Therapiestunde geschah dabei in den Anfängen der Psychoanalyse, also am Übergang zum 20. Jahrhundert, mit der Vorstellung, der Behandler nehme eine neutrale Beobachterposition ein, aus der heraus der Analytiker dem Patienten beschreiben könne, was dessen Träume, Symptome, Fehlleistungen, Inszenierungen usw. für unbewusste Bedeutungen enthielten. Diese Annahme, eine neutrale Beobachterposition einnehmen zu können, ist mittlerweile in großem Umfang weiterentwickelt worden und durch die Annahme ersetzt worden, dass an den Wahrnehmungs- und Verarbeitungsvorgängen jeder Therapiestunde sowohl Patient als auch Therapeut aktiven Anteil haben. Diese Veränderung der Sichtweise, die *intersubjektive Wende* (Altmeyer & Thomä, 2006; Ermann, 2016), wird bestätigt durch zahlreiche Ergebnisse der Grundlagenforschung, wie wir im nächsten Kapitel sehen werden, und die genaue Betrachtung der Vorgänge in Therapiestunden legt es auch zwingend nahe, von einer Wechselseitigkeit des Fühlens und Denkens in der Therapiestunde auszugehen. Dennoch bereitet diese intersubjektive Wende zahlreichen analytisch ausgebildeten Therapeuten nach wie vor Schwierigkeiten, wahrscheinlich nicht nur, weil es sich dabei um eine wesentliche, grundsätzliche Veränderung und Neukonzeption der therapeutischen Arbeit handelt, sondern auch wegen der Befürchtung, dass das Anerkennen intersubjektiver Vorgänge in der Therapie im Gegensatz stehen könnte zu der Notwendigkeit, sich als Therapeut und Analytiker abstinent zu verhalten, das heißt, private Angelegenheiten auszulassen.

Wir werden im Verlauf der folgenden Kapitel sehen, dass eine Psychotherapie der Emotionen unbedingt auf einer *intersubjektiven Arbeitsweise* beruhen muss und wir werden sehen, dass die Befürchtung, diese Arbeitsweise führe zum Abstinenzverlust und zum Distanzverlust, unbegründet ist. Um es kurz vorwegzunehmen: In einer Psychotherapie der Emotionen ist das grundlegende Wahrnehmungsinstrument die *Affektresonanz*, mit der ein Therapeut wahrnehmen kann, welche emotionalen Themen in der Therapiestunde aktiv sind. Am Anfang steht also nicht der distanziert beobachtende Verstand, sondern die *emotionale Resonanz*. Auf diesem Wahrnehmungsvorgang bauen dann alle weiteren Schritte auf, nach der Wahrnehmung die Regulation, die wiederum ein wechselseitiger, intersubjektiver Vorgang ist, dann folgt in vielen kleinen Schritten die Integration dieser Emotion und ihrer Geschichte. Bei diesem wechselseitigen

Geschehen von *Resonanz, Regulation und Integration* wird das Privatleben des Therapeuten an keiner Stelle benötigt und zur Sprache kommen müssen.

Die ursprüngliche *objektivistische Position der frühen Psychoanalyse*, also die Vorstellung, eine neutrale Beobachterposition einnehmen zu können, war auch mit charakteristischen Formen der Deutungssprache verbunden. Typisch und bis heute häufig verwendet sind *Beobachterdeutungen* in der Sprachgestalt von Sie-Sätzen: »Sie meinen eigentlich, dass …«, worauf die vermutete Bedeutung folgt. Das »Sie« solcher Sätze enthält die Vorstellung, ein unbeteiligter Beobachter zu sein; das »eigentlich« enthält die Annahme einer versteckten, eigentlichen Bedeutung, die dann im »dass«-Teil des Deutungssatzes ausformuliert wird.

An diesen klassischen psychoanalytischen Annahmen, der Psychoanalytiker müsse aus einer Beobachterposition heraus unbewusste Gedanken bewusst machen, hat sich mittlerweile viel geändert. Analytiker sehen sich nicht mehr nur wie geschildert in der Rolle des unbeteiligten Beobachters, sondern betrachten den Heilungsprozess in der Therapiestunde als ein intersubjektives Geschehen. Die Wahrnehmungs- und Verarbeitungsfähigkeit des Analytikers wirkt nach aktueller Annahme entscheidend mit daran, dass Heilungsprozesse in Gang kommen. Auch die Annahme, dass versteckte, unbewusste Bedeutungen, die einmal bewusst gewesen und dann ins Unbewusste abgedrängt worden seien, bewusst gemacht werden müssten, hat einer anderen Auffassung Platz gemacht. Man unterscheidet zwischen dem *expliziten Bereich des Bewussten* und dem *impliziten Bereich* jener psychischen Inhalte und Vorgänge, die nie bewusst gewesen waren (Beebe & Lachmann, 2006, S. 236ff.). Auf diese neueren Entwicklungen der Psychotherapie und Psychoanalyse, also die intersubjektive Arbeitsweise und die Arbeit mit dem Impliziten, werden wir immer wieder zu sprechen kommen und dieses Buch ist ein Beitrag zu diesen neueren Entwicklungen.

Die erwähnten Grundannahmen der Psychoanalyse sind für eine Psychotherapie der Emotionen deshalb von Belang, weil das Verständnis oder besser gesagt: das Nicht-Verständnis von Emotionen, die Randposition, in die emotionale Vorgänge jahrzehntelang geraten waren, von diesen frühen Position der Psychoanalyse herrührt.

Emotionen oder Affekte wurden nicht als etwas Energievolles, Wichtiges angesehen, sondern galten eher als Begleiterscheinungen. Gerade diese Sichtweise hat sich als korrekturbedürftig erwiesen, Emotionen gelten mittlerweile nicht nur nach den Erfahrungen in der Traumatherapie und Säuglingsforschung, sondern auch nach den Erkenntnissen aus der neurobiologischen Grundlagenforschung als jene Kräfte, von denen das seelische Geschehen bewegt und organisiert wird. Vom Schicksal der Emotionen hängt ab, ob Gesundheit oder Krankheit entstehen. Diese veränderte Sichtweise, die den Emotionen wohlbegründet einen völlig anderen Platz im seelischen Geschehen einräumt, nämlich vom Rande in den Mittelpunkt, kann man als *emotiozentrische Wende* bezeichnen (Plassmann, 2016b).

Ich will nun versuchen, übersichtlich nachzuzeichnen, wie die Psychoanalyse Emotionen und Affekte aufgefasst hat. Hierbei folge ich der Darstellung von Döll-Hentschker (2008) und skizziere, wie im Verlauf der Jahrzehnte unter dem Einfluss sowohl der klinischen Behandlungserfahrungen als auch der modernen Emotionsforschung neue Sichtweisen und damit enorm verbesserte Behandlungsmöglichkeiten entstanden sind.

Freud ging anfänglich, also Ende des 19. Jahrhunderts, davon aus, dass seine Patientinnen (es waren überwiegend Frauen) »unverträgliche Vorstellungen« (Freud, 1894) hatten, die sie verdrängen konnten, indem sie die mit den Vorstellungen verbundene Erregung abtrennten und auf irgendeinem Wege loszuwerden versuchten. Die Erregung, also der Affekt, wurde vom frühen Freud als etwas Abzuführendes, zu Eliminierendes, gesehen.

Diese Vorstellung, dass Emotionen etwas nach »Abfuhr« Verlangendes seien, wie der Überdruck in einem Dampfkessel, zieht sich durch alle frühen Emotionstheorien. Emotionen galten nicht als etwas von eigener Art und eigenem Wert, sondern als etwas Sekundäres, eine Begleiterscheinung. Ihnen kam kein nennenswerter Nutzen oder Wert zu, sie konnten deshalb abgeführt, ausgestoßen werden.

In seinem *ersten Entwurf einer Affekttheorie* bestimmt Freud, dass *Triebe* das Ursprüngliche und Energievolle seien, die Affekte seien etwas Sekundäres, Abkömmlinge hiervon (Freud, 1915a, b). Nachdem Freud dann seine Strukturtheorie von Es, Ich und Über-Ich ausgearbeitet hatte (Freud, 1923), sah er in seiner *zweiten Affekttheorie* Affekte nicht mehr nur als Triebabkömmlinge, sondern auch als *Signale*, mit denen das Ich auf eine unverträgliche Vorstellung, also auf eine psychische Gefahr hinweise.

Diese Sichtweise hätte viel bewirken können, weil darin zum ersten Mal Affekte als etwas Sinnvolles verstanden wurden, ein Beitrag des Ichs zu Wahrnehmung und Verarbeitung. Freud ist diesem Ansatz aber nicht weiter gefolgt, sodass die zweite Affekttheorie von der Signalfunktion der Affekte zwar bekannt ist und rezipiert wird, ihr volles Entwicklungspotenzial aber nicht entfaltet hat. Freuds Schüler und Nachfolger sind gleichwohl und sicherlich unter dem Eindruck ihrer Behandlungserfahrungen aktiv geblieben, die frühen Affekttheorien weiterzuentwickeln.

Brierley (1951) beschrieb, dass aus den emotionalen Erfahrungen des Kleinkinds die Kerne der kindlichen Persönlichkeit entstünden. In dieser Sichtweise werden Emotionen also erstmals als etwas Eigenständiges, als etwas Notwendiges und Wichtiges erkannt, was deshalb natürlich nicht »abgeführt« werden muss, sondern zu seelischem Wachstum gebraucht wird.

Diese Sicht setzt sich in der Arbeit von Schmale (1964) fort: Er sieht Affekte als Ausdruck der Fähigkeit des Organismus, wahrzunehmen, abzubilden, was sich seelisch ereignet – und zwar lange bevor dem Kind Sprache zur Verfügung steht. Hier taucht erstmals die Idee auf, dass Emotionen so etwas wie ein psychisches Wahrnehmungsorgan seien, etwas Eigenständiges, Notwendiges und Unverzichtbares, von ganz eigenem Charakter und von ganz eigener Intelligenz. Man begann sich also von der Vorstellung zu lösen, dass der Mensch ohne seine Affekte besser bedient sei. Es wurde immer deutlicher, warum der Mensch nicht nur Emotionen hat, sondern sie auch braucht.

Basch (1976) vertrat die Auffassung, Affekte seien eine Kommunikationsform, die als Basis für die Entwicklung aller höheren sprachlichen Kommunikation gebraucht werde, und sah Affekte erstmals als Kraft, als Energieform, als Motor von psychischer Entwicklung und von Beziehung.

Eine klare begriffliche Unterscheidung zwischen Affekt und Emotion hat sich übrigens in den etwa 120 Jahren Psychotherapie nicht durchgesetzt. Manchmal, so bei Basch, werden ursprüngliche, primäre Zustände von Freude, Trauer, Wut, Ekel, Überraschung, Furcht und Verachtung als Primäraffekte bezeichnet und die später entstehenden komplexen Weiterentwicklungen als Emotionen. An anderer Stelle werden Emotionen als das Gefühlte verstanden, im Unterschied zu nicht gefühlten, unbewussten, sogenannten Protoemotionen. Weil also die Begriffsverwendung noch in Bewegung ist, halte ich es für angemessen, entweder die eigene Begriffsverwendung jeweils zu definieren oder Affekt und Emotion gleichbedeutend zu verwenden, wie ich es in diesem Buch handhabe.

Wir sehen also eine sehr deutliche wissenschaftliche Bewegung hin zu der Sichtweise, dass Emotionen etwas Eigenständiges, Energievolles und Notwendiges sind. Krystal (1977, 1978) trug dazu unter anderem den Begriff der *Affekttoleranz* bei. Er meint damit die Fähigkeit, Emotionen (Affekte) zu erleben, damit zu arbeiten, über sie nachzudenken, sie zu versprachlichen. In seinem Ansatz, obwohl nicht ausdrücklich ausgesprochen, ist sehr deutlich die Vorstellung enthalten: Emotionen brauchen Regulation, damit sie sich weiterentwickeln können. Hiervon war in Kapitel 4 bereits die Rede.

Krystal hat ebenfalls ausdrücklich die Vorstellung kritisiert, Affekte müssten per Abfuhr ausgestoßen werden, und hat Behandlungspraktiken abgelehnt, in denen die Behandler versuchen, Affekte durch Schreien oder Schlagen auszuleben und damit loszuwerden. Auch in solchen bis heute praktizierten Therapieformen ist die Vorstellung enthalten, dass Emotionen irgendwie ausgestoßen, abgeführt, eliminiert werden müssten. Die Erfahrung und die Grundlagenforschung lehren hingegen, dass Emotionen etwas anregen, etwas bewegen wollen, in der Person und in ihren Beziehungen, und dazu allerdings der Regulation bedürfen, weil sie starke Energien sind.

Immer klarer wurde im Verlauf der Zeit auch herausgearbeitet, dass Emotionen *Informationsquellen* sind, Wahrnehmungsorgane, Beurteilungsinstrumente für das komplexe seelische Geschehen, so zum Beispiel durch die Arbeitsgruppe Moser und von Zeppelin (1996a, b).

Erwähnt werden soll an dieser Stelle auch die Forschungsgruppe von Rainer Krause (1998). Er und seine Mitarbeiter haben viel zur modernen Emotionsforschung beigetragen, unter anderem die Unterscheidung zwischen *it-emotions*, die sich auf etwas Äußeres richten und der Beziehungsregulation dienen, und *me-emotions*, die sich auf Inneres beziehen und der Selbstregulation dienen.

Zuletzt und schon am Übergang zur modernen Emotionsforschung sollte noch der *Embodiment-Ansatz* Erwähnung finden. Er greift die Erkenntnis auf, dass Emotionen, anders als früher angenommen wurde, sehr wohl unbewusst sein können – und zwar dann, wenn sie aus frühen vorsprachlichen Erfahrungen stammen, die nie bewusst gewesen sind, sondern dem sogenannten impliziten, primär unbewussten Bereich angehören (Leuzinger-Bohleber & Pfeifer, 1998).

Nach diesem Überblick über einige Stationen des Wegs, den die Psychoanalyse in der Beschäftigung mit Emotionen gegangen ist, muss nun nochmals innegehalten werden, um *Wilfred Bions Modell der Emotionen* zu würdigen. Es ist einzigartig differenziert und nimmt viele Ergebnisse moderner Emotionsforschung vorweg (Wiedemann, 2007).

Bion war ein britischer Psychoanalytiker, er lebte von 1897 bis 1979. Seine Arbeiten haben viele Leser gefunden und einige seiner Begriffe sind auch in den allgemeinen Sprachgebrauch nicht nur von Psychoanalytikern, sondern auch von Psychotherapeuten anderer Schulen aufgenommen worden, so zum Beispiel die Begriffe von Container und Contained. Dieses Begriffspaar ist ein sehr plausibles Bild für die jedem Therapeuten (und Patienten) geläufige Erfahrung, dass in der Therapiestunde etwas zunächst Unverarbeitbares auftaucht (Contained, der Inhalt), was dann von Patient und Therapeut gemeinsam aufgenommen und gehalten wird, es bildet sich ein Container.

Bions Werk ist aber schwer verständlich, weil er nicht nur plausible, sondern auch viele von ihm neu geschaffene sehr abstrakte Begriffe verwendet, um das, was er meint, so präzise wie möglich, fast mathematisch, zu beschreiben. Bion ist aber deshalb kein kalter Denker, ganz im Gegenteil. Das Lesen seiner Arbeiten berührt den Leser sehr, ich vermute, durch seine tiefe Liebe zum Leben und seinen enormen Mut, mit dem er sich den Urkräften der menschlichen Seele – liebevoll – nähert.

Diese Eigenschaften von Bions Werk hatten mehrere Konsequenzen. Es gibt zum einen nicht viele Kenner seines Werkes (ich zähle nicht dazu), die sich in mehrjähriger Arbeit mit seinen Modellen vertraut gemacht haben. Es ist zum zweiten nicht ausreichend deutlich erkannt worden, dass Bion eine Theorie der Emotionen und des emotionalen Wachstums entworfen hat, die einzigartig umfassend und präzise ist und viele Ergebnisse der modernen Emotionsforschung vorwegnimmt. Das wiederum hat zum dritten zur Folge, dass aus Bions Ansätzen, besser: aus seinem System, keine eigenständige Psychotherapie der Emotionen hervorgegangen ist, obwohl es möglich gewesen wäre.

Ich möchte nun einige Eckpunkte von Bions Emotionsmodell zusammenfassen, gestützt auf die verdienstvolle Arbeit von Haas (1997).

Bion war Lehranalysand von Melanie Klein, ihr kommt das Verdienst zu, Affekte nicht wie Freud als etwas Sekundäres, etwas von Trieben Abstammendes anzusehen, sondern als primäre mächtige Kräfte, die seelische Entwicklungen, aber auch seelische Krankheiten bewirken.

Mächtige Gefühle von Liebe und Hass können sich, so Klein (1927), in der sogenannten paranoid-schizoiden Position oder auf reiferem Niveau in der depressiven Position organisieren. Klein hat auch nachdrücklich die Auffassung vertreten, dass seelisches Wachstum sich nicht in einer Person alleine, sondern in einer Beziehung vollziehe. Die Mutter nimmt die zunächst zerstörerisch starken Affekte des Kindes auf und gibt sie bearbeitet, gleichsam entgiftet, an das Kind zurück.

Bion, obwohl er sich stets von Melanie Klein abgegrenzt hat, nahm viele ihrer Ideen und Begriffe auf und setzte ihre Arbeit an einem Punkt fort, der den Mittelpunkt seines gesamten Werkes bildet: die emotionale Erfahrung. Sie organisiert die Beziehung des Menschen zu sich selbst und zu den Objekten seiner Umgebung und ist der Motor des seelisch-geistigen Wachstumsprozesses.

Charakteristisch für Bions Werk ist der Versuch, diesen Wachstumsprozess so genau wie möglich zu beschreiben. Er differenziert deshalb die *Entwicklungsstufen* von den wirksamen *Prozessen*, die dafür sorgen, dass Entwicklung stattfindet und unterscheidet konsequent zwischen *psychischen Inhalten* (Emotionen) und den *Prozessen* der Veränderung *(Transformationsprozessen)*. Bei keinem Autor vor ihm wird diese Unterscheidung zwischen Prozess und Inhalt derart konsequent vollzogen.

In seinem Modell nennt er die noch unverdaulichen, unregulierbaren Emotionen *Beta-Emotionen*, aus denen, wenn es gutgeht, durch die *Alpha-Funktion* *Alpha-Emotionen* werden, die handhabbar, verknüpfbar, regulierbar, benennbar sind und die jeder Mensch zum Gesundsein braucht. Fühlen, Denken und Bewusstsein sind nach seiner Auffassung Bestandteile des *Transformationsprozesses*, in dem sich Primitives, Unverbundenes, zu kohärenten Inhalten des Psychischen weiterentwickeln kann (Bion, 1990 [1962b], S. 104, zit. n. Haas, 1997).

Diese Vorstellungen finden sich später in den Ergebnissen der modernen Emotionsforschung wieder, insbesondere im Mentalisierungsmodell von Peter Fonagy und seiner Arbeitsgruppe (Fonagy et al. 2006; s. a. die Übersichtsarbeit von Schore, 2009). Wir werden im nächsten Kapitel näher darauf eingehen.

Eines der Rätsel des Psychischen, das in jeder Therapiestunde auftaucht, ist die Frage, woher der Organismus die richtige Richtung für seine eigene Entwicklung kennt, also die Richtung zu seelischem Wachstum. Es ist völlig evident, dass der Mensch intuitiv unterscheiden kann zwischen einem mentalen Zustand, der sich gesund anfühlt und einem ungesunden Zustand, zwischen einer kreativen neuen Idee und einer starren wachstumsblockierenden Idee. Es muss ein intuitives Wissen sein, das jeder Mensch hat, und wir können bislang weder eine psychische noch eine körperliche Funktion identifizieren, die diese Fähigkeit erzeugt. Wir wissen nur sicher aus Erfahrung, dass diese Fähigkeit existiert. In meiner Sprache nenne ich diese Fähigkeit *Transformationsgefühl* (Plassmann, 2017a).

Bion hat hierfür die Bezeichnung »Wissen/K« (K für knowledge) eingeführt und definiert dies als ein gefühlsmäßiges Verstehen, ein *Intuieren*, was darauf zielt, »immer nuanciertere Erfahrungen mit der inneren Stimmungs-, Gefühls- und Gedankenwelt zu machen, um ein stabiles Selbst-Gefühl/Selbstvertrauen aufzubauen« (Haas, 1997, S. 148).

Nach Bions Vorstellungen vollzieht sich seelisches Wachstum in einem immer währenden Transformationsprozess, in dem die Persönlichkeit sich ihrem innersten Wesen annähert; er nennt es die Annäherung an »O«, an das Leben selbst. Dabei werden ständig alte Muster aufgelöst und neue gebildet. Die Frage, wie dieses im Menschen offenbar vorhandene intuitive Transformationsgefühl entsteht, das der eigenen Entwicklung als Kompass dient, beantwortet Bion also mit der Hypothese, dass es ein Gefühl für das Leben selbst gebe. Ich halte das für unbedingt plausibel. Ein Leben, das sein eigenes Lebendigsein nicht fühlen könnte, wäre undenkbar.

Den Transformationsprozessen eigen ist ferner nach seiner Auffassung eine spezielle Rhythmik, in der Altes aufgelöst und Neues gebildet wird (Eigen, 1985, S. 322). Diese Beobachtung stimmt völlig überein mit dem, was wir in jeder Therapiestunde erleben können. Seelisches Wachstum beginnt mit *rhythmischen Regulationsvorgängen*, man kann sie *Kernprozesse* nennen. Es sind die *Regulation der Emotionsstärke* und der *Emotionsqualität*; auch die *Mentalisierungsprozesse* und die *emotionalen Kommunikationsprozesse* haben ganz offenbar rhythmischen Grundcharakter. Wir werden hierauf noch ausführlich zu sprechen kommen.

Zu Bions Vorstellungen über seelisches Wachstum gehört auch die Unterscheidung zwischen *primärer Transformation* und *sekundärer Transformation* (Haas, 1997). Bion meint damit, dass in einem ersten Schritt die unverarbeiteten traumatischen Emotionen (»Beta-Emotionen«) zu etwas Erträglichem und Handhabbarem umgewandelt werden (»Alpha- Emotionen«). Erst durch diese primäre Transformation wird dann anschließend die Feinarbeit möglich (»sekundäre Transformation«). In diesem zweiten Schritt differenzieren sich die eigenen emotionalen Erfahrungen, sie vernetzen sich, bilden größere Einheiten.

Ein Mensch, der in einer schweren Lebenskrise, vielleicht nach einem erlittenen Trauma, anfangs unerträgliche Angst- und Vernichtungsgefühle spürt, wird in einem ersten Schritt in der Therapiestunde lernen, dieses Gefühl mit seinem Therapeuten anzunehmen, zu ertragen und zu regulieren (primäre Transformation), und dann darauf aufbauend immer deutlicher sehen, worauf er reagiert hat, wie die eigene Reaktion genau ablief, was sie in seinem Leben für eine Vorgeschichte hat. Es werden sich dann neue Ideen dort bilden, wo vorher nur Lähmung war, die Beschäftigung mit der traumatischen Situation bekommt dadurch etwas Kreatives, einige Ideen werden auch im Alltag erprobt werden und es wird sich schließlich von der konkreten traumatischen Erfahrung ausgehend ein übergeordnetes Verständnis bilden, was sich dann auch auf ähnliche Erfahrungen in Vergangenheit und Zukunft anwenden lässt, also ein Erfahrungswissen für eine ganze Klasse emotionaler Ereignisse. Dies ist sekundäre Transformation nach Bion.

Fallbeispiel

Die 54-jährige Frau L. ist Grundschullehrerin von Beruf. Sie ist es gerne, spricht liebevoll und einfühlsam von ihren Schülern und plant ihr Leben selbstverständlich so, dass sie ihren Beruf bis zur Altersgrenze ausüben wird.

Dann auf dem Weg mit dem Fahrrad zur Schule kreuzt an einer unübersichtlichen Stelle ein Auto so dicht vor ihr den Fahrradweg, dass sie auf das Auto aufprallt, sich überschlägt und mit gebrochenem Schlüsselbein liegen bleibt.

Obwohl ein Schlüsselbeinbruch im Allgemeinen keine sehr schwere Verletzung ist, hat sich offenbar schon in der Unfallsituation ein emotionaler Schock ereignet, eine Mischung aus Hilflosigkeit, Angst, aber auch heftigstem Zorn auf den Autofahrer, der sofort alle Verantwortung von sich wies. Sich diesen Unfallgegner nur vorzustellen oder ihm, was unvermeidlich war, später in Gerichtsverhandlungen zu begegnen, rief in der Patientin jedes Mal wieder heftig jene in der Unfallsituation entstandenen schockartig starken Emotionen hervor. Der seelische Verarbeitungsverlauf wurde noch dadurch kompliziert, dass die körperlichen Verletzungen im Bereich der Schulter wesentlich schwerer gewesen waren als anfangs geglaubt, sodass Schulter und Arm dauerhaft behindert blieben und die Patientin ihre Berufstätigkeit nicht mehr ausüben konnte.

Dann berichtete sie in einer Therapiestunde, dass es ihr vollkommen unerträglich sei, an den Vermieter ihrer Wohnung auch nur zu denken. Er habe die Angewohnheit, ständig wie ein Einbrecher vor ihren Fenstern aufzutauchen, habe die Hecke ihres Gartens entfernt, um ihren Garten besser einsehen zu können. Sie wolle am liebsten rund um die Uhr die Rollläden ihrer Fenster herunterlassen, um diesen Menschen nicht sehen zu müssen. Sie fühlte sich auch in dieser Stunde hilflos erregt, unfähig sich zu beruhigen nur beim Gedanken an diese Person.

Die Patientin neigt nicht dazu, ihre Gefühle, ihr Leiden, ihre Krankheit zu dramatisieren, sondern spricht sich selbst im Gegenteil eher das Recht ab, erregt zu sein, wirft sich ihre Reaktion auf diese Person eher selbst vor.

In der Therapiestunde war ein erster Schritt das gemeinsame Wahrnehmen ihrer emotionalen Reaktion auf den Vermieter. Dann wurde das Tempo der Beschäftigung mit dieser Thematik gemeinsam reguliert und dabei zeigte sich, wie das von ihr bisher praktizierte schnelle Hinweggehen über ihre eigenen emotionalen Reaktionen dazu geführt hatte, dass ihre eigenen Gefühle das Fremdkörperhafte, Explosive nicht etwa verloren, sondern im Gegenteil behielten. Im langsamen Erzählen hingegen beruhigte sich die Atmung, sie war innerlich nicht gebannt und überflutet von ihren eigenen Gefühlen, sondern war mit ihrer Aufmerksamkeit in der Stunde, auch beim Erzählen hoch belastender innerer Zustände. Im Sprechen wechselten sich ihre Erzählungen mit Gedanken und Kommentaren von mir ab, die Kommunikation war koordiniert und rhythmisiert. Was vorher ein einsamer Überwältigungsschock gewesen war, wurde zu einem dialogischen und regulierbaren Geschehen. Diesen Schritt würde ich als primäre Transformation bezeichnen: Das Traumatisch-Unerträgliche wird regulierbar.

Die Patientin vollzog diese Veränderung nicht nur, sie reflektierte sie auch. Es wurde ihr klar (mir ebenso), dass die Person dieses Vermieters über ihre eigenen Emotionen viel mehr Macht hatte, als gut für sie selbst ist und als sie selbst erlauben wollte. Während sie sich also vorher als hilfloses Opfer einer sich traumatisch verhaltenden Person sah, richtete sich nunmehr ihre Aufmerksamkeit auf die inneren Regulationsvorgänge und es setzte ein

Suchprozess ein, wie sie die Macht dieser Person über ihre eigenen Emotionen normalisieren könne. Solche Überlegungen hatten in der Stunde nichts Abstraktes, sondern waren gut spürbar und mit einem anderem Lebensgefühl verbunden; es wurde spürbar, dass sich in ihr neue Fähigkeiten bildeten.

Das sind Momente seelischen Wachstums, die von Patient und Therapeut intuitiv empfunden werden und ich halte es für äußerst nützlich, solche spontan entstehenden Heilungsmomente mit den Patienten zusammen zu reflektieren und sich an ihnen zu freuen.

In der nächsten Stunde erzählte sie nun, ihr sei eine gute Idee gekommen, die sie mit Erfolg umgesetzt habe. Der Vermieter sei ein alter starrköpfiger Mann, eigentlich zuständig für die Hausverwaltung sei aber dessen Tochter. Sie habe mit der Tochter telefoniert, klargestellt, dass sie Angelegenheiten Wohnung und Garten betreffend künftig nur noch mit ihr, der Tochter, verhandeln wolle, sie wolle keinerlei Kontakt mehr mit deren Vater. Das Heilsame dieser Idee beruht nicht darauf, dass die Tochter zum Erstaunen der Patientin mit der Forderung sogleich einverstanden war, weil sie das Wesen ihres alten Herrn gut kannte; das Gute an dieser Idee war vielmehr, dass die Patientin in sich eine kreative Lösung für gewaltsam Grenzverletzendes gefunden hatte. Sie hatte ihren eigenen Emotionen durch bessere Regulation dieses Überwältigende genommen, sich dadurch die Möglichkeit geschaffen, ihre eigene Kreativität zu nutzen. Es war ihr bewusst klar geworden, dass sie berechtigt und imstande ist, Überwältigungen von innen und von außen zu verhindern.

Im Sprechen über diese kreative Lösung waren immer wieder Momente der Verlangsamung sinnvoll, in denen sie spürte und reflektierte, was beim Umgang mit ihren eigenen Emotionen ebenso wie mit der äußeren Situation in Veränderung begriffen war. Die Freude der Patientin und ihr Stolz waren sehr deutlich spürbar darüber, wie anders die Beschäftigung mit diesem Problemthema in der aktuellen Therapiestunde nunmehr ablief. Diese Vorgänge – Sprache finden, mitteilen, Erfahrungen aus dem eigenen Leben heranziehen, Muster verstehen, Lösungen finden – kann man mit Bion als sekundäre Transformation bezeichnen. Jede Form der Transformation von Krankmachendem in Gesundes braucht von Beginn des menschlichen Lebens an, beim Kind wie beim Erwachsenen, eine *resonante Beziehung*, in der die emotionale Erfahrung geteilt, reguliert, integriert wird.

Wir werden uns deshalb im nächsten Kapitel mit jenen Forschungsergebnissen näher befassen, die das Wesen dieser wachstumsförderlichen Beziehung, die für das Leben so notwendig ist, untersucht haben.

6 Die moderne Emotionsforschung

Von verschiedener Seite wurde festgestellt, dass eine überzeugende Theorie der Emotionen nicht allein von der Psychologie und von der Psychoanalyse erwartet werden könne (Haynal, 1995). Dies hat sich bestätigt. Das moderne Verständnis der Emotionen beruht auf Forschungen vieler Disziplinen. Dieses Kapitel beabsichtigt aber nicht, eine vollständige Übersicht über alle Bereiche der modernen Emotionsforschung zu geben – dies würde kein Kapitel ergeben, sondern ein eigenes Buch –; vielmehr möchte ich jenen Forschungsbereichen Raum geben, die dazu geführt haben, dass sich in der Psychotherapie die Vorstellungen von Emotionen gründlich geändert haben. Es ist ein äußerst fruchtbarer interdisziplinärer Diskurs entstanden, in dem sich Psychotherapie, Psychoanalyse, Neurobiologie, Säuglingsforschung und Bindungsforschung füreinander interessieren und ihre Sichtweisen und Ergebnisse austauschen. Es brauchte allerdings seine Zeit, bis ein interdisziplinärer Dialog möglich wurde.

Die Säuglingsforschung wurde anfangs ignoriert, weil sie sehr genau beobachtete, dafür auch Filmaufnahmen nutzte und erst nach dem Beobachten Hypothesen entwarf – und weil sie von Anfang an selbstorganisatorisch dachte, also Muster suchte und nicht Pathologien im Kind.

Die Neurobiologie wurde ebenfalls lange abgetan wegen der Meinung, sie sei ein Irrweg und wolle alles Psychische nur mit körperlichen Veränderungen erklären. Vollkommen übersehen wurde von den Vertretern dieser Position, dass viele Neurobiologen auf der Suche nach psychologischen Modellen sind, und zwar solchen, die ihren Forschungsergebnissen nicht widersprechen, sondern mit ihnen übereinstimmen.

Die Bindungstheorie wiederum wurde jahrzehntelang von psychoanalytischer Seite bekämpft, weil sie einigen psychoanalytischen Dogmen widersprach. Die

Bindungsforscher nehmen ein primäres Bindungsbedürfnis an, weil der Mensch Bindung für seine seelische und körperliche Entwicklung brauche, während die frühe Psychoanalyse Beziehung als etwas Sekundäres, aus den Trieben Abgeleitetes ansah.

Die moderne Traumatherapie hingegen hat sich von ihren Anfängen an nicht viel um Dogmen geschert, sondern hat nach Wegen gesucht, wie seelische Traumata erfolgreich behandelt werden können, und hat sich daran orientiert, was in der Therapie zu beobachten ist. Das waren eindrucksvolle emotionale Vorgänge. Die Psychotraumatologie hat deshalb äußerst viel zur Neukonzeption dessen beigetragen, wie Emotionen mit seelischer Entwicklung, mit Gesundheit und Krankheit zusammenhängen.

Ich möchte dieses Kapitel mit einigen zentralen Ergebnissen der Säuglingsforschung beginnen.

6.1 Die moderne Säuglingsforschung

Ohne die moderne Säuglingsforschung wäre die Wissenschaftsgeschichte der Psychotherapie anders verlaufen, die Säuglingsforschung hat Methoden, Befunde und Begriffe grundlegend verändert. Ihre Innovationen waren:

- direkte Beobachtung emotionaler Kommunikationsvorgänge durch Auswertung von Filmaufnahmen
- Beachtung kleiner und kleinster Szenen in Beziehungen, also eine *mikroanalytische Betrachtungsweise*
- Erforschung der wechselseitigen Emotionsregulation für seelische Wachstumsvorgänge *(Affektabstimmung)*
- Beschreibung von *Mustern*, die bei dieser mikroanalytischen Betrachtung erkennbar werden: Gegenwartsmoment, Now-Moment, Begegnungsmoment, Enactment
- Einführung der Theorie der Selbstorganisation in die Erklärung der Vorgänge von Musterbildung *(dyadisch-systemischer Ansatz)*

6.1.1 Affektabstimmung, Affektresonanz und Prozessresonanz

Die moderne Säuglingsforschung hat in Bezug auf emotionale Vorgänge das bleibende Verdienst, einige einfache, aber grundlegende Tatsachen als erste erkannt und beforscht zu haben:

- Die Verbindung zwischen Menschen beginnt mit emotionaler Resonanz.
- Daraus entstehen kurze Einheiten der Verbindung, die Gegenwartsmomente.
- In ihnen beginnt emotionales Wachstum, der Transformationsprozess.

Diese Erkenntnisse sind auch für die Praxis der Psychotherapie fundamental.

Alles beginnt mit dem Vorgang der *emotionalen Resonanz* (Hoffman, 1978; Basch, 1983). Intersubjektivität (Trevarthen, 1977) baut darauf auf, also die Fähigkeit zu Empathie und zur Affektabstimmung. Eine Psychotherapie, die nicht auf emotionaler Resonanz aufbaut, ist natürlich dennoch denkbar und wird auch praktiziert, das wären dann im weitesten Sinne Formen der Schulung und des Lernens, in denen beispielsweise Wissen über das Entstehen und Behandeln von emotional bedingten Erkrankungen vermittelt wird und Wissen über dysfunktionale Lösungsstrategien, sogenannte Negativmuster.

Solche auf Lernen und Wissenserweiterung aufbauenden Therapieelemente kann man in Seminarform vermitteln oder in die einzelne Therapiestunde einflechten, dort wo es sich anbietet (Plassmann, 2010a, 2014a). Das können Situationen sein, in denen in der Stunde der Umgang mit sehr problematischem emotionalem Material gut gelungen ist. Dann kann mit dem Patienten betrachtet werden, was gerade gut gelungen ist und warum, also die Gesetzmäßigkeiten der Emotionsregulation.

Dieses Ad-hoc-Lernen ist von großem Wert. In einer turbulenten Therapiestunde stellt es einen Moment des Innehaltens, Nachdenkens, Ordnens und Verstehens dar und immer auch einen Moment des Stolzes über das Gelungene. Als alleinige Therapieform genügt die Vermittlung kognitiven Wissens aber nicht; dies haben die Säuglingsforschung und, wie wir sehen werden, auch die Gehirnforschung und die Bindungsforschung nachgewiesen.

Wenn also seelisches Wachstum mit emotionaler Resonanz beginnt, so handelt es sich bei diesem Begriff zunächst nur um eine Bezeichnung, ein Gleichnis aus der Welt der Musik – aber wofür? Wir müssen wohl akzeptieren, dass die Grundlagenforschung diese Frage noch nicht vollständig beantworten kann. Gerne wird hier argumentiert, es seien eben die Spiegelneuronen; dieser Begriff hat jedoch nur bei flüchtiger Betrachtung Erklärungskraft. Natürlich können Affen, an denen diese Forschungen stattgefunden haben (Rizzolatti & Sinigaglia, 2008) Verhaltensmuster anderer Affen erkennen und natürlich bedeutet Erkennen, dass ein im Gehirn des einen Affen vorhandenes Verhaltensmuster durch die Beobachtung des Verhaltens anderer Affen angesprochen und aktiviert wurde, und natürlich wird man diese Aktivierung auch mit geeigneten Messmethoden nachweisen können. Es scheint aber keine spezielle Gruppe von Neuronen, kein umschriebenes Hirnareal zu sein, das hierfür zuständig ist, sondern es handelt sich um eine generelle Fähigkeit des gesamten Gehirns und seiner Teile. Dieser Vorgang der Mustererkennung ist auch keine Spiegelung, wie es der Begriff Spiegelneuronen suggeriert, sondern eine Aktivierung eigener Erlebnismuster im Beobachter, die deshalb reagieren, weil sie dem, was der Beobachtende sieht, ähnlich sind.

Was man im Erleben eines emotional bedeutsamen Moments in der Therapiestunde hingegen stets beobachten kann, ist, wie sich die Aufmerksamkeit des Therapeuten sofort auf das emotionale Geschehen richtet und dieses dadurch gleichsam vergrößert wird, wie unter einer Lupe: Es wird viel deutlicher wahrnehmbar – und dies betrifft sowohl die emotionalen Vorgänge beim Patienten als auch auch die eigenen.

Es gibt nun Hinweise, dass dieses Mitschwingen tatsächlich auf einem Vorgang der Synchronisierung beruht. Dass der Mensch ein Zeitgefühl hat, eine innere Uhr, ist eine jedermann bekannte Alltagserfahrung. Man wird oft erstaunt feststellen, dass man nach einigen Stunden Schlaf genau zum geplanten Zeitpunkt aufwacht, es handelt sich also um ein Zeitgefühl im Minutenbereich. Auch für die Bewegungssynchronisation sind offenbar innere Zeitgeber vorhanden, die es ermöglichen, im Millisekundenbereich die Flugbahn eines Gegenstandes und die eigene Hand zu synchronisieren und den Gegenstand in der Luft zu fangen. Offenbar existieren also genaue innere Zeitgeber und wahrscheinlich werden sie dafür benötigt, solche Sinneseindrücke miteinander zu verbinden, die die Eigenschaft der Gleichzeitigkeit haben. Visuelle, akustische und körperliche Wahrnehmungen, die sich genau gleichzeitig ereignen, werden als zusammengehörig verknüpft und bilden gemeinsam ein psychisches Objekt, eine innere Vorstellungsgestalt.

Nach den Untersuchungen von Port und van Gelder (1995) und Torras (1985) existiert nicht nur ein extrem präziser Zeitsinn, sondern auch die Fähigkeit zur Rhythmus-Synchronisierung der neuronalen Netzwerke, und zwar aufregenderweise nicht nur im eigenen Gehirn, sondern auch zwischen Menschen. Die Oszillationen, also die elektrische Aktivität der neuronalen Netzwerke von zwei oder mehr Menschen, können Verbindung miteinander aufnehmen, indem sie sich elektrisch synchronisieren (Varela et al., 2001). Der Begriff des emotionalen Mitschwingens, der emotionalen Resonanz, scheint also kein einfaches Gleichnis, sondern eine sehr genaue Beschreibung dessen, was neurologisch vor sich geht, und sehr viel passender als der Begriff der Spiegelung.

Vieles auf diesem Gebiet der Chronobiologie ist noch unerforscht, wir dürfen aber sicher sein: Die Nervensysteme des Menschen sind mit Fähigkeiten ausgestattet, die emotionale Resonanz ermöglichen.

Schauen wir uns nun nach diesem kleinen Ausflug in die Neurobiologie der Resonanz die Ergebnisse der modernen Säuglingsforschung genauer an. Die Arbeitsgruppe von Daniel Stern hat die auf emotionaler Resonanz aufbauenden Formen der *Affektabstimmung* untersucht, ohne sich mit dem Spiegelneuronenmodell zufriedenzugeben, und fand für die Praxis der Psychotherapie äußerst relevante Ergebnisse (Stern, 2016).

Auf konkrete einzelne emotionale Zustände des Säuglings, also sogenannte *kategoriale Affekte* wie Überraschung, Freude oder Angst antworten Mütter, indem sie den entsprechenden emotionalen Moment aufnehmen, und zwar vor allem dessen Intensität, Dauer und Rhythmus. Ein Kind nimmt also beispielsweise eine Rassel, schüttelt sie mit Vergnügen hin und her, freut sich über das selbstgeschaffene Geräusch und schaut dabei die Mutter an. Die Mutter nimmt in Stimme und Mimik die gespannte Freude des Kindes auf, in ihrem Sprechen den Rhythmus der Rassel und mit dem Kind zusammen schließt sie den genüsslichen Moment mit abfallender Spannung und einem Lächeln ab. Dies ist der Vorgang der *Affektabstimmung für einzelne emotionale Inhalte*, der Vorgang ereignet sich im Spiel der Mütter mit ihren Kindern erfahrungsgemäß etwa einmal pro Minute. Die Kinder erkennen an der emotionalen Mitreaktion, dass die Mütter emotional präsent sind, fühlen sich sicher und setzen ihr Spiel fort. Diese Form der Affektabstimmung ist also diskontinuierlich, eine Serie von Momenten der Resonanz und kann, wie ich vorschlage, *Affektresonanz* genannt werden (Plassmann, 2017a, b).

Von den kategorialen Emotionen sind die von Stern (2016) als *Vitalitätsaffekte* bezeichneten Gefühlszustände zu unterscheiden. Die Säuglingsforschung nimmt an, dass Säuglinge ein Gefühl für ihr eigenes seelisches Wachstum haben, für Entwicklungssprünge, Turbulenzen, Stagnationen. Dieses Gefühl für das eigene Selbst bezieht sich nicht auf einzelne emotionale Zustände, sondern auf die Wachstums- und Veränderungsprozesse an sich.

Die Vitalitätsaffekte begleiten das seelische Geschehen des Säuglings und des Erwachsenen kontinuierlich und führen zu einer zweiten Form der Affektabstimmung zwischen Mutter und Kind und zwischen Patient und Therapeut. Der Therapeut nimmt während der Stunde kontinuierlich die emotionalen Regulationsvorgänge, die sich gerade ereignen, wahr, die eigenen so gut wie die des Patienten. Wahrgenommen wird die Stärke der emotionalen Belastung, das Gleichgewicht von negativen und positiven emotionalen Zuständen, Momente von Kreativität und Wachstum oder von Stagnation. Diese Form der Affektabstimmung kann *Prozessresonanz* genannt werden (Plassmann, 2017a, b). Wir werden uns hiermit noch eingehend befassen.

Therapeuten werden auf emotionale Zustände der Patienten unterschiedlich lebhaft reagieren, ihrer Ausbildung und auch ihrem eigenen Naturell und Temperament entsprechend. Eine vom Patienten bemerkbare emotionale Reaktion des Therapeuten wird es stets geben; das muss aber nicht immer eine intensive empathische Reaktion sein, vielleicht handelt es sich nur um ein Aufmerken. Bleibt nun eine solche Mitreaktion des Therapeuten aus, so stellt das zwar einen kleinen Bruch dar, dies ist aber normal und führt nicht notwendig zu schweren Störungen in der Stunde. Der Kontakt des Therapeuten mit den emotionalen Regulationsprozessen, die Prozessresonanz, muss hingegen kontinuierlich gehalten werden, sonst würden beispielsweise in der Traumatherapie gefährliche emotionale Überflutungszustände nicht als gefährlich erkannt werden, was ich für einen Kunstfehler halte.

Ein auch für den Therapeuten bedeutungsvolles Phänomen ist die *gewollte Fehlabstimmung* (Stern, 2016, S. 296). Eine Mutter geht in diesem Fall zwar emotional mit dem Kind mit, aber auf eine solche Weise, dass sie dem Kind, ohne es direkt auszusprechen und meist ohne, dass es ihr selbst bewusst ist, eine Mahnung erteilt (ebd., S. 297f.):

> »Für Sams Mutter war es bezeichnend, dass sie hinter den Affektäußerungen ihres zehn Monate alten Sohnes immer knapp zurückblieb. Wenn er beispielsweise einen Affekt zu erkennen gab, sie mit strahlendem Gesicht ansah und aufgeregt mit den Armen fuchtelte, reagierte sie mit einem sicheren, soliden ›Ja, mein Süßer!‹, dessen absolutes Aktivierungsniveau ein klein wenig hinter seinem Gefuchtel und seiner strahlenden Miene zurückblieb. Dieses Verhalten ihrerseits war besonders auffällig, weil sie eine sehr muntere und quicklebendige Person war.
>
> Wie üblich, stellten wir ihr zu jeder dieser Interaktionen Fragen – warum sie zu einem bestimmten Zeitpunkt sich so und so verhalten hatte. Ihre Antworten auf diese ersten Fragen waren wenig überraschend und nicht weiter bemerkenswert. Als wir sie fragten, warum sie es so und nicht anders gemacht hatte, kam mehr heraus. Wichtig war vor allem, dass sie auf unsere Fragen, ob sie mit ihrer Reaktion der Begeisterungsintensität des Kindes habe entsprechen wollen, mit ›Nein‹ antwortete. Die Tatsache, dass sie oft hinter Sam zurückblieb, war ihr vage bewusst. Auf die Frage nach dem Grund rang sie sich zu der Feststellung durch, dass er, wenn sie es ihm gleich tun würde – nur eben gleich tun, ohne ihn zu überbieten –, sich stärker auf ihr Verhalten konzentrieren würde als auf sein eigenes; dadurch könnte die Initiative von ihm selbst auf sie übergehen. Sie hatte den Eindruck, dass er die Initiative vermutlich verlieren würde, wenn sie sich ganz auf ihn abstimmte und sein Erleben teilte. Auf die Frage, warum es denn falsch wäre, wenn die Initiative

eine Zeit lang auf sie überging, blieb sie einen Moment stumm; schließlich sagte sie, ihrem Eindruck nach sei er ein bisschen zu passiv und neige dazu, ihr die Initiative zu überlassen, und das wolle sie durch ihre Zurückhaltung verhindern.

Als wir sie fragten, was daran schlecht wäre, wenn der Junge in diesem Alter ein bisschen passiver sei als sie oder weniger Initiative habe, bekannte sie, dass er ihrer Ansicht nach seinem Vater zu sehr ähnele, der auch zu passiv und zurückhaltend sei. Der Initiator, die treibende Kraft in der Familie, sei immer sie. Sie bringe das leidenschaftliche Element in die Ehe ein, sie beschließe, was es zu essen gäbe, ob man ins Kino gehe und wann man miteinander schlafen solle. Und sie wolle nicht, dass ihr Sohn in dieser Hinsicht wie sein Vater werde.«

Gewollte Fehlabstimmungen sind also heimliche Versuche, Verhalten und Erleben des Gegenübers zu manipulieren. Ein entsprechender Ablauf in einer Psychotherapie wäre gegeben, wenn der Patient ein Thema berührt, was der Therapeut vielleicht zu diesem Zeitpunkt oder auf diese Weise als unpassend empfindet, ob es ihm nun bewusst ist oder nicht. Das könnte ein Therapeut in Ausbildung sein, der diese Behandlung für seine Abschlussprüfung braucht und auf das Thema baldiger Therapiebeendigung deshalb anscheinend normal, aber mit spürbar eingewobener Reserviertheit reagiert.

Aus diesen Ergebnissen der Resonanzforschung und Abstimmungsforschung ergibt sich klar, dass wir in einer Psychotherapie der Emotionen mikroanalytisch arbeiten müssen, wir beachten kleine Momente, kleine Zeiteinheiten. Auch im zuletzt gegebenen Beispiel von Sam und seiner Mutter zeigt sich dann wiederum das *holografische Prinzip*: In einem winzigen Moment ist ein Lebensthema der Mutter enthalten, was man mit Sicherheit noch weiter als bis zu ihrer Ehe zurückverfolgen könnte.

6.1.2 Die mikroanalytische Arbeitsweise

Die moderne Säuglingsforschung beginnt mit den Arbeiten von Louis Sander (1977) und in der Folge vor allem mit dem bereits zitierten Daniel Stern. Dessen grundlegende Überzeugung war, dass sich in der Mutter-Kind-Interaktion und in jeder therapeutischen Interaktion in kurzen Zeitspannen von Sekunden Muster bilden, die vom emotionalen Material erzeugt werden und von denen die heilsame Veränderung, also der Transformationsprozess, seinen Ausgangspunkt nimmt.

Zur Beobachtung und Erforschung der emotionalen Kommunikation mussten deshalb, um diese kurzen Zeitspannen zu erfassen, Filmaufnahmen verwendet werden. Damit begann Daniel Stern als Erster Ende der 1960er Jahre. Die ersten Publikationen über Mikroanalyse veröffentlichten Stern 1971, dann Trevarthen (1977) und Brazelton et al. (1974) am New York State Psychiatric Institute der Columbia University. Eine der Mitarbeiterinnen und spätere Nachfolgerin von Stern war Beatrice Beebe, die zusammen mit Frank Lachmann die Anwendung der Ergebnisse der Säuglingsforschung auf die Psychotherapie Erwachsener erforschte (Beebe & Lachmann, 2004, 2006).

Man muss sich zurückerinnern, dass in den Jahren 1969/70, als die ersten Filmaufnahmen von Müttern und Säuglingen gemacht wurden, weder Computer noch digitale Filmtechnik existierten. Man verwendete 16-mm-Kameras mit 24 Bildern pro Sekunde, die man dann von Hand Bild für Bild betrachtete, um die Interaktionsmuster zu erkennen (Beebe, 2016; Stern, 1971). Dabei wurde schon in den ersten Untersuchungen erkennbar, dass es sehr verschiedene Muster gab, wie die wenige Wochen alten Säuglinge und ihre Mütter den Blickkontakt, die Hin- und Abwendung voneinander unter aktiver Mitwirkung des Säuglings regulierten. Emotionale Kommunikation, so war die Erkenntnis, wird bidirektional, von beiden Beteiligten reguliert.

Die Affektabstimmung umfasst aber nicht nur ein resonantes emotionales Mitschwingen, sondern auch eine wechselseitige Regulation der Emotionsstärke (Beebe & Lachmann, 2004). Säuglinge regulieren ihre eigene Erregungsstärke, indem sie kurz den Blick von der Mutter abwenden, dabei normalisiert sich die Herzfrequenz und sie schauen, nachdem sie sich kurz beruhigt haben, wieder die Mutter an, um den Kontakt und das Spiel fortzusetzen. Dies geschieht im Takt von wenigen Sekunden.

Die Ergebnisse der Säuglingsforschung zeigen, dass sich die emotionale Abstimmung zwischen Müttern und ihren Kindern ebenso wie zwischen Erwachsenen in Sekundenbruchteilen vollzieht. Um auf eine Änderung der Mimik beim Gegenüber zu reagieren, benötigt ein Erwachsener etwa eine Drittel- bis eine halbe Sekunde, Säuglinge ein wenig länger, etwa $^{6}/_{10}$- bis $^{8}/_{10}$-Sekunden (ebd., S. 115). Diese Werte sind von Mensch zu Mensch verschieden, beim jeweiligen Menschen aber konstant. Deshalb besteht die intersubjektive Abstimmung auch aus einer Koordination der interpersonalen Beziehungsrhythmen (Field, 1981; Beebe & Lachmann, 2004, S. 118). All diese Koordinationsvorgänge laufen intuitiv ab, sie werden nicht bewusst willentlich gesteuert, sondern werden erst in größeren Sequenzen von mindestens einigen Sekunden Dauer bewusst.

Zu den wechselseitigen Regulationsprozessen gehört auch die *vokale Koordination*, also die Abstimmung der Sprechaktivität, wobei Sprechen alle stimmlichen Äußerungen meint. Die Untersuchungen zeigten, dass Erwachsene ebenso wie Säuglinge die Stimmaktivität des Gegenübers genau verfolgen, also Dauer, Pausen, Rhythmus, und sich gegenseitig so koordinieren, dass ein Stimmdialog entsteht (Beebe & Lachmann, 2004, S. 120). Gerade diese Fähigkeit, einen koordinierten Dialog herzustellen, charakterisiert eine sichere Bindung zwischen Mutter und Kind und sagt eine gute Entwicklung des Kindes voraus.

Dies lässt sich unmittelbar auf die therapeutische Situation übertragen. Ein Gegeneinander-Anreden, Aneinander-Vorbeireden oder Sich-Niederreden charakterisiert eine Situation, in der die Emotionsregulation und Emotionsverarbeitung keine Fortschritte machen werden. Wir werden das im Abschnitt über die Kernprozesse, zu denen die Koordination vokaler Rhythmen gehört, noch genauer betrachten.

Bei all diesen Abstimmungsvorgängen zeigte sich, dass nicht etwa eine maximale Synchronisierung für die Entwicklung der Kinder am besten war, sondern der Mittelbereich, weil er die größten Freiheitsgrade bietet. Eine mittelgute Koordination kann jederzeit gelockert, aber auch intensiviert werden, je nach Bedarf. Wo das Kind das Bedürfnis hat, die unabhängige emotionale Selbstregulation zu erproben, löst es sich etwas aus dem koordinierten »Tanz« mit dem Gegenüber, wo das Kind hingegen eine prekär starke Erregung spürt, für deren Regulation es die Mithilfe der Mutter sucht, intensiviert es die Koordination. Auch dieses Wechselspiel erleben wir in jeder Therapiestunde.

All diese Regulationsvorgänge bilden die Ebene der *Prozesse*, die den jeweiligen *Inhalten* überlagert ist. Zu den Grundelementen einer modernen Psychotherapie der Emotionen gehört deshalb die *systematische Unterscheidung zwischen Prozess und Inhalt*, sowohl im Denken als auch im Sprechen. Therapeuten müssen die Vorgänge auf Prozessebene kennen, sie in der Stunde bemerken und mit ihren Patienten reflektieren (Plassmann, 2016b).

Die gelungenen wie die misslungenen Interaktionen werden, auch wenn sie ganz unbewusst ablaufen, im Gedächtnis gespeichert. Nun könnte man befürchten, dass das Gespeicherte, weil es unbewusst ist, unveränderlich, wie eingemeißelt sei. Das Unbewusste wäre dann ein der lebendigen Veränderung entzogener Bereich. Dem ist jedoch nicht so. Die vorhandenen, abgespeicherten, also erinnerten Erfahrungen treten ständig mit den neuen, aktuellen in Verbindung. Sie suchen gleichsam den Raum der sicheren Bindung, um sich weiterzuentwickeln, zu verknüpfen, besser regulierbar zu werden. Die vorhandenen schlecht regulierten emotionalen Komplexe bilden, wie wir sehen werden, Gegenwartsmomente, um zu heilen.

Dies ist ein wissenschaftlicher Befund, der, wie ich meine, tief berührt und zum Nachdenken anregt. Ganz offenbar gibt es eine Heilungsaktivität für Emotionales, die schon in frühester Kindheit die sichere Bindung zum Erwachsenen sucht, in der sich die Rhythmen des Seelischen bilden können. Eben diese Heilungsaktivität ist es, auf die wir in der Therapiestunde antworten. Die Bedeutung dieser Tatsache von der selbstorganisatorischen und intersubjektiven Natur seelischer Heilungsprozesse ist bis heute in der Psychotherapie nicht wirklich angekommen.

Wir können festhalten: Die emotionalen Bindungsmuster in der Therapiestunde werden von Therapeut und Patient in Wechselwirkung erzeugt, und zwar in den Gegenwartsmomenten der Therapiestunde, die eine Dauer von Sekunden bis Minuten haben.

Eine Psychotherapie, die emotionales Wachstum ermöglichen soll, muss deshalb mit diesen Gegenwartsmomenten beginnen. Die Therapie beginnt immer im Jetzt, nicht im Damals. Das Damals kommt dann ins Spiel, wenn die Muster der Gegenwartsmomente verstanden wurden und sich mit den Erinnerungen verknüpfen, die Gegenwartsmomente also ihre Geschichte bekommen, sowohl ihre Geschichte in der Therapie wie im Leben des Patienten.

Fallbeispiel

Die bereits in Kapitel 3 geschilderte Behandlung der 54-jährigen Frau R. nahm im Anschluss an die berichtete Therapiestunde ihren Fortgang. Die Patientin beobachtete an sich selbst und ich an ihr ebenfalls, dass sich im Umgang mit den traumatischen emotionalen Zuständen Wesentliches verändert hatte. Sie sagte selbst, der Täter tauche praktisch nicht mehr auf, also nicht in Flashbacks am Tage, nicht in dissoziativen Zuständen, in denen sie von Gefühlen überflutet worden war und den Kontakt zur Gegenwart verloren hatte, und auch nicht in Albträumen.

Jetzt, etwa ein Jahr nach der berichteten Therapiestunde, eröffnete sie die Stunde damit, dass sie nicht recht verstehe, warum sie sich öfters so energiearm fühle, rascher ermüde, als es normal sei. Sie erledige alles, was zu ihrem Alltag gehöre, aber eben mit eher wenig, zu wenig Energie.

Wenn mir Patienten in einer Stunde von irgendetwas erzählen und in der Erzählung ein starker emotionaler Gehalt spürbar ist, dann, so beobachte ich, richtet sich meine Aufmerksamkeit eben darauf, auf das Emotionale, das in der Erzählung enthalten ist und in die Stunde möchte. Auf diese Gedanken der Patientin, so fiel mir auf, entstand aber keine Resonanz auf ein emotionales Thema; ich wartete also ein bisschen ab.

Die Patientin wird mein Abwarten bemerkt haben und folgte ihrem eigenen Gedankenstrom: Ihr Schlaf sei zu kurz, sie schlafe etwa um 22 Uhr ein, wache um 1 Uhr ein erstes Mal auf, könne meist nochmals einschlafen, wache dann gegen 3 Uhr endgültig auf und fühle sich zwar wach, aber nicht ausgeschlafen. Sie wandere dann im Haus umher. Von Grübeleien oder Albträumen sei sie in dem Zustand nicht gequält, sie könne einfach nicht schlafen.

Ich bemerkte in mir, dass ich begann aufmerksam zu werden. Die Patientin war dabei einer Spur zu folgen, die mich, warum auch immer, aufmerksam werden ließ, vermutlich weil von einer Sache die Rede war, die ihr sehr wichtig war, ich wusste aber noch nicht, welche Sache.

Ob das mit ihren Medikamenten zusammenhängen könne, so fragte sie sich und mich. Es folgte bei ihr ein kurzer Moment des Innehaltens, eine Pause, die, wie ich vermute, eine Art Frage an mich darstellte, was ich von dieser Überlegung wohl halte. Gegenwartsmomente werden einem immer erst im Rückblick klar, hier war offenbar ein Gegenwartsmoment im Entstehen begriffen.

Ich antwortete ihr auf ihre mit der winzigen Pause angedeutete Frage, es sei in ihrer Therapie schon verschiedentlich vorgekommen, dass man sich mit Medikamenten oder psychiatrischen Krankheiten als Erklärungen für ihr Leiden hätte zufrieden geben können, dann wäre aber das Belastungsmaterial, welches eigentlich zur Sprache kommen wollte, übersehen worden. Ich ergänzte, dass ich jetzt im Moment auf das Medikamententhema jedoch anders reagiert hätte, ich hielte es für sinnvoll, dieser Spur zu folgen, um zu klären, ob die Medikamente eine Bedeutung für Schlafstörung und Energiemangel hätten.

Mir war, wie wenn ich so etwas wie ein diskretes Aufatmen bei ihr, einen kleinen Spannungsabfall bemerken könnte. Dann zählte sie mir genau auf, welche Medikamente sie aktuell nehme, eine psychiatrische Kombination von Medikamenten gegen Depression, Medikamenten zur Dämpfung und solchen zum Schlafen, und folgte dann ihren immer deutlicher werdenden Gedanken, ob es vielleicht so sei, dass in ihr eine Art Lebendigkeit sei, die jetzt leben wolle, aber unter einer Art Medikamentendeckel sei. Es fielen ihr einige Metaphern ein: wie eine angezogene Bremse, wie wenn sie jemand festhielte, während sie sich bewegen möchte.

Mir waren diese Wahrnehmungen und Gleichnisse der Patientin sehr plausibel, sie deckten sich mit dem, was ich im Moment der Stunde wahrnehmen konnte: eine Lebendigkeit, die sich ausbreiten wollte.

Sie überlegte dann, ob vielleicht ihre Lebendigkeit am Tage gleichsam unterdrückt sei und in der Nacht zum Vorschein komme. Ich hatte den

Eindruck, dass sie dabei von gefühlten Wahrnehmungen sprach, nicht von intellektuellen Spekulationen, teilte ihr diesen Eindruck mit und nach kurzem Nachdenken kommentierte sie: Sie sei sich ganz sicher, dass diese in der Stunde entstehenden Gedanken über eine Medikamentenreduktion aus einem gesunden Impuls entstünden.

Daraufhin wurde konkret überlegt, welches Medikament in welchem Schritt reduziert werden könnte und wie sie das mit ihrer behandelnden Psychiaterin abstimmen könne. In der Schlussbetrachtung auf die Stunde sagte sie, sie fühle sich klar, innerlich frei, der Blick habe sich geweitet und der entscheidende Moment in der Stunde sei gewesen, als ich interessiert auf ihre Idee, die Medikamente durchzusprechen, reagiert hätte.

Das emotionale Thema der Patientin war also anscheinend, ihrer gefühlten Lebendigkeit mehr Raum zu geben, und zwar nicht nur im Alltag, sondern auch in der Stunde, und die vorsichtige Thematisierung des Medikamententhemas setzte eine emotionale Abstimmung mit mir in Gang, indem ich spontan, noch bevor ich es hätte in Worte fassen können, auf die im Medikamententhema enthaltene Vitalität der Patientin positiv reagiert habe.

Dies, so würde ich sagen, war ein *Gegenwartsmoment*.[3]

---

3 Kommentar der Patientin zum Bericht über diese längere Zeit zurückliegende Situation: »Zur heutigen Therapiestunde bringe ich zwei Probleme mit: Ich fühle mich gegenwärtig stark erschöpft und bin häufig über den Tag hinweg sehr müde. Ich weiß nicht, ob die Tagesmüdigkeit mit meinem gegenwärtigen gestörten Schlaf zu tun hat. Sind meine doch recht starken Medikamente dafür verantwortlich? Auf eine mögliche Medikamentenumstellung reagiere ich zunächst sehr ängstlich. Ich realisiere zwar, dass die Medikamente mich meiner Lebendigkeit berauben, mich dann aber auch beschützen, von zu vielen belastenden Gefühlen überschüttet zu werden. Mit angezogener ›Energiebremse‹ durchs Leben zu gehen, ist trotzdem nicht so toll! Im weiteren Therapieverlauf entsteht die Idee, doch zu versuchen, die Medikation zu verändern, da ich doch inzwischen gelernt habe, meinen inneren ›Dämonen‹ nicht nur medikamentös zu begegnen. Die anfängliche Skepsis und Ängstlichkeit bei dem Thema flaut ab und macht Platz für die Neugier, gewohntes Terrain zu verlassen. Vielleicht bin ich auch auf die Medikamente zu stark fixiert – vielleicht auch aus bisherigem Mangel, andere Ressourcen in mir zu aktivieren? Eine mögliche Reduzierung wird besprochen, die ich mit meiner Psychiaterin abstimmen werde. Ich bin stolz, mich auf Veränderung einzulassen – darauf zu vertrauen, dass ich auch die Fähigkeit habe, weitere persönliche Heilungsvorgänge zu aktivieren – an Lebensqualität zu gewinnen.«

6.1.3 Die Arbeit mit dem Gegenwartsmoment

Dieses Fallbeispiel entstammt der Behandlung einer Erwachsenen, weil die moderne Säuglingsforschung den Blick geschärft hat für emotionale Abstimmungsvorgänge und seelische Wachstumsvorgänge, die, wie viele Untersuchungen gezeigt haben (Stern, 2005; Stern et al., 2012; Beebe & Lachmann, 2004), in Therapiestunden mit Erwachsenen genauso zu beobachten sind.

Die Arbeitsgruppe um Daniel Stern unterscheidet eine Reihe aufeinander aufbauender emotionaler Zustände in der Begegnung von Säugling und Erwachsenem und von Patient und Therapeut: den (1) *Gegenwartsmoment*, den (2) *Begegnungsmoment*, das (3) *Enactment* (Stern, 2005, S. 159).

Diese Zustände enthalten in Stufe für Stufe ansteigender Intensität das Element der Veränderung: das oder die vorher bestehenden emotionalen Muster geraten in Bewegung und beide Beteiligten nehmen in einem solchen Moment an einer Veränderungsbewegung teil, mit begrenzten Steuerungsmöglichkeiten. Es sind Momente des Berührtseins, der Verblüffung, aber auch der Verwirrung. Der Verstand gibt in einem solchen Moment keine Orientierung, sondern nur das intuitive Gefühl: Es geht etwas vor sich, es verändert sich etwas, die Veränderung geht in die richtige Richtung.

Manche Autoren stellen diese Momente als etwas Heftiges, manchmal Dramatisches dar (BCPSG, 2014), während in dem zuletzt berichteten Fallbeispiel ein kleiner, fast unscheinbarer Moment enthalten war, eine emotionale Resonanz zwischen der Vitalität der Patientin und meiner intuitiv positiven Reaktion darauf. Dieser Moment der Resonanz dauerte nur Sekunden, er hatte nichts Dramatisches und bildete doch den Ausgangspunkt für die gesamte weitere Entwicklung in der Stunde und über die Stunde hinaus.

Wollte man Gegenwartsmomente als etwas Starkes, Lautes und Seltenes verstehen, dann blieben scheinbar kleine Momente wie dieser, die es aber in jeder Therapiestunde gibt und die stets den Ausgangspunkt für die entscheidenden Entwicklungen bilden, unbemerkt und würden verpasst. Sie gingen aber nicht einfach nur ungenutzt vorüber, sondern das Verpassen würde auch einen Bruch bilden.

Es ist vergleichsweise vielleicht so: Ein kleines Kind geht auf eine Treppe zu, sein Händchen bewegt sich ganz selbstverständlich nach oben und sucht die Hand des Erwachsenen als Halt. Der aber bemerkt das Händchen nicht, die Verbindung, der Halt, entsteht in diesem Moment nicht. Selbst wenn das Kind die Treppe alleine hinunterkommt, ist statt dem Moment der Verbindung ein Moment des Verpassens entstanden, ein Bruch.

Sowohl das Finden wie das Verpassen sind Gegenwartsmomente, im einen Fall ein positiver mit emotionaler Resonanz, im anderen Fall ein negativer, der das Verpassen, den Bruch, enthält. Sowohl der resonante Moment wie auch der Bruch wollen bemerkt werden. So wie das Händchen des Kindes Verbindung sucht, so ist der Gegenwartsmoment Ergebnis einer Heilungsaktivität. Ein emotionales Thema sucht Verbindung zum Gegenüber. Dieses Verbindung-Suchen wiederum wird vom Gegenüber auf dem Wege der *Resonanz* bemerkt. Sie beruht auf der Reaktion der emotionalen Systeme des Therapeuten.

Als Therapeut bemerkt man das Stattfinden eines Gegenwartsmoments am deutlichsten an der ansteigenden eigenen Aufmerksamkeit: Das Berührtwerden von etwas emotional Bedeutsamem zieht Aufmerksamkeit auf sich, ein Moment der Wachheit ereignet sich. Man bemerkt also Veränderungen im Bereich der eigenen Vitalitätsaffekte.

Nun könnte man einwenden, dass solche resonanten Momente der emotionalen Begegnung sich an beliebigen Stellen, bei beliebigen Themen ereignen könnten, und deshalb etwas Beliebiges hätten. Dem ist jedoch nicht so. Der Gegenwartsmoment enthält nicht irgendetwas, sondern stets das Wesentliche, im kleinen Moment ist das Ganze, das momentan aktive, auf Transformation und Weiterentwicklung wartende Thema enthalten.

Im zuletzt berichteten Fallbeispiel enthielt die Frage der Patientin nach denkbaren Nebenwirkungen ihrer Medikamente nicht nur ein psychiatrisches Alltagsthema, sondern viel mehr. Die emotionale Lebendigkeit der Patientin wollte sich zeigen, ausdehnen, befreien, im Moment der Stunde beginnend. In diesem scheinbar kleinen Moment ist ein Lebensthema enthalten: Darf sich die Vitalität des Kindes entwickeln, wird die Freude des Kindes an seiner eigenen Vitalität vom Gegenüber geteilt oder aber übersehen, missbilligt oder gar mißbraucht?

Diese merkwürdige Beobachtung, dass das Ganze in seinen kleinsten Teilen enthalten ist, also im Gegenwartsmoment das Lebensthema enthalten ist, wird als *Isomorphie* bezeichnet (Tschacher, 1997, S. 59). Wahrscheinlich ist es gerade diese Isomorphie, die uns intuitiv den Gegenwartsmoment erkennen lässt. Er bringt sowohl im Patienten wie im Therapeuten etwas zum Schwingen, er wird als wesentlich gespürt. Wenn die Beschäftigung mit einem oder mehreren solcher Gegenwartsmomente dann in der Therapiestunde eine Weile anhält, entfalten sich Fantasien, manchmal geradezu Visionen über diesen berührenden Moment in der Stunde, man träumt ein bisschen und wie auf einer inneren Bühne sieht man im Vordergrund die Ereignisse der Gegenwart, die Vorgänge und gesprochenen Worte in der Stunde und im Alltag und im Hintergrund sieht man im eigenen Geist die Geschichte dieses Momentes, man sieht die Ereignisse und

Personen der Vergangenheit auftreten. Der scheinbar flache Vordergrund eines Alltagsereignisses bekommt, wenn man der Resonanz Raum gibt, den ihm eigenen dreidimensionalen Charakter. Man kann das die *holografische Funktion*[4] der menschlichen Psyche nennen.

Wenn sich aus einem kleinen Gegenwartsmoment der Stunde eine komplexe dreidimensionale Gestalt entwickeln kann, so ist das selbstverständlich nicht nur auf den Therapeuten beschränkt. Auch der Patient fühlt die Bedeutung dieses kleinen Momentes und sieht dessen Geschichte stets deutlicher werdend vor sich und auch hierüber bildet sich eine *transformative Resonanz* mit dem Therapeuten. Beide sehen immer plastischer werdend hinter dem Vordergrund dessen Bedeutung und Geschichte vor sich.

Daraus ergibt sich, dass die Kunst der Rekonstruktion des Vergangenen, worauf die Analytiker so stolz sind, eine Fähigkeit ist, die Patienten und Therapeuten in gleicher Weise beherrschen, allerdings mit dem Unterschied, dass die Patienten im Damals dabei waren, der Therapeut nicht. Also werden die Rekonstruktionen des Patienten sich auf Erlebtes stützen. Im berichteten letzten Fallbeispiel tauchten deshalb in mir als Therapeut Bilder eines Kindes auf, dessen Vitalität und Attraktivität nicht begrüßt, sondern eher beneidet wurde. Diese Bilder sind aber Entwürfe eines Musters, während die Patientin dann die konkreten Erlebnisse, ohne dass ich danach fragte, erinnerte.

Daniel Stern fasst die Bedeutung des Gegenwartsmoments für die Psychotherapie folgendermaßen zusammen: »Wir verstehen den Gegenwartsmoment als das gelebte Material, aus dem sämtliche Abstraktionen – beispielsweise Verbalisierungen, Interpretationen, Repräsentationen, Generalisierungen und die Metapsychologie – hergeleitet werden« (Stern, 2005, S. 144).

6.1.4 Das Prinzip Selbstorganisation: Der dyadisch-systemische Ansatz

Die moderne Säuglingsforschung stand und steht vor der Aufgabe, sehr komplexe Vorgänge in der Interaktion von Mutter und Kind und im Kind mit angemessenen Begriffen zu beschreiben und gleichzeitig sehr komplexe theoretische Modelle der Psychotherapie darauf zu überprüfen, ob sie zur Beschreibung dessen, was man beobachtete, geeignet sind.

---

4 Wegner (1995) hat diesen Begriff ebenfalls verwendet, allerdings in anderer Bedeutung.

Aus dieser Herausforderung entstand ein Modell, was *dyadisch-systemischer Ansatz* genannt wurde (Beebe & Lachmann, 2006).

Es ist eine für den Bereich Psychotherapie geschaffene Variante jener Theorien, die sich mit Musterbildung in komplexen Systemen befassen. Es gibt solche Modelle in Physik, Mathematik, Biologie sowie Philosophie und wir werden in einem eigenen Kapitel (Kap. 7) dieses Buches näher auf das *Prinzip Selbstorganisation* eingehen, weil es sich hier um einen fundamental wichtigen Denkansatz handelt, der, wie zahlreiche Wissenschaften erkannt haben, für das Verständnis komplexer Systeme notwendig ist.

Nun könnte man fragen, ob dieses Suchen nach fundamentalen Gesetzmäßigkeiten der Musterbildung vielleicht nur für den wissenschaftlichen Theoretiker von Belang sei. Braucht man, so wäre die Frage, in der konkreten Therapiestunde ein Wissen oder vielleicht sogar ein intuitives Gefühl für die Gesetzmäßigkeiten von Musterbildung? Unbedingt.

Jeder Therapeut erlebt, wie durch die emotionalen Themen, die in die Stunde kommen und durch die Stunde gehen, Bewegungen, Veränderungen angestoßen werden. Neue Gedanken tauchen auf, Emotionen tauchen auf und verändern sich, sie können reguliert sein oder von vernichtender Stärke, der Körper beider Beteiligten reagiert ebenfalls, mit Spannung, Bewegungsdrang, Herzrasen, um nur ein paar Beispiele zu nennen.

Niemand wird bestreiten, dass es sich hierbei um äußerst komplexe Vorgänge handelt, die zudem noch, wie die Säuglingsforschung gezeigt hat, sehr schnell und zum großen Teil unbewusst ablaufen. Was weder Patient noch Therapeut deshalb brauchen, wäre eine Theorie, die dieses Komplexe noch komplizierter macht, oder eine Behandlungsmethode, die diese höchst lebendigen Vorgänge ignoriert. Benötigt wird vielmehr eine Denk- und Arbeitsweise, die dabei hilft, aus diesem vitalen, aber eben auch sehr komplexen Geschehen der Stunde etwas Nützliches zu machen.

Wollte man nun versuchen, das vitale Geschehen in der Stunde zu erfassen, indem man alle Inhalte, aus denen das Geschehen zusammengesetzt ist, aufnimmt, so wäre das nicht nur eine Informationsflut, die jegliches menschliche Vermögen überfordert, sondern es würde auch übersehen, dass diese Inhalte nicht chaotisch in die Therapiestunde kommen, sondern eine Ordnung haben; sie bilden *Muster*.

Vergleicht man das Geschehen in der Therapiestunde mit Musik, dann wäre die Hinwendung zur Einzelinformation so, wie wenn man diese Musik in die einzelnen Töne und Frequenzen zerlegte, um zu begreifen und zu beschreiben, was in der Stunde geschieht. Dabei würde übergangen, dass aus den Frequenzen Töne und aus den Tönen Melodien und Rhythmen werden; die astronomische Menge von Einzelereignissen bildet Muster. Im Gleichnis des Musikstücks bleibend, könnte dann also wahrgenommen werden: Es ist ein Tango. Damit wäre zunächst das Muster eines bestimmten Rhythmus identifiziert und die gigantische Menge von Einzelinformationen ordnet sich, wird mit wenigen Worten benennbar, kommunizierbar.

Eines der grundlegenden Eigenschaften jedes Modells von Selbstorganisation, auch desjenigen, welches die Säuglingsforschung entwickelt hat, ist die Unterscheidung zwischen *Prozess* und *Inhalt*, der wir hier begegnen. Im Gleichnis der Musik bleibend, bilden die Töne die Inhalte, der Rhythmus ist ein Phänomen auf Prozessebene. Mit Prozess sind dabei alle Vorgänge der Musterbildung und Musterveränderung gemeint.

In der konkreten Therapiestunde gibt das Erkennen dieser Muster jene Orientierung, die wir brauchen. Die Musterbildung ist ein aktiver Vorgang, die menschliche Psyche erzeugt aus der gigantischen Menge von Einzelinformationen Ordnungsmuster. Sie dienen der Selbstregulation, sie sind lebensnotwendig und sie entwickeln sich von Beginn des Lebens an interaktiv, also mit einem antwortenden, ebenfalls zur Selbstregulation kompetenten Gegenüber.

In die Therapiestunde kommt stets jenes emotionale Material, dessen Ordnung, also dessen Regulation, noch unvollständig ist, der Patient braucht für dieses noch desintegrierte emotionale Material das antwortende Gegenüber und braucht den Ordnungsprozess der Therapiestunde.

Auch dieses Einbringen des noch desorganisierten, möglicherweise krankmachenden emotionalen Materials in die Therapiestunde ist ein aktiver Vorgang, eine größtenteils unbewusste Heilungsaktivität des Patienten, der die Therapiestunde als Raum für dieses Material sucht.

Die Entstehung dieses Ansatzes beginnt mit Louis Sander (1977). Er stützte sich auf Arbeiten des Systemtheoretikers Kurt Lewin (1935, 1952) und verstand den Organismus, dessen Umgebung und den Austauschprozess zwischen beidem als System, in dem sich die Systemkomponenten gegenseitig modifizieren und dadurch »Harmonie und Einstimmung« erzeugen (Sander, 1977, S. 138; s. a. Sander, 2009).

Zum dyadisch-systematischen Ansatz gehören folgende Grundeinnahmen (Beebe et al., 2002):

- Die Mutter-Kind-Situation und die therapeutische Situation bilden ein komplexes System, in dem ständig interaktive Regulation und Selbstregulation stattfinden. Dabei bilden und verändern sich permanent *Muster*.
- Für die Veränderungsprozesse ist der *Mittelbereich der Regulationsprozesse* optimal, also der Bereich mittlerer Emotionsstärke, eine mittelgut koordi-

nierte Kommunikation und der Mittelbereich der Integration von Explizitem und Implizitem (siehe unten).

- ➢ Die Vorgänge von Musterbildung und Musterveränderung haben *transformatorischen Charakter*. Psychische Inhalte (Emotionen) werden nicht eliminiert, sondern reguliert und in sich verändernde Muster integriert.
- ➢ Die Vorgänge von Regulation und Musterveränderung ereignen sich auf allen Repräsentanzebenen, sie beginnen im Körperlichen, umfassen den gesamten Bereich des sogenannten *Impliziten*, das ist der Bereich des vorsprachlichen prozeduralen Wissens und der unbewussten Emotionen. Der sprachliche Bereich (das *Explizite*) begleitet die Transformationsvorgänge der tieferen Schichten, ergänzt sie, ersetzt sie aber nicht.
- ➢ Selbstregulation, interaktive Regulation, Musterbildung und Musterveränderung finden in sehr kleinen Zeiteinheiten statt.
- ➢ Die Vorgänge der Regulation und Musterbildung folgen in allen Altersstufen des Menschen denselben Gesetzmäßigkeiten. Auch beim ungeborenen Kind lassen sich schon Vorgänge der Emotionsregulation nachweisen (Brazelton, 1994). Die grundsätzlichen Gesetzmäßigkeiten transformativer Prozesse in der Erwachsenentherapie entsprechen denjenigen in der Säuglingsforschung beobachteten.
- ➢ In der Psychotherapie beginnt der Transformationsprozess mit den aktuellen Vorgängen in der Stunde, nicht mit der Suche nach einem als Krankheitsursache (»Grundfigur«) angesehenen Ereignis der Vergangenheit (Beebe & Lachmann, 2004, S. 62).

Therapeuten brauchen also ein Wissen darüber, was sich auf Prozessebene in der Therapiestunde ereignet, und insbesondere darüber, in welchem Zustand die emotionalen Regulationsvorgänge sind, ob also eine emotionale Überflutung droht oder ob kreative Ordnungs- und Neuordnungsprozesse im Gange sind.

Fallbeispiel

Herr T., 32 Jahre alt, eröffnet die Stunde damit, dass er wütend sei. Er pausiert ganz kurz, wie um sich zu sammeln, vielleicht auch, um zu überprüfen, wie ich auf dieses Thema reagiere, und schildert dann ein Gespräch mit seiner Verwaltungsleiterin in der Klinik, in der er arbeitet. Er erzählt, dass er zu einer Aufstockung seiner wöchentlichen Stundenzahl bereit und auch daran interessiert gewesen sei, die Verwaltungsleiterin hingegen habe eine andere Idee ins Spiel gebracht, eine Aufstockung seiner Planstelle, aber eine Aufteilung auf zwei Personen.

In dieser Situation ist die Versuchung für den Therapeuten, auch für mich, groß, die eigene Aufmerksamkeit von der lokalen Ebene, also dem Geschehen in der Stunde, weg auf das Geschehen in jenem erzählten Gespräch zu verlagern. Daraus hätte gemeinsames Überlegen werden können, vielleicht auch ein Beraten, welche Handlungsoptionen er hätte. Der psychotherapeutische Prozess in dieser Situation verlangt jedoch etwas anderes.

Herr T. war im ersten Erzählen dieser Geschichte spürbar angespannt, Atmung und Stimme waren gepresst, erregt. Immer wieder flocht er aber ein, so sei es eben im Arbeitsleben, man müsse sich unterordnen, und bei solchen Sätzen sank er gleichsam in sich zusammen. Wut und Depression wechselten sich ab.

Für mich war spürbar, dass die über diese Geschichte in die Stunde gebrachten Emotionen stark und heftig waren und er noch im Begriff war, sich selbst zu ordnen. Dies war eine Beobachtung auf Prozessebene: Die Emotionen sind stark, aber nicht überstark, ihre Neuordnung ist im Gange, aber nicht abgeschlossen.

Ich fragte ihn also, ob es für ihn von Nutzen wäre, genauer zu klären, welche Elemente dieses Gesprächs ihn so stark negativ berührt hätten. Er griff das auf und es folgte eine längere Sequenz von Gedanken über das real stattgefundene Gespräch, zugleich hatte dieses Nachdenken und Erzählen den Charakter einer Sequenz von Einfällen: die ohnmächtige Wut, die fehlende Loyalität der Verwaltungsleiterin mit ihm, dem Loyalität und Fairness wichtig sind. Dann folgte ein plötzlicher Anstieg der emotionalen Erregung: »Am Schluss des Gesprächs sagt sie mit kaltem zynischen Lächeln: ›So ist eben das Leben‹, und geht hinaus.«

Dieser Moment war nicht nur Bericht, er war in der Stunde förmlich gegenwärtig, fast körperlich spürbar, ein Gegenwartsmoment. Ich fragte ihn, ob diese Szene in jenem Gespräch und jetzt beim Erzählen in der Stunde der Moment der stärksten Belastung gewesen sei, was er unmittelbar bestätigte und was sich mit meinem Eindruck deckte.

In der Therapiestunde hatte also eine Verdeutlichung des emotionalen Belastungsmaterials stattgefunden – dadurch, dass er seinen Einfällen Raum gab, er gleichsam sein Unbewusstes erzählen ließ und so ein ergänzendes Narrativ erzeugte, das vorher nicht existiert hatte. Auf Prozessebene kann man hier ein kreatives Fortschreiten, einen Transfomationsprozess, erkennen.

Nun begann eine weitere Sequenz von erzählenden Einfällen über vorangegangene Momente in jenem Gespräch, in denen die Verwaltungsleiterin, stets begleitet von diesem kalten zynischen Lächeln, auf angeblich vorhandene arbeitsrechtliche Zwänge, ihr auferlegte Vorschriften, für sie bindende Vorgaben höherer hierarchischer Stellen verwies. Es wurde ihm klar – mir ebenso –, dass diese Momente noch ein weiteres emotionales Element enthielten. Er drückte das so aus: »Diese Argumente beleidigen meine Intelligenz!« Er war sich nämlich im Klaren darüber, dass diese Begründungen sämtlich vorgeschoben waren, weil er die nötigen Insiderinformationen hatte, um das beurteilen zu können.

Wieder war über die Sequenz seiner Einfälle etwas Neues entstanden: sein Wissen um die Fähigkeiten, die er hatte, sowohl im Umgang mit dieser Frau wie auch generell. Ich begann zu überlegen, ob diese Geschichte auch deshalb in die Stunde kam, weil sie die therapeutische Situation, meinen Umgang mit ihm, seine Gefühle mir gegenüber, betraf.

Als ich zunächst dieses Element von beleidigter Intelligenz benannte, ging erstmals in der Stunde ein Lächeln über sein Gesicht und es setzte ein weiterer Gedankenbogen ein: Er war innerlich damit einverstanden, dass er sich von den falschen Argumenten seiner Gesprächspartnerin nicht hatte täuschen lassen. Dann fiel ihm ein, dass der Bereich, in dem er arbeitete, von ihm persönlich mit Erfolg aufgebaut worden war, während Vorgänger daran gescheitert waren. Es änderten sich nun Stimme, Körperhaltung und Gesichtsausdruck: Statt eines Zusammensinkens war ein Aufrichten zu beobachten.

Auf Prozessebene betrachtet hatte nunmehr innerlich ein Wechsel zum emotional positiven Pol stattgefunden. Diesen Wechsel aufgreifend, fragte ich ihn, ob es irgendeine Idee gebe, wie seine Beschäftigung mit diesem Problem weitergehen könnte, und zwar als Vorgang in der Stunde, also in Bezug auf Entwicklung von Perspektiven und Ideen. Darauf entfaltete sich ein Gedankenbogen, der das ganze Gegenteil von der anfänglichen wütenden Ohnmacht enthielt. Er habe bereits ein Gespräch mit dem Abteilungsleiter geführt, der für diese Vorgänge fachlich zuständig sei und den die Verwaltungsleiterin ebenfalls übergangen hatte; die aktive Unterstützung des Abteilungsleiters habe ihn gefreut und er habe außerdem erkannt, dass er bei fortdauernden unlösbaren Konflikten nicht gezwungen sei, an diesem Arbeitsplatz zu bleiben, er könne ohne Weiteres in eine andere Institution wechseln und sich auf diese Weise unabhängig machen.

Er sagte im Rückblick auf diese Therapiestunde, es sei gut gewesen, nicht nur die anfängliche wütende Ohnmacht, sondern auch seinen Wert zu spüren.

In diesem Fallbeispiel habe ich die Unterscheidung zwischen den emotionalen Regulationsmustern auf *Prozessebene* und den *emotionalen Inhalten* besonders akzentuiert, deutlich wird aber auch die *präsentische Arbeitsweise* mit den emotionalen Mustern der Stunde, die Erzählungen als Sequenz von Einfällen behandelt.

6.2 Neurobiologie der Emotionen[5]

Die Autoren Joseph LeDoux, Eric Kandel und Antonio Damasio stehen für Forschungslabors, in denen neurobiologische Grundlagen mit verschiedenen Methoden und verschiedenen Forschungszielen untersucht wurden. LeDoux forscht am Center for Neural Science der New York University, Eric Kandel an der Columbia University in New York und Antonio Damasio am Departement of Neurology der University of Iowa. Die Methoden sind verschieden. Damasio untersuchte Hirnverletzte, Kandel die Meeresschnecke Aplysia, später Mäuse, LeDoux untersuchte vor allem Mäuse und Ratten.[6] Wenn wir mehr über Heilungsprozesse verstehen wollen, so sind als Bereiche der Grundlagenforschung von besonderem Interesse:

1. die Funktion von Emotionen als Organisatoren psychischer Vorgänge
2. die normale und unnormale Verarbeitung von Emotionen
3. das Verhältnis von Emotion und Körper
4. die Speicherung von psychischen Inhalten im Gedächtnis
5. die Bildung von Bewusstsein
6. die Bildung von Selbst und Identität

6.2.1 Die Emotionsforschung von Joseph LeDoux

Zunächst brauchen wir eine Verständigung darüber, was unter Emotion zu verstehen ist. Alle Forschungszentren, deren Arbeit wir uns jetzt anschauen werden, sind sich darin vollkommen einig. LeDoux fasst das, was er unter Emotion versteht, ausführlich und prägnant zusammen (LeDoux, 2001, S. 18ff.):

Es muss genau unterschieden werden zwischen *emotionalen Reaktionen (= Emotionen)* und deren bewusster Wahrnehmung *(= Gefühl)*. Diese begriffli-

5 Bei diesem Kapitel handelt es sich um eine überarbeitete Fassung des Kapitels 13 aus Plassmann (2010a).

6 Auch wenn dieser Gedanke in die Vorfreude auf die Forschungsergebnisse nicht hineinpasst: Es sind unzählbare Tiere für diese Untersuchungen geopfert worden.

che Unterscheidung ist gewöhnungsbedürftig, ist aber offenbar notwendig und hat sich durchgesetzt. Sehr einleuchtend ist LeDoux' Argument, dass emotionale Reaktionen überall im Tierreich auftreten, dort auch ohne bewusste Wahrnehmung. Es ist dabei wissenschaftlicher Konsens, dass Emotionen über die gesamte Evolution hinweg entstanden sind und es zwischen den Emotionen der Tiere und denjenigen des Menschen keinen grundsätzlichen Unterschied gibt. Beim Menschen kommt aber die bewusste Wahrnehmung der Emotionen hinzu, also das *Gefühl.* Hieraus entstehen äußerst interessante Fragen dazu, welche Funktion das Bewusstsein hat, also warum es sich evolutionär entwickelt hat. Bewusstsein scheint erforderlich zum Entscheiden. Es gibt dem Menschen die Freiheit, sich zwischen verschiedenen gefühlten Möglichkeiten zu entscheiden (Spitzer, 2006a,b).

Bewusst gefühlte Emotion ist deshalb eine dem Menschen eigene ganz besondere Art des Wahrnehmens. Die bewussten Gefühle sind eine Art Zeichen, die eine besondere Art von Sprache bilden. Daraus folgt auch: Emotionen sind zunächst unbewusst und bleiben es meistens auch, die bewusste Wahrnehmung als Gefühl ist ein sekundärer Vorgang.

Die einzelnen Emotionen haben sich in der Evolution der Arten nacheinander und deshalb prinzipiell unabhängig voneinander entwickelt. Darüber, welches die Kern-Emotionen sind und welches die zusammengesetzten Emotionen, gibt es bislang keine Übereinstimmung. Als Kern-Emotionen gelten bei LeDoux Furcht, Zorn, Ekel und Freude. In der Forschung wurde fast ausschließlich mit der Emotion Furcht gearbeitet, weil sie bei Versuchstieren und auch bei Menschen leicht erzeugbar und am Verhalten deutlich ablesbar ist. Die Folge ist, dass wir viel über negative Emotionen (Furcht) und sehr wenig über positive Emotionen (Freude, Sicherheit) wissen.

LeDoux betont, dass die einzelnen Emotionen, weil sie sich evolutionär nacheinander entwickelt haben, durchaus Verschiedenheiten aufweisen können. Insbesondere dürfen wir nicht annehmen, dass sie alle am gleichen Ort im Gehirn lokalisiert seien. Wie begründet diese Warnung ist, hat sich bestätigt. Positive Emotionen scheinen vom Striatum organisiert zu werden, nicht vom Mandelkern, obwohl fälschlicherweise häufig angenommen wird, der Mandelkern sei für alle Arten von Emotionen zuständig (Kandel, 2006). Die Emotionsbahnen der positiven Emotionen, zu denen das Striatum anscheinend gehört, wurden aber bislang nur selten untersucht.

Die *emotionale Reaktion* geht sowohl dem Bewusstsein wie auch der Handlung voraus. Dies ist in zahllosen teils sehr originellen Experimenten nachgewiesen worden (Gazzaniga & LeDoux, 1978; Spitzer, 2006a, b). Bei Split-Brain-Patienten mit einer Schädigung der Verbindung zwischen rechter und linker Hirnhälfte wurde beobachtet, dass sie emotionale Reaktionen zwar haben, diese aber nicht bewusst wahrnehmen können. Damit sind sie auch nicht imstande, ihre eigenen Verhaltensweisen zu erklären, weil sie ja nicht wissen, was ihre emotionalen Motive sind. Fragt man sie nach einer Erklärung, warum sie lachen, sich freuen, sich fürchten, so denken sie sich eine Erklärung aus, sie konfabulieren (Spitzer, 2006a, b). Nachgewiesen ist die immer gleiche Reihenfolge: Eine unbewusste emotionale Reaktion wird in einem zweiten Schritt vom Bewusstsein integriert, das heißt mit explizitem Wissen verknüpft, in das Selbstbild der Person eingefügt und zu einer auf der Emotion beruhenden Intention entwickelt, die erst nach ihrer Entstehung mit einer Begründung versehen wird. Die Willensfreiheit des Menschen ist dadurch nicht aufgehoben. Gerade die evolutionäre Neuheit von »Bewusstsein« als Entscheidungsinstanz schafft die Freiheit, einem primär unbewussten emotionalen Impuls zu folgen oder nicht (Kandel, 2006, S. 417).

Das eindeutig nachgewiesene *Primat des Emotionalen* zeigt uns auch – wir werden uns damit noch ausführlich befassen – grundsätzliche Eigenschaften der Emotionsverarbeitung: Irgendein Ereignis löst auf direktem Weg in sehr kurzer Zeit (bei einer Ratte sind es zwölf Millisekunden) eine emotionale Reaktion aus, die sofort auf eine sehr mächtige Weise den Körper verändert: Abwehrbewegung, Herzklopfen, Blutdruckanstieg und vieles mehr. Dieser kurze, schnelle, aber ungenaue Weg wird in einem langsameren komplexeren Geschehen (der *indirekte Weg* nach LeDoux) verknüpft mit Bewusstsein, Wissen und Sprache. Hier finden die Ergebnisse der Säuglingsforschung und die Erfahrungen in der therapeutischen Praxis ihre Bestätigung. Das aktuelle emotionale Geschehen in der Therapiestunde, ist zunächst implizit, unbewusst, und wird erst in einem zweiten Schritt bewusst wahrgenommen, reflektiert, benannt.

Zur Frage der Lokalisation von Emotionen im Gehirn äußert LeDoux sich ausführlich und dezidiert. Er bestreitet, dass es ein lokalisierbares limbisches System gibt. Dies ist auch für den Psychotherapeuten von Bedeutung, da man diesen Begriff häufig und wie selbstverständlich verwendet.

Nach seiner konträren Auffassung gibt es nicht nur *ein* emotionales System im Gehirn, sondern mehrere (LeDoux, 2001, S. 111). Bis diese Frage geklärt ist, wäre es also besser, von *emotionalen Systemen* statt vom »limbischen System« zu sprechen. Die klinisch beobachtbare Bipolarität von negativen und positiven Emotionen entspricht deshalb wahrscheinlich auch unterscheidbaren Lokalisationen (Kandel, 2006, S. 377). LeDoux betont immer wieder, dass nur das Furcht-System, zu dem die Amygdala gehört, erforscht wurde, während wir über andere emotionale Systeme, insbesondere diejenigen für positive Emotionen, kaum etwas wissen. Wir können allenfalls vermuten, dass sie ähnlich arbeiten.

Die direkte Koppelung von negativen emotionalen Mustern (Furcht) mit körperlichen Reaktionen (Muskelverspannung, blockierte Atmung, starrer Blick, geweitete Pupillen, Schweißausbruch) ist dem Psychotherapeuten aus der Therapiestunde völlig vertraut. Der *Übergang ins Körperliche* findet im Mandelkern statt und wird bei starker emotionaler Erregung so heftig, dass meist zuerst die Körperreaktion wahrgenommen und erst dann eine Emotion bewusst gefühlt wird. Emotionales und körperliches Reaktionsschema bilden also eine unlösbare Einheit. Es ist deshalb unumgänglich, *alle* Elemente eines Traumaschemas in den mentalen Verarbeitungsprozess zu integrieren. Wir finden hier neurobiologisch volle Bestätigung für die klinischen Erfahrungen.

Was macht ein erfahrener Therapeut, wenn in der Stunde heftiges emotionales Belastungsmaterial (negative Emotion, gefühlte Belastung, starke Körperreaktionen, angstvoll eingeengte Gedanken) aktiviert wird? Man beginnt mit dem Patienten *über* das zu sprechen, was gerade eben geschieht. Man geht den zeitlichen Ablauf in der Stunde durch (Beginn, Höhepunkt, Abflauen der Belastung), reflektiert die einzelnen Elemente: Was wurde zuerst bemerkt, wie waren die Körperreaktionen, wie verhielten sich die Gedanken, wie war der Kontakt zum Therapeuten, wie war die Orientierung in der Zeit und im Raum in diesem Geschehen, das soeben stattgefunden hat? Während dieser *Reflexion* tritt sofort und zuverlässig eine Beruhigung ein und es wird für Patient und Therapeut erkennbar, ob im gerade stattgefundenen Geschehen die Emotionsregulation überfordert war und es im Hier und Jetzt einer Gegenregulation bedarf. Das wäre dann der Fall, wenn es zu einer emotionalen Überflutung oder zu einer einseitigen Dominanz negativer Emotion gekommen wäre, also eine Störung der Kernprozesse.

Klinisch sehen wir also, dass es eine schnelle direkte emotionale Reaktion gibt, ohne Bewusstsein und ohne Sprache, gefolgt (wenn es gut geht) von einem langsameren Verarbeitungsprozess, der das gerade Erlebte integriert in Sprache, Wissen, Erinnerung, Bewusstsein.

Was geht hier neurobiologisch vor sich? Um das zu klären, hat LeDoux gezielt die Hörbahnen bei Ratten untersucht und hierzu die in Abbildung 1 dargestellte Skizze entworfen.

LeDoux erläutert das Schaubild folgendermaßen: Informationen über äußere Reize gelangen auf zwei Wegen zur Amygdala: zum einen durch direkte Bahnen vom Thalamus (dem niederen Weg), zum anderen durch Bahnen, die vom Thalamus zur Rinde und von dort zur Amygdala verlaufen. Die direkte Bahn vom Thalamus zur Amygdala ist ein kürzerer und deshalb schnellerer Übertragungsweg als die Bahn vom Thalamus über die Rinde zur Amygdala. Die direkte Bahn kann aber, da sie die Rinde auslässt, nicht von der kortikalen Verarbeitung profitieren. Deshalb kann sie der Amygdala nur eine grobe Repräsentation des Reizes liefern. Sie ist daher eine *schnelle und ungenaue* Verarbeitungsbahn. Dank der direkten Bahn können wir auf potenziell gefährliche Reize schon reagieren, bevor wir uns über den Reiz ein vollständiges Bild gemacht haben. In gefährlichen Situationen kann das sehr nützlich sein. Mithilfe der direkten Bahn zieht man beispielsweise innerhalb von Millisekunden den Fuß weg, wenn einem ein Messer aus der Hand fällt. Der Nutzen hängt jedoch davon ab, dass die kortikale Bahn die direkte Bahn korrigieren kann (LeDoux, 2001, S. 175).

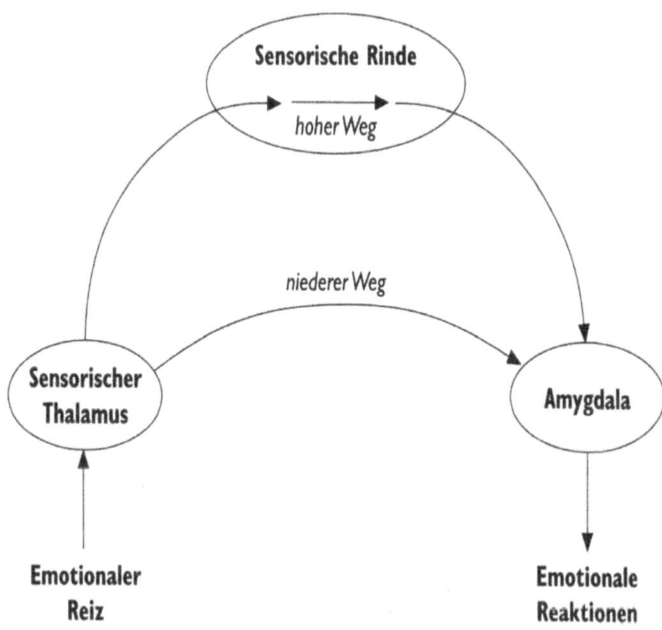

Abb. 1: Der niedere und der hohe Weg (nach LeDoux, 2001, S. 175)

Dieses Schema ist Ergebnis ganz spezieller Versuchsanordnungen, es stellt immer noch eine starke Vereinfachung dar. Das Gehirn tut uns allerdings nicht den Gefallen, einfach zu sein (gottlob, könnte man sagen). Zum Integrations- und Verarbeitungsprozess der hohen Bahn gehören auch der Hippocampus und der präfrontale Kortex. Der Hippocampus, eine Struktur im Temporallappen, stellt dem zu verarbeitenden emotionalen Material der direkten Bahn die *Kontextorientierung* zur Verfügung, also alles erworbene Wissen über die Ordnung der Dinge im Raum und in der Zeit. Der Hippocampus ist ein Integrationsorgan par excellence. Er hat massive Verbindungen zum Neokortex, kann auf diese Weise komplexe Erinnerungen und explizites Wissen abrufen, das gesamte Repertoire dessen, was dem Menschen an Möglichkeiten des Denkens zur Verfügung steht. Wahrscheinlich fühlen wir den Hippocampus in jenen leicht versunkenen Momenten, in denen in rasantem Tempo neue gedankliche Entwürfe davon entstehen, was vor sich geht und was möglich wäre, also Momente der Musteranalyse und der Lösungssuche. Es sind Momente der intuitiven Nachdenklichkeit und Kreativität.

Hierfür braucht der Mensch – und sein Hippocampus – eine auf ein verträgliches Maß gebremste emotionale Erregung. Diese Funktion übernimmt, soweit wir wissen, der *mediale präfrontale Kortex*. Er scheint eine Art emotionale Bremse, ein Regulator zu sein, der die Erregung des Mandelkerns in einen Bereich bringt, der zum Denken geeignet ist. In diesem Bereich, dem Toleranzfenster, läuft der Verarbeitungsprozess meist ohne viel Zutun des Therapeuten ab, wird aber bei Übererregung sofort stagnieren.

Der sogenannte *laterale präfrontale Kortex* übernimmt die gleiche Funktion in Bezug auf Gedanken. Wir wissen wiederum aus klinischer Beobachtung, dass emotionale Belastung die *negativen Kognitionen* hervorruft. Sie bleiben als Elemente des Traumaschemas – wenn die Verarbeitung stagniert – ebenso unverändert aktiv wie alle anderen Elemente des Traumaschemas. Der laterale präfrontale Kortex scheint Kognitionen in ihrer Penetranz so weit herabzuregulieren, dass sie nicht mehr blockierend wirken und Teil des gesunden Verarbeitungsstroms, also des Heilungsprozesses werden.

6.2.2 Eric Kandel und die Gedächtnisforschung

Kurz- und Langzeitgedächtnis

Eric Kandel, 1926 in Wien geboren, entschied sich sehr früh dafür, sich mit der einzelnen Nervenzelle zu befassen, nicht mit komplexen Hirnstrukturen. Er wählte (ähnlich wie Freud) die Nervenzelle eines einfachen Tieres, der Meeresschnecke Aplysia, weil sie über so große Neuronen verfügt, dass man sie vergleichsweise gut isolieren und untersuchen kann.[7] Ausgangspunkt für Kandels Gedächtnis-

7 Kandel spricht übrigens, obwohl er unzählige Schnecken geopfert hat, mit großer Sympathie von diesem Tier. Seine kleine Tochter hat ein Gedicht über Aplysia geschrieben.

forschung war die Erkenntnis, dass es *zwei* Prozesse der Gedächtnisspeicherung geben muss: ein Kurzzeit- und ein Langzeitgedächtnis. Hierfür hatte Brenda Milner mit folgenden Hypothesen die Grundlagen gelegt (vgl. Milner et al., 1998):

1. Das Gedächtnis ist eine physiologische Funktion des Geistes, eindeutig unterschieden von anderen psychischen Fähigkeiten.
2. Inhalte des Kurzzeit- und Langzeitgedächtnisses werden auf unterschiedliche Weise und an verschiedenem Ort gespeichert.
3. Der mediale Temporallappen und der Hippocampus sind für die Fähigkeit erforderlich, neue Inhalte des Kurzzeitgedächtnisses in das Langzeitgedächtnis zu überführen.
4. Es gibt zwei Formen des Langzeitgedächtnisses: das bewusste und das unbewusste Gedächtnis.

Alle diese Hypothesen haben sich bestätigt. Das bewusste Gedächtnis wird heute nach Squire und Schacter als *explizites Gedächtnis*, das unbewusste Gedächtnis als *implizites Gedächtnis* bezeichnet (Schacter, 1999).

Das implizite (prozedurale) Gedächtnis speichert, was für all jene Fähigkeiten und Tätigkeiten erforderlich ist, die wir ohne Zutun des Bewusstseins ausführen, also für komplexe motorische Abläufe, schnelle Reaktionen, auch für die geordnete Verwendung von Sprache. Diese Muster werden in der Amygdala, im Striatum und im Kleinhirn gespeichert.

Explizites und implizites Gedächtnis korrespondieren miteinander. Vieles, was neu ist, wird erst bewusst, also explizit begriffen, und dann durch häufige *Verwendung* des neu Gelernten oder durch *systematisches Training* zum Bestandteil des unbewussten, impliziten Wissens. So lernen wir gehen, sprechen, Fahrradfahren, so lernen Sportler und Musiker mit unvorstellbarer Sicherheit und Geschwindigkeit – und nur zum kleinsten Teil bewusst – genau das Richtige zu tun.

Die bewussten Erinnerungen im Kortex, also in den motorischen, somatosensorischen, visuellen und auditiven Rindenarealen, sinken durch häufige Benutzung gleichsam ab in die Zentren der impliziten Speicherung. Alles, was wir mit der Zeit ohne nachzudenken tun, wird auf diese Weise zum Bestandteil des Selbstverständlichen. Das gilt so lange, bis wir diese Routine aus irgendwelchen Gründen als unzweckmäßig empfinden, sie uns erneut bewusst machen, bewusst verändern und das neu Entwickelte, was sich besser bewährt, wieder in den Bereich der unbewussten Selbstverständlichkeit aufnehmen.

Wir sehen, dass Bewusstsein eine Fähigkeit ist, die für *Entscheiden* und *Verändern* erforderlich ist – oder besser gesagt: hierfür evolutionär geschaffen wurde.

Bewusstsein ist deshalb kein psychologisches oder philosophisches Abstraktum, sondern eine mentale Funktion, die sich eigener neurobiologischer Wege im Gehirn und eigener Zentren bedient.

Schauen wir uns nun die zelluläre und molekulare Basis der Gedächtnisvorgänge an. Kandel ging davon aus, das Kurz- und Langzeitgedächtnis beruhe bei Mensch und Tier sehr wahrscheinlich auf identischen zellulären und molekularen Prozessen. Er entschied sich, diese Vorgänge aufzuklären und zwar durch Untersuchung der Aplysia californica, in der Antike Seehase genannt, weil diese Schnecke, etwa 30 Zentimeter groß, einem Hasen ähnlich sieht, wenn sie still sitzt. Er schreibt über Aplysia: »Sie ist groß, stolz, attraktiv und offenbar sehr intelligent – mit einem Wort genau die Art Tier, die man sich für Lernstudien wünscht!« (Kandel, 2006, S. 164). Aplysia hat so große Neurone, dass einige davon mit bloßem Auge erkennbar sind.

Kandels Ausgangshypothese: Es gibt verschiedene Muster neuronaler Aktivität, jedes verändert die Stärke der synaptischen Verbindungen in ganz bestimmter Weise. Wenn solche Veränderungen der synaptischen Verbindungen überdauern, ist das Ergebnis Gedächtnisspeicherung (ebd., S. 179).

Alles Lernen beruht also auf *synaptischer Plastizität*. Die Synapse als Kommunikationsstelle zwischen zwei Neuronen kann sich unter dem Einfluss von Erregung, zum Beispiel aufgrund von emotional bedeutsamen Sinneswahrnehmungen, verändern. Es scheint nur wenige Grundformen synaptischer Plastizität zu geben und sie bilden gleichsam das Alphabet der Zeichen, aus denen die Zelle komplexe Muster, gleichsam Worte und Sätze bilden kann. Die Evolution hat offenbar aus diesem Grund der chemischen Übertragung der Information von einer Zelle zur anderen mittels Botenstoffen (Neurotransmittern) den Vorzug gegeben vor der elektrischen Signalübertragung. Die chemische Übertragung lässt sich in Hinblick auf Stärke und Dauer der Erregung, während die elektrische Übertragung nur eine ja-nein-Informationsübertragung zulässt, sehr viel besser modulieren. Das Neuron kann durch diese Modulierbarkeit der chemischen Informationsübertragung praktisch unendlich viele verschiedene Erregungsmuster in den Synapsen kombinieren und speichern. Das Neuron kann in unendlicher Zahl komplexe Informationsmuster bilden, so wie aus Buchstaben Worte und Sätze und aus Tönen unverwechselbare Musik entstehen.

Jedes sensorische Neuron hat nach Bailey und Kandel ungefähr 1.300 Synapsen, über die es mit etwa 25 anderen Neuronen kommuniziert (Bailey & Kandel, 1993). Von diesen 1.300 Synapsen sind, bevor die Zelle ein neues Muster speichert, nur ca. 40 Prozent aktiv, also zur Ausschüttung von Neurotransmittern imstande. Nachdem die Nervenzelle ein Erregungsmuster dauerhaft gespeichert hat, findet man mehr als doppelt so viele Synapsen (ca. 2.700), von denen etwa 60 Prozent aktiv sind. Wird dieses neu gebildete Erinnerungsmuster über längere Zeit nicht benutzt, so verblasst es gleichsam, jedoch nicht völlig: Die Zahl der Synapsen geht auf ca. 1.500 zurück.

Dieser Befund ist sehr aufregend. Wir sehen hier zum einen, dass die Zelle sich erinnert, indem sie sich verändert. Das Psychische ist kein körperloses Abstraktum, sondern bedarf der *physischen Plastizität* aller beteiligten Zellen. Wir verstehen zum anderen, warum es falsch ist, wenn in einer Psychotherapie emotional belastende Erinnerungen nur *aktiviert*, jedoch nicht *reorganisiert* werden. Das Erinnerungsmuster wird dadurch jedes Mal gestärkt, der Patient wird kränker, das emotionale Belastungsmaterial *wächst physisch* durch Steigerung der Zahl aktiver Synapsen. Das emotionale Aktivieren von Erinnerung ist deshalb nur dann sinnvoll, wenn es in den Vorgang der mentalen Reorganisation einmündet, also in das, was wir Heilungsprozess nennen.

Die Raum-Zeit-Ordnung

Klinisch wissen wir: Überstarke negative Erlebnisse sind implizit gespeichert als Emotionen verbunden mit Körperreaktionen und Sinneseindrücken, sowie Bruchstücken von Gedanken. All das ist im Moment der Entstehung aber noch nicht *geordnet* in den Kategorien von Zeit und Raum. Wird es in dieser ungeordneten Weise gespeichert, so scheint es beim Erinnern im Hier und Jetzt ohne definierten Ort in der Zeit wieder aufzuerstehen.

Wie also bildet sich diese innere Zeitkarte und Landkarte, die wir für die Ordnung unserer Erinnerung brauchen? Warum bildet sich diese Ordnung bei überstarken negativen Erlebnissen nicht und wie hilft Therapie, dies nachzuholen? Zunächst wurde die *Beschaffenheit* dieser Zeit- und Raumkarte untersucht.

Es wurde klar, dass die Pyramidenzellen des Hippocampus für die Speicherung eines räumlichen Bildes der Umgebung (von Mäusen) zuständig sind. Der Hippocampus verwertet aber nicht etwa die Eindrücke nur eines einzigen Sinnesorgans, etwa des Auges, sondern alle Sinnesqualitäten: Sehen, Hören, Fühlen, Bewegen etc. *Der Hippocampus ist ein multisensorisches Integrationsorgan* (O'Keefe & Dostrovsky, 1971).

Die räumliche Umgebung wird in kleine, sich etwas überschneidende Areale zerlegt, gleichsam gerastert. In jedem Areal werden alle zur Verfügung stehenden multisensorischen Informationen über jeweils diese Rasterzelle gespeichert. Aber *was* wird geordnet und gespeichert und unter welchen Voraussetzungen? Wir stehen hier direkt vor dem vom Therapeuten unendlich oft benutzten Begriff der *Verarbeitung*.

Es zeigte sich ein sehr eindeutiger und sehr erstaunlicher Befund. Alles Wahrnehmen, also Hören, Sehen, Körperwahrnehmung, beginnt mit einem Prozess der *Dekonstruktion*. Die beispielsweise vom Auge aufgenommenen Informationen werden von hochspezialisierten Zellen im visuellen Kortex in zahlreiche Sinnesmodalitäten zerlegt, diese Zellen sind zu Säulen angeordnet und bilden so etwas wie einen biologischen Sensor für ganz bestimmte Wahrnehmungselemente. Im Bereich der visuellen Wahrnehmung gibt es spezialisierte Neuronensäulen für lineare Umrisse, Bewegung von Linien, Winkel, Abstand von Vorder- zu Hintergrund, Form und Farbe. Was wir also sehen oder erinnern, ist nicht das, was gewesen ist, sondern das, was nach vollständiger Dekonstruktion und erneuter Konstruktion *neu* entsteht. Wir können ganz sicher sagen, dass dieses Konstrukt *ist*, aber nicht dass es *wahr* ist (Kandel, 2006, S. 327) Ein Teil dieser dekonstruierten Informationen wird dem Hippocampus zugeleitet, um dort zur Raum-Zeit-Karte geordnet zu werden, die uns erst die kontrollierte Nutzung einer Erinnerung erlaubt.

Welche fatalen Folgen es hat, wenn ein Erlebnis nicht in das Raum-Zeit-Raster des Hippocampus integriert wird, sehen wir an unseren Patienten mit traumabedingten Symptomen. Das Erlebnis ist in ungeordnete dekonstruierte Stücke der verschiedenen Sinnesqualitäten zerfallen. Wir nennen dies nach van der Kolk *primäre Dissoziation* (van der Kolk et al., 2000, S. 506). Was also sind die Bedingungen, damit dieses Einordnen einer Erfahrung in das Raum-Zeit-Raster geschieht?

Die Tierversuche ergaben Folgendes: Der Hippocampus konstruiert aus den zur Verfügung stehen multisensorischen Informationen (Fühlen, Sehen, Hören, Bewegen etc.) ein Bild der Umgebung. Dieser Konstruktionsvorgang benötigt einige Zeit in der Größenordnung von mehreren Minuten. Unverzichtbare Voraussetzung für das Bilden dieses Ordnungssystems im Hippocampus ist die ungestörte Fähigkeit des Individuums zur *Fokussierung*, also zur kontrolliert gesteuerten Aufmerksamkeit. Nur wenn das Individuum *entscheiden* kann, wofür es sich im jeweiligen Moment interessiert und wofür nicht, setzt die Bildung der Raum-Zeit-Ordnung des expliziten Langzeitgedächtnisses ein. Anders ausgedrückt: *Orientierung entsteht bei ausreichend Zeit und ausreichend Ruhe.*

Damit wird klar: Überstarke negative emotionale Erfahrungen lassen den Betroffenen nicht die Zeit, sich zu orientieren und nicht die Freiheit, seine Aufmerksamkeit aktiv und bewusst zu steuern. Solche Erfahrungen werden deshalb nicht im Hippocampus integriert und geordnet. Ein Traumaschema ist entstanden.

Damit lassen sich die klinische Beobachtung, dass Emotionen nur in einem Bereich mittlerer Emotionsstärke verarbeitet werden können, und die Ergebnisse der modernen Säuglingsforschung über das Balancemodell des Mittelbereichs neurobiologisch erklären. Es gibt eine emotionale Erregungsgrenze, oberhalb derer der Verarbeitungsprozess aussetzt, weil die Aufmerksamkeit defokussiert und unkontrolliert wird. Die therapeutische Situation stellt also geeignete Bedingungen für die Nachbearbeitung her: kontrollierbare, bewusste Aufmerksamkeit auf negative emotionale Erinnerungen und zugleich auf die gegenwärtige Situation, dabei mittlere emotionale Erregung, ständige Präsenz positiver Emotionen, den kontrollierten Wechsel zwischen negativen und positiven Emotionen in einer Art Schwingung und jederzeit präsente Orientierung im Jetzt.

6.2.3 Antonio Damasio und die Frage: Was ist Bewusstsein?

Damasio (2000) entwirft in einer sehr systematisch aufgebauten Argumentation ein Modell des Bewusstseins. Er stützt sich dabei (anders als LeDoux und Kandel) auf Befunde an Menschen, nicht an Tieren, indem er untersucht, welche Folgen Hirnverletzungen und -schädigungen haben können.

Damasio beschränkt sich nicht darauf, zu klären, wie und wo Bewusstsein entsteht, sondern stellt auch die Frage, warum das Zentralnervensystem des Menschen (und der Tiere) im evolutionären Prozess *Bewusstsein* geschaffen hat, wo also das Mensch-Sein in der evolutionären Tradition des Tier-Seins steht und wo das Mensch-Sein, indem es einen evolutionären Prozess fortsetzt, zu etwas ausschließlich Menschhaftem wird. Dies ist der Bereich des erweiterten autobiografischen Bewusstseins und der Kulturleistungen, die dadurch möglich werden: Kunst, Sprache, Gewissen. Damasio abstrahiert aus der Gesamtheit der vorliegenden neurobiologischen Befunde ein Modell des menschlichen Denkens, das nach meinem Dafürhalten lange Bestand haben wird.

Um zu verstehen, wie »Gehirn« sich von Stufe zu Stufe weiterentwickelt, waren einige Erkenntnisse grundlegend:

Das Gehirn bildet (in der Phylogenese der Arten und in der Ontogenese des Individuums) für alle komplexen Vorgänge, die sorgfältiger Regulierung bedürfen, zusätzliche *Abbildungsebenen*. Auf einer dieser Abbildungsebenen (dem *Kernselbst*) hat sich etwas Neues gebildet: das Bewusstsein. Es besteht aus einem *Gefühl des Erkennens, was geschieht* und ist von Sprache unabhängig.

Das Schaffen neuer Abbildungsebenen (Protoselbst, Kernselbst, autobiografisches Selbst) hat entscheidende Vorteile für die Selbstorganisation des komplexen Systems: Es entstehen neue Möglichkeiten der Kontrolle und Regulation. Gefühlte Emotionen beispielsweise sind psychische Objekte, die auf der Ebene des

Kernselbst neu auftauchen. Sie bilden ab und interpretieren, was im Körper geschieht. Sie wirken in einem Abwärtseffekt zurück auf den Körper und sie werden in einem Aufwärtseffekt zur Grundlage höherer Formen des Denkens.

Das Schaffen neuer Abbildungsebenen (wir können es das *Repräsentanzprinzip* nennen) lässt ferner zusätzliche Möglichkeiten der Kreativität entstehen, indem sich die neu geschaffenen psychischen Objekte der zusätzlichen Abbildungsebene miteinander verbinden und damit neue integrierte psychische Objekte schaffen können.

Ferner entsteht eine neue Dimension der Unabhängigkeit: Die Elemente einer höheren Abbildungsebene werden nicht so direkt von den Vorgängen im Organismus beeinflusst, wie die Elemente einer niederen Abbildungsebene. Man könnte das vergleichen mit dem Unterschied zwischen Straße und Schiene. Die Schiene, weil nicht direkt auf den Boden aufgebracht, stellt ein sehr viel unabhängigeres System dar, in dem die Einflüsse des Wetters fast aufgehoben sind.

Jede zusätzliche Abbildungsebene wird dadurch geschaffen, dass ein neuer, ihr eigener Typ von psychischen Objekten – man könnte sie auch *Zeichen* nennen – verwendet wird. Die Ebene des Protoselbst wird von anderen Zeichen gebildet als die Ebene des Kernselbst und des autobiografischen Selbst.

Jede dieser Metaebenen konstruiert eine neue, vorher nicht vorhandene Realität. Es entsteht aus Informationen erster Ordnung eine neue Realität zweiter Ordnung, daraus eine Realität dritter Ordnung. Dies geschieht durch zwei höchst bemerkenswerte biologische Kunstgriffe, die meines Wissens von Damasio zuerst beschrieben wurden: räumliche Verknüpfung in *Konvergenzzonen* und zeitliche Verknüpfung durch äußerst präzise *Synchronisierung.* Zu einem neuen psychischen Objekt wird das, was in bestimmten Kerngruppen *dicht nebeneinander* repräsentiert ist und *gleichzeitig* abgespeichert wurde. Aus der unendlichen Zahl abgespeicherter Muster ruft das Gehirn eine kleine Zahl von Mustern auf, welche die Zeitmarkierung *gleichzeitig* haben, um ein neues psychisches Objekt zu bilden.

Auf der Ebene des Kernselbst tritt erstmals *Bewusstsein* auf. Damasio betont nachdrücklich, dass Bewusstsein ganz offenbar ein biologisches Phänomen ist, das *immer* mit einem *Gefühl des Erkennens* beginnt. Welche Eigenschaften das mentale Wahrnehmungsorgan Bewusstsein hat und welchen evolutionären Vorteil es für die Spezies und welchen Wert es für das Individuum hat, werden wir genauer betrachten.

Immer gilt: Die eben beschriebenen Vorgänge bilden, wenn wir Damasio folgen, das Grundgerüst der seelischen Wachstumsprozesse. Wir können deshalb diese Forschungsergebnisse über die Entstehung von Bewusstsein genauer betrachten, um zu lernen, inwiefern unser Tun als Therapeuten (oder als Patienten) geeignet ist, mentales Wachstum zu fördern.

Wie entstehen psychische Objekte?

Um die Tätigkeit der Gehirns beschreiben zu können, sind einige grundlegende Begriffe erforderlich: Repräsentanz, Bewusstsein, Selbst. Sie bezeichnen voneinander unabhängige Vorgänge. Die Vorgänge ebenso wie die Begriffe müssen klar voneinander getrennt betrachtet werden.

Repräsentanz schafft das Gehirn als Abbildungen, Zeichen – von allem, was geschieht. Das Bilden von Repräsentanzen geschieht, weil es für die Spezies und für das Individuum Vorteile hat. Die schon auf molekularer und zellulärer Ebene unendlich komplexen Vorgänge werden auf jeder neuen Repräsentanzenebene abgebildet, sie werden dadurch »überschaubar«, also gleichsam aus einer Distanz betrachtbar. Auf einer neuen »betrachtenden« Ebene befindet sich aber nicht das Gleiche wie das »Betrachtete«, sondern es bildet sich jeweils eine zusätzliche Klasse neuer psychischer Objekte.

Die Evolution behält niemals Überflüssiges bei. Wenn also die Repräsentanzenbildung durch die Evolution hindurch Grundprinzip der Gehirnentwicklung war (und ist), dann dürfen wir sicher sein, dass Repräsentanzenbildung unverzichtbar ist, um komplexe Lebensprozesse zu organisieren. Wir sehen hier: Damasio vertritt, ohne den Begriff ausdrücklich zu verwenden, ein *selbstorganisatorisches Modell der Gehirnfunktion*. Psychische Objekte sind *Muster*, die als *Attraktoren* benötigt werden, um die komplexen Lebensprozesse zu ordnen. Selbstorganisatorisch gedacht ist der uns immer wieder begegnende Vorgang der Repräsentanzenbildung deshalb eine Technik der Mustererzeugung, die offenbar zum Leben benötigt wird.

Wir sehen nun als zentrales Element von Damasios Modell, dass die Welt der psychischen Muster kein chaotisches Durcheinander bildet. Dies wäre auch wertlos, wenn man ihren Zweck als ordnungsstiftende Attraktoren bedenkt. Vielmehr folgt die Bildung psychischer Objekte einigen Grundregeln, die wir mittlerweile beschreiben können.

Eine Grundregel scheint zu sein, dass psychische Objekte *Klassen* bilden. Es gibt *Muster erster Ordnung*, das sind die Inhalte des *Protoselbst*. Es entsteht dadurch, dass alle körperlichen Vorgänge nicht nur einfach geschehen, sondern auch abgebildet werden, diese Abbildungsmuster sind die Inhalte des Protoselbst. Es entsteht so ein (unbewusstes) *Wissen über das, was im Körper geschieht.*

Wir können sicher sein, dass von den unendlich vielen in jedem Moment geschehenden Regulationsvorgängen im Körper nur jener Teil bevorzugt abgebildet und damit zum Inhalt des Protoselbst wird, von dem zu wissen für den

Organismus notwendig ist, beispielsweise, weil durch dieses Protoselbstwissen die Basis geschaffen wird, auf höheren Wissensebenen günstige Bedingungen für das Überleben des Organismus herzustellen. Über Wassermangel in den Zellen sollte es ein Wissen geben, sonst ist weder Durst noch Trinken möglich. Dieses Körperwissen erster Ordnung ist vorhanden, aber unbewusst. Es bildet das Protoselbst.

Wissen zweiter Ordnung bildet die Abbildungsebene des *Kernselbst.* Es schafft eine neue Klasse von Mustern, indem es all das abbildet, was im Organismus geschieht, *wenn er mit der Verarbeitung eines Objekts beschäftigt ist* (Damasio, 2000, S. 40). Zu dieser neuen Form von Wissen gehört erstmals *Bewusstsein* dazu. Bewusstsein beginnt »als das Fühlen dessen, was geschieht« (ebd., S. 31). Damasio betont nachdrücklich, dass Bewusstsein von seinem innersten Wesen her eine *Empfindung* ist, Bewusstsein ist das Gefühl des Erkennens. Seine Vorläufer sind erst Wachheit, dann ungerichtete, dann gerichtete Aufmerksamkeit (ebd.).

Diese Feststellung ist von größter Bedeutung. Bewusstsein arbeitet nicht wie die Lampe, die ungerichtet den psychischen Raum mit dem Licht des Erkennens füllt, sondern Bewusstsein wurde anscheinend evolutionär geschaffen, um Aufmerksamkeit zu *fokussieren.* Anders ausgedrückt: Die Wissensebene des Kernselbst hat evolutionär die Aufgabe, die Interaktion zwischen Organismus und Objekten abzubilden und durch aktiv gerichtete Aufmerksamkeit *Entscheidungen* zu erzeugen. Gerade darin scheint der evolutionäre Qualitätssprung zu bestehen: Das Individuum gewinnt die Fähigkeit, sein Wissen für Entscheidungen zu nutzen. Selbstorganisatorisch ausgedrückt: Bewusstsein wird benötigt, um aktiv Musterveränderungen zu erzeugen.

Wissen dritter Ordnung bildet die Ebene des *autobiografischen Selbst.* Das Wissen erster und zweiter Ordnung wird in diese Abbildungsebene eingefügt und es wird eine neue Klasse psychischer Objekte gebildet, die imstande ist, dem Selbst eine weitere Dimension zu geben: seine Autobiografie. Während das Wissen des Kernselbst nur den Moment abbildet, kann das Wissen dritter Ordnung alle Inhalte des Kernselbst zu einer *Geschichte des Selbst* integrieren, besser gesagt *konstruieren.* Auch dieses Abbild ist nicht objektiv, sondern ein Konstrukt. Zur Ebene dritter Ordnung gehört das *autobiografische Bewusstsein,* welches wieder wie alles Bewusstsein im Kern aus einem *Gefühl des Erkennens* entsteht. Es wird dem Menschen ermöglichen, ganz neue Klassen psychischer Objekte zu bilden: Sprache, Gewissen, Kunst.

Damit hat Damasio nach meinem Dafürhalten ein äußerst elegantes Modell vorgelegt, wie das Gehirn in der Evolution und im Individuum durch Schaffen von (soweit wir gegenwärtig wissen) drei Abbildungsebenen drei verschiedene Klassen psychischer Objekte erzeugt, die für die Selbstorganisation der unendlich komplexen Lebensvorgänge nützlich und notwendig sind. Die Zuordnung aller psychischen Objekte zu diesen drei Ebenen von Protoselbst, Kernselbst und erweitertem autobiografischem Selbst wurde von Damasio erstmals beschrieben. Wir können hier allerdings mit einigem Respekt erkennen, dass diese Dreiteilung des psychischen Innenraumes schon lange bekannt war. Der amerikanische Mathematiker und Philosoph Charles Sanders Peirce (1839–1914) (Peirce, 1993; Nöth, 2000) hat drei Zeichenklassen beschrieben – er nennt sie ikonisch, indexikalisch und symbolisch –, die praktisch deckungsgleich mit Damasios Modell der Abbildungsebenen sind. Thure von Uexküll hat deshalb die Peirce'sche Zeichenlehre zu einer der Grundlagen seines Modells einer integrierten Medizin gemacht (Uexküll et al., 2002).

Eine zweite Grundregel der Abbildungsprozesse ist, dass sie stets die Eigenschaft »Selbst« herstellen. Alle psychischen Objekte müssen Informationen darüber enthalten, *was* sie abbilden, ansonsten wären sie wertlos. Wie diese Information »Selbst« oder »nicht Selbst« erzeugt wird und wie sie in der jeweiligen Repräsentanz hinterlegt ist, wissen wir nur teilweise. Damasio legt sich nicht eindeutig fest, ob Bewusstsein dazu erforderlich ist, also ob erst »Bewusstsein« entsteht und danach »Selbst«, oder ob umgekehrt erst »Selbst« und dann ein dies wahrnehmendes Bewusstsein entsteht oder ob, wie ich vermute, beide Vorgänge voneinander unabhängig sind. Immerhin ist sicher, dass es im Protoselbst kein Bewusstsein gibt, also kann »Selbst« auch ohne »Bewusstsein« entstehen.

Sicher scheint die absolut unverzichtbare Rolle von Emotion und Gefühl bei jeder Bildung neuer psychischer Objekte. Warum ist das so? Vermutlich ist die Erklärung sehr einfach.

Wahrscheinlich sind Emotion und Gefühl jene Informationen, mit denen das Gehirn zwischen »positiv« und »negativ« unterscheidet. Positiv wäre alles, was der Organismus für »aufbauend«, dem Organismus nützend hält, während als »negativ« alles markiert wird, was der Organismus für schlecht hält. Das wären jene inneren oder äußeren Objekte, die dem Leben schaden.[8] Natürlich sind

8 Damasio stellt sich hier mit seinem Modell ganz in die Tradition Freuds, der in seinem Spätwerk *Jenseits des Lustprinzips* (Freud, 1920g) die Begriffe Lebenstrieb und Todestrieb einführte. Wenn man einen Todestrieb annimmt, benötigt das Individuum eine Information, was aufbauend (Lebenstrieb) und was abbauend (Todestrieb) ist. Die etwas unglückliche Bezeichnung Todestrieb hat sich dem intuitiven Verstehen widersetzt und hat die Nutzung von Freuds Konzept behindert. Man sollte sich aber klarmachen, dass Aufbauen und Abbauen ständig vorkommende und notwendige Ereignisse sind. Auf molekularer und zellulärer Ebene wird ständig zusammengesetzt und aufgelöst, gelebt und gestorben.

dies wie bei allen mentalen Konstruktionen keine objektiven Beurteilungen, sondern vielmehr emotionale Bewertungen, die notwendig sind, um die psychischen Inhalte zu ordnen. Damasio differenziert Emotionen in *Hintergrundemotionen, primäre Emotionen (Freude, Trauer, Furcht, Ärger, Überraschung, Ekel)* und *zusammengesetzte Emotionen*. Er unterscheidet Emotion, die unbewusst ist (auf der Ebene des Protoselbst), von *Gefühl*, also wahrgenommener Emotion auf der Ebene des Kernselbst.

Eine dritte Grundregel, die in der Welt psychischer Repräsentanzenbildung zu gelten scheint, ist, dass jedes psychische Objekt auch die Information »Zeit« enthält. Wie eingangs schon besprochen, ist dies unmittelbar plausibel, da nur die Eigenschaft »Gleichzeitigkeit« das Zusammenfügen aller psychischen Teilobjekte zu einem neuen psychischen Objekt ermöglicht. Wie die Information »Zeit« biologisch erzeugt wird, ist weitgehend unerforscht. Wir wissen wenig über beteiligte Hirnstrukturen und über die Arbeitsweise und Genauigkeit dieses biologischen Zeitsinns. Jeder weiß aus eigener Erfahrung, dass man auf die Minute pünktlich erwachen kann; wie die moderne Säuglingsforschung gezeigt hat, ist aber für die Selbstregulation und interaktive Regulation eine sehr viel höhere Genauigkeit im Millisekundenbereich erforderlich. Wie dies biologisch geleistet wird, muss künftige Forschung noch genauer als bislang bekannt klären.

Wir schauen uns nun die genaue Beschaffenheit von Protoselbst, Kernselbst und autobiografischem Selbst an. Wir betrachten die Eigenschaften der psychischen Objekte, die von jeder dieser Ebenen hervorgebracht werden, und betrachten die Rolle von Emotion und Gefühl näher. Ferner müssen wir noch etwas mehr wissen über beteiligte Hirnstrukturen.

All das sollte uns klarmachen, wie der natürliche seelische Wachstumsprozess vonstattengeht, wann er stockt und wie wir als Therapeuten in der Krankenbehandlung der Stockung einen wachstumsförderlichen Rahmen geben können.

Wie entsteht Identität?

Alles beginnt (wie meistens) mit dem Körper. Im Inneren von Zellen muss ein bestimmtes Milieu bestehen und aufrechterhalten werden, damit Leben möglich ist (Bernard, 1856, zit. n. Damasio, 2000, S. 169). Auch auf dieser Ebene muss man schon ein steuerndes Wissen postulieren, mit dem dieses Milieu in jenem schmalen Bereich gehalten wird, der zum Leben geeignet ist. Dies ist der von Cannon so benannte Vorgang der *Homöostase* (zit. n. ebd., S. 169). Zum Wesen des Nervensystems und des Gehirns als dessen Zentrum gehört es, von *allen* Körperteilen Informationen zu bekommen und aus Ihnen ein Abbild zu konstruieren. Dieses Abbild besteht aus *Wissen erster Ordnung*. Damasio nennt es das Protoselbst. Die hier erzeugten psychischen Objekte sind unbewusst, sie werden für die Steuerung des extrem komplexen Systems Körper benötigt – und: diese Objekte enthalten die Information »Selbst«.

Die Wahrnehmungen aus dem Körper werden in bestimmten Gehirnregionen kartografiert, dem *somatosensorischen System.* Es besteht »aus mehreren Subsystemen, die dem Gehirn Signale übermitteln und es jeweils über ganz verschiedene Aspekte des Körpers informieren« (Damasio, ebd., S. 182). Die verschiedenen Subsysteme des somatosensorischen Systems arbeiten parallel und befinden sich auf allen Ebenen des Nervensystems vom Rückenmark und Hirnstamm bis hin zur Großhirnrinde. Es werden dort ständig unzählige Abbildungen des jeweiligen Körperzustands erzeugt, miteinander vernetzt, um neue psychische Objekte als Inhalte des Protoselbst zu schaffen.

Schon auf dieser Ebene ist das Phänomen *Selbst* untrennbar mit dem Phänomen *Emotion* verbunden. Emotionen sind anscheinend die früheste biologische Formulierung dessen, was wir ein *Bedürfnis des Selbst* nennen können. Die Emotion drückt aus, was das Subjekt zum Leben braucht. Auf der Ebene des Protoselbst sind Emotionen aber noch unbewusst. *Sie sind die frühesten abbildenden, deutenden, ordnenden und steuernden, aber noch unbewussten Muster des mentalen Systems.*

Nun muss man sich die Kartografierung des Körpers auf der Ebene des Protoselbst nicht als objektive Abbildung vorstellen, sondern wie wir es schon bei visuellen Informationen gesehen hatten, werden alle Informationen zunächst vollständig *dekonstruiert*, indem sie in Einzelqualitäten zerlegt und erst im Rückenmark und Gehirn neu gemischt und zu einem Bild des Körpers *konstruiert* werden. Bei der Synthese dieser komplexen Informationen zu neuen psychischen Objekten, die den Körper abbilden, ist wieder ein zeitlicher Steuerungsmechanismus im Spiel, der Wahrnehmungen die Informationen »gleichzeitig« einschreibt; ansonsten entstünde ein psychotisches Durcheinander von Informationen, die nicht zueinander gehören.[9] Auf diese Weise konstruiert das Protoselbst neue psychische Objekte, die das Wissen vom *physischen Selbst* darstellen.

Diese psychischen Objekte auf der Ebene des Protoselbst sind die absolut unverzichtbare Grundlage, auf der sich nun – beim Menschen – höhere Formen von Identität aufbauen können.

Damasio postuliert eine weitere Abbildungsebene, das *Kernselbst.* Es besteht aus einer neuen Klasse von psychischen Objekten, und zwar *Abbildungen von*

9 Es ist wie bei einem digitalen Fotoapparat: die Fotos werden nach Gleichzeitigkeit gespeichert, nur so entsteht ein Bild. Würden die Aufnahmen alle ungetrennt übereinander gespeichert, entstünden keine identifizierbaren Objekte.

Veränderungen, die sich dadurch ergeben, dass der Organismus Informationen über neue Objekte aufnimmt und verarbeitet (ebd., S. 205). So entstehen *Karten zweiter Ordnung*, in denen die *Veränderung* der Inhalte des Protoselbst erfasst werden.

Auf der Ebene des Kernselbst entsteht erstmals ein bewusstes Selbstgefühl. Es ist wichtig, niemals zu vergessen, dass es im innersten Kern auf dem Pulsieren unserer Körperlichkeit beruht, die sich in der Beschäftigung mit neuen Objekten verändert. Auf der Ebene des Kernselbst werden erstmals die vorher unbewussten Emotionen *gefühlt*. Der erste Kern eines Bewusstseins von uns selbst ist wiederum ein Gefühl, das Gefühl des Erkennens, wie sich unser Körper verändert. Emotionen ändern also auf der Ebene des Kernselbst ihren Charakter, sie werden bewusst wahrnehmbar und zwar als *Gefühl*. Das Gefühl ist wie stets ein unverzichtbarer Bestandteil der psychischen Objekte auf der Ebene des Kernselbst, die Gefühle bewerten, ordnen, steuern, sie enthalten, wie das Selbst sich in der Interaktion mit der Welt fühlt.

Immer sind die psychischen Objekte des Kernselbst *Momentaufnahmen*, sie bilden nur das Hier und Jetzt ab. Eine völlig neue und spezifisch menschliche Form der Identität entsteht nun auf der Ebene des *autobiografischen Selbst*. Wenn das Kernselbst gleichsam Fotos enthält, so ist das autobiografische Selbst das Fotoalbum. Die Abbildungsebene des autobiografischen Selbst ist imstande, die Inhalte des Kernselbst aufzurufen, also zu erinnern und zu einer *Geschichte* zu verknüpfen. Zu dieser Ebene des autobiografischen Selbst gehört auch eine neue Form des Bewusstseins, das *erweiterte Bewusstsein*. Es ist imstande – jeder weiß das aus seiner eigenen Erfahrung – zu erinnern, also bestimmte Inhalte des Kernselbst, die im Langzeitgedächtnis niedergelegt waren, aufzurufen, sie miteinander zu verknüpfen und damit jenen gesamten gewaltigen Raum von Nachdenken und Fantasie zu bilden über unsere Geschichte, unsere Gegenwart und unsere Zukunft. Das Kernselbst ist in dieser neuen, spezifisch menschlichen Welt der Kompass. Das Kernselbst definiert, was der Mensch erlebt hat, wie es empfunden wurde, was es wert war, wie wichtig bzw. wie unwichtig etwas war, ob es gut war oder schlecht, nützlich oder schädlich. Nur aus diesen Elementen kann das autobiografische Selbst zusammengesetzt und in die Zukunft fortgeschrieben werden. Anders ausgedrückt: Nur durch *kontinuierlichen niemals unterbrochenen Kontakt* des Menschen zu seinem eigenen Kernselbst, welches wiederum auf dem Protoselbst beruht, entsteht eine in sich ganze, *heile* Persönlichkeit.

Diese Erkenntnis ist von großer Tragweite. Störungen der Persönlichkeitsentwicklung werden dadurch entstehen, dass der permanent nötige und ungestörte Kontakt zu allen Inhalten des Kernselbst beeinträchtigt ist. Bestimmte emotionale Erlebnisbereiche werden aus Gründen, die wir klinisch zu untersuchen haben, desintegriert bleiben. Was der Mensch in bestimmten Situationen und bestimmten Zusammenhängen erlebt hat, ist dann gleichsam blockiert und von der permanenten, niemals ruhenden integrierenden synthetischen Funktion des autobiografischen Bewusstseins ausgeschlossen. Die meisten dieser Störungen werden von selbst heilen, indem der mentale Apparat in Zeiten des Schlafs, der Ruhe, der Kontemplation und der Kommunikation Kontakt aufnimmt mit jenen noch unverarbeiteten, also in das autobiografische Selbst noch nicht integrierten Ereignissen.

Wo der Mensch das nicht vermag, in der frühen Kindheit und Zuständen von Krankheit, bedarf es bestimmter Formen von Beziehung, durch die Regulation und Integration von emotionalen Inhalten möglich wird. Damit kommen wir zur Bindungstheorie.

6.3 Bindungstheorie und Emotionsregulation

Die Bindungstheorie wurde begründet von John Bowlby, einem englischen Psychoanalytiker, 1907 in London geboren. Er hatte in einem Internat für verhaltensauffällige Kinder gearbeitet, spezialisierte sich dann auf Kinderpsychiatrie und Psychoanalyse. Im Jahr 1940 wurde er Armeepsychiater und erhielt nach dem Zweiten Weltkrieg den Auftrag, eine Abteilung für Kinderpsychotherapie in der Tavistock Clinic in London aufzubauen, wo er dann als Direktor dieser Abteilung für Kinder und Eltern blieb. Im Jahr 1951 wurde die im Auftrag der WHO von Bowlby erstellte Studie über den Zusammenhang zwischen mütterlicher Pflege und seelischer Gesundheit veröffentlicht und bildete einen Beitrag für das Programm der UNO zum Wohl heimatloser Kinder.

Als seine ersten Arbeiten erschienen, war die Londoner Psychoanalyse, wenige Jahre nach Freuds Tod, noch ganz in dessen Triebmodell verhaftet. Nach der damaligen Vorstellung bestimmten die Triebe alleine das psychische Geschehen, sie galten als biologisch determiniert und man sah das psychische Geschehen als Abkömmling von Trieben, zum Beispiel in Gestalt von Fantasien, Affekten, Triebzielen. Beziehung wird in diesem nicht falschen, aber unvollständigen Modell als Triebbefriedigung verstanden. Die damalige Sichtweise war, das Kind (oder der Erwachsene) habe zum Beispiel orale Wünsche und suche deshalb orale Befriedigung. Die daraus folgende Beziehungsaufnahme wurde als etwas Sekundäres aufgefasst.

Genau an dieser Stelle erhob Bowlby Einspruch (Bowlby, 1975, 1976, 1983, 2014). Er beobachtete und postulierte ein *primäres Bindungsbedürfnis* und schwere Schäden der seelischen Entwicklung, wenn diese Bindung versagt wurde, zum Beispiel die Entstehung dissozialer Persönlichkeitsstörungen, weil er dies bei Jugendlichen Dieben beobachtete.

Bowlby hat die damals dominierende Theorie von der Alleinherrschaft der Triebe abgelehnt und ein *primäres bindungssuchendes Verhaltenssystem* postuliert, welches dem physischen Schutz des Kindes und dem Herstellen einer sicheren Basis für die seelische Entwicklung diene.

Die Entwicklung der Bindungstheorie verlief in drei Stufen:

- Bindungssuche ist ein biologisch vorgegebenes *Verhalten*, das Kind sucht nach einer »sicheren Basis« für Exploration und Selbstentwicklung (Bowlby, 1975).
- Es gibt verschiedene *Bindungsmuster*: sichere Bindung und unsichere Bindung (vermeidend, verstrickt, desorganisiert) (Ainsworth, 1978). Die Bindungsmuster beruhen auf innerpsychischen *Repräsentanzen* von Beziehung *(Arbeitsmodellen)* (Bowlby, 1976; Main, 2001, 2002).
- Sichere Bindung ermöglicht das Erleben und Verinnerlichen von *Emotionsregulation* (Sroufe et al., 2005).

Sehr früh wurde beschrieben, wie sichere Bindung mit seelischem Wachstum verknüpft ist: Im Zustand der sicheren Bindung werde das *explorative Verhaltenssystem* aktiv. Anders ausgedrückt: Die Aufmerksamkeit des Kindes richtet sich im explorativen Zustand auf Neues, begibt sich ins Unbekannte, nicht nur äußerlich, sondern auch innerlich. Das Kind und seine Mutter beginnen mit Gefühlen, Gedanken, Worten, Perspektiven zu spielen. Die Rolle der Väter wurde erst später untersucht.

Genau diesen Moment oder sein Fehlen beobachten wir in der Therapiestunde. Auslösend für die Aktivierung des Bindungssystems sind emotionale Überforderungen. Sie lösen Furcht aus, nicht vor einem äußeren Objekt, sondern vor einem ungesunden inneren Zustand. Im Zustand der sicheren Bindung hingegen sind die Emotionen reguliert, die Kommunikation hat ihren Rhythmus gefunden und sofort beginnt der Transformationsprozess, indem neue Gedanken, neue Perspektiven, neue Muster des Fühlens und Verhaltens entstehen.

Diese transformativen Momente haben etwas Musikalisches und faszinieren jedes Mal aufs Neue, sowohl den Therapeuten wie auch in den Patienten selbst. Dieses ständige Ausbalancieren, das Regulieren der Menge von verarbeitbarem emotionalen Material spielt sich in der Gegenwart der Therapiestunde im Sekunden- und Minutenbereich ab. Wenn diese Regulation in der Therapiestunde misslingt, stocken die seelischen Verarbeitungsvorgänge, es besteht keine sichere

Bindung mehr, sondern ein unsicheres Bindungsmuster, dessen Unterformen wir gleich betrachten werden.

Die Erforschung der Bindungsmuster beginnt mit den Arbeiten von Mary Ainsworth (Ainsworth et al., 1969; Ainsworth, 1978). Aus vielen Bindungserfahrungen bilden sich verinnerlichte Repräsentanzen dieser Erfahrungen. Bowlby nennt sie *innere Arbeitsmodelle*, während heute meistens von *Bindungsmustern* gesprochen wird. Ainsworth (1978) hat nun die *fremde Situation* ersonnen. In dieser wird eine labormäßig reproduzierbare emotionale Belastung für das Kind erzeugt und auf diese Weise das jeweils vorliegende Bindungsmuster sichtbar gemacht.

Versuchsablauf »fremde Situation«

1. Die Mutter setzt ihr Kleinkind bei einem Spielzeug ab (bis zu 30 Sekunden).
2. Die Mutter setzt sich auf einen Stuhl und liest eine Zeitschrift (30 Sekunden).
3. Nach spätestens zwei Minuten erfolgt ein Klopfsignal, woraufhin ihr Kind zum Spielen animiert werden soll, wenn es noch nicht spielt.
4. Die fremde Frau betritt den Raum, setzt sich auf einen Stuhl und schweigt eine Minute lang.
5. Danach erfolgt ein Gespräch zwischen ihr und der Mutter (eine Minute).
6. Die fremde Frau beschäftigt sich mit dem Kind (drei Minuten).
7. Die Mutter verlässt den Raum und lässt ihre Handtasche zurück. (An dieser Stelle wird beobachtet, wie das Kind auf die Fremde reagiert und ob Trennungsprotest eintritt.)
8. Sollte das Kind weinen, beschäftigt sich die fremde Frau mit ihm, ansonsten bleibt sie auf dem Stuhl sitzen.
9. Die Mutter spricht vor der Tür.
10. Dann kommt sie herein, nimmt ihr Kind hoch und begrüßt es.
11. Die Mutter setzt ihr Kind zum Spielzeug und versucht es zum Spielen zu animieren.
12. Die fremde Frau verlässt den Raum.
13. Nach drei Minuten verlässt die Mutter den Raum, lässt jedoch die Handtasche zurück.
14. Das Kind ist für drei Minuten allein.
15. Die fremde Frau spricht vor der Tür.
16. Die fremde Frau betritt den Raum und passt ihr Verhalten dem des Kleinkindes an (z. B. trösten oder mitspielen).
17. Die Mutter öffnet die Tür, bleibt kurz stehen und hebt ihr Kind hoch.
18. Die fremde Frau verlässt den Raum.

Mittlerweile werden vier Bindungsmuster unterschieden: sichere Bindung, unsicher-vermeidende Bindung, unsicher-verstrickte Bindung, desorganisierte chaotische Bindung.

Diese Muster entstehen, wie heute angenommen wird, aus verschiedenen Stilen der Emotionsverarbeitung. Das *sicher gebundene Kind* freut sich, wenn die Mutter zurückkommt, nimmt Blickkontakt, Sprechkontakt und Körperkontakt mit der Mutter auf. Es macht dann die Erfahrung, dass die Mutter bei der Emotionsregulation hilft und beginnt wieder sein exploratives Spiel.

Das *unsicher-vermeidende Kind* weiß, dass sich die Mutter, wenn es sich ihr bei deren Rückkehr zuwenden würde, emotional verhärten würde, sie würde weder bei Freude noch bei Angst oder Ärger des Kindes mitschwingen. Das Kind wendet sich deshalb der zurückkehrenden Mutter nicht zu, sondern von ihr ab und versucht seine eigenen Emotionen zu ignorieren, es bleibt dabei aber unter einer ständig hohen unregulierten latenten Erregungsspannung.

Das *unsicher-verstrickte Kind* überfällt die Mutter nach deren Rückkehr mit einem Schwall von Emotionen, alle gleichzeitig und alle sehr heftig. Das Kind weiß, dass die Mutter ebenso wie es selbst hyperemotionalisieren wird: Sie wird ihre eigenen Emotionen und die des Kindes nicht regulieren können, sie wird vielleicht mit dem weinenden Kind schimpfen, in seine Klagen einstimmen oder es mit gespielter übertriebener Freude überschütten und ablenken wollen.

Was anfänglich bei der Erforschung der infantilen Bindungsmuster wenig beachtet wurde, ist, dass sie etwas gemeinsam von Mutter und Kind Erzeugtes sind. Die Emotionsregulation des Kindes und der Mutter entsprechen sich symmetrisch.

Das vierte, später hinzugefügte Muster der unsicheren Bindung ist das *desorganisierte, chaotische.* Die Kinder verhalten sich konfus, sie gehen vielleicht rückwärts auf die Mutter zu, erstarren plötzlich, brechen in einen Erregungszustand aus oder scheinen völlig aus der Welt zu sein, indem sie einfach in die Luft starren. Diese Kinder scheinen emotionale Verbindung nicht zu kennen, weder nach innen zu ihren eigenen Emotionen noch nach außen zu einer Bindungsperson. Bei den Müttern von Kindern, die dieses chaotische Bindungsmuster aufweisen, finden sich häufig Traumafolgestörungen, Alkohol- und Drogensucht und dissoziative Störungen, also schwere Störungen der Fähigkeit zur Emotionsregulation.

Der nächste Entwicklungsschritt der Bindungstheorie war die Beschreibung von Vorgängen der Affektregulation, dies ist mit dem Namen von Alan Sroufe verknüpft (Sroufe et al., 2005).

Heute verstehen wir – in der Kindheit wie in der Therapie – Momente sicherer Bindung als Situationen, in denen die aktuell aktiven Emotionen gemeinsam wahrgenommen und gemeinsam reguliert werden können, weil der Therapeut seine eigene Regulationskompetenz einsetzt (Main, 2001, 2002).

Die Bindungsforschung hat viel versucht, um Zusammenhänge zwischen Bindungsstörungen und bestimmten Krankheitsbildern nachzuweisen (Strauß et al., 2002). Die Ergebnisse sind schwer zu interpretieren und oft widersprüchlich. Der Grund dafür dürfte darin liegen, dass früher erlebte unsichere Bindungsmuster keine zuverlässige Prognose über das spätere Auftreten von Krankheiten zulassen, weil Bindungsmuster keine Eigenschaften einer Person sind, sondern Eigenschaften einer Beziehung. Wenn allerdings stark gestörtes Bindungsverhalten bei Kindern auftritt, lassen sich umgekehrt in deren Vorgeschichte gehäuft Vernachlässigung und Misshandlung finden.

Die Grundannahmen der Bindungsforschung lassen sich also folgendermaßen zusammenfassen:

- Sichere Bindung ist ein intersubjektiver Zustand, in dem das Kind – in der Therapie der Patient – die Fähigkeit zur Emotionsregulation entwickelt. Wenn hingegen die Emotionswahrnehmung und Emotionsregulation scheitert, treten stattdessen Muster unsicherer Bindung auf, in Kindheit und Therapie.
- Sie können als dysfunktionale Notbehelfe der Emotionsregulation verstanden werden.
- Das Kind/der Patient entwickelt dann außer den Mustern unsicherer Bindung noch weitere Notstrategien der Emotionsregulation. Dazu gehören emotional bedingte Erkrankungen wie zum Beispiel Essstörungen, Depressionen, selbstverletzendes Verhalten und psychosomatische Erkrankungen.

Diese Ergebnisse der modernen Bindungsforschung machen klar, dass Emotionsregulation eine existenzielle Notwendigkeit ist, die der Mensch entweder mit normalen gesunden oder mit pathologischen Mitteln sicherzustellen versucht, je nach dem, wie die Umstände sind.

Was braucht es, damit Momente sicherer Bindung in der Therapiestunde entstehen können? Welche Instrumente stehen dem Therapeuten hier zur Verfügung, um die emotionalen Vorgänge des Patienten wahrzunehmen und an der Emotionsregulation mitzuwirken? Es sind die eigenen emotionalen Systeme des Therapeuten. Indem der Patient spricht, schwingen die emotionalen Systeme des Therapeuten resonant mit. Hierfür wird zunehmend der *Resonanzbegriff* verwendet. Im Therapeuten entstehen Bilder, Gedanken, Geschichten, manchmal Visionen, häufig Körperreaktionen und ein gefühltes Berührtsein. Das Gleiche gilt für den Patienten, der ebenso die emotionalen Vorgänge im Therapeuten wahrnehmen kann. Der Patient weiß von der emotionalen Verfassung des Therapeuten, auch wenn davon nicht ausdrücklich die Rede ist. Patienten spüren sofort, ob eine Äußerung oder auch ein schweigendes Nichtäußern des Therapeuten von einem ärgerlichen, ablehnenden oder aber von einem freundlichen, nachdenklichen Gefühlszustand unterlegt ist. Dieser Vorgang kann *Affektresonanz* genannt werden.

Der Begriff der *Prozessresonanz* beschreibt hingegen, dass Therapeuten nicht nur die emotionalen Themen des Patienten wahrnehmen, sondern auch die Regulationsvorgänge. Man spürt als Therapeut, »wie es dem Patienten geht«, also ob die emotionale Belastung zu hoch ist oder im verträglichen Bereich, ob die Gefahr der Überflutung durch Emotionen besteht oder ob beispielsweise eine Emotion von Angst oder Zorn auch wieder auf normale Weise abklingt. Die Wahrnehmung dieser Regulationsvorgänge im Patienten ermöglicht es dem Therapeuten, an der Regulation aktiv mitzuwirken und zwar vor allem, indem der Therapeut für die Regulation dieses emotionalen Materials zunächst in sich selbst sorgt. Hat beispielsweise eine Patientin in der Beschäftigung mit kindlichem Missbrauch ein überwältigendes, vernichtendes Schuldgefühl berührt, dann hilft es ihr nicht, wenn der Therapeut glüht vor Empörung darüber, was der Patientin widerfahren ist, oder wenn der Therapeut gelähmt ist aus Angst vor der Gefährlichkeit dieses Schuldgefühls, das vielleicht zu Suizidhandlungen führen könnte. Der erste Schritt, der den Therapeuten zum Therapeuten macht, ist die gelungene eigene innere Emotionsregulation. Patienten spüren sofort, ob ein Therapeut emotional überflutet ist, wie eine Mutter im verstrickten Bindungsmodus.

Das Gleiche gilt für kalte, emotionslose Distanziertheit des Therapeuten, der vielleicht versucht, möglichst wenig emotional, sondern lediglich intellektuell auf die Äußerungen des Patienten zu reagieren. Dies würde im Moment der Therapiestunde Situationen nach dem Muster der unsicher-vermeidenden Bindung erzeugen.

Sichere Bindung in der Psychotherapie ist hingegen der Zustand, in dem beide Beteiligten, Patient und Therapeut mit dem emotionalen Material in Kontakt sind und beide imstande sind, das emotionale Material zu regulieren und zu integrieren (Diener & Monroe, 2002; Holmes, 2012).

6.4 Das Mentalisierungsmodell

Das Mentalisierungsmodell wurde von Peter Fonagy und seiner Arbeitsgruppe entwickelt (Fonagy et al., 2006). Es hat den Anspruch, einen Mechanismus gefunden zu haben, Mentalisierung genannt, der im Zentrum der menschlichen Persönlichkeitsentwicklung steht und der das Entstehen von Krankheiten erklären kann.

Das Verdienst der Arbeitsgruppe und ihres Modells liegt unter anderem darin, dass die Ergebnisse der Säuglingsforschung, der Bindungsforschung und der Gehirnforschung sorgfältig berücksichtigt werden. Die Schwäche des Modells liegt in der Annahme, dass die Fähigkeit des Menschen, sein seelisches Geschehen zu reflektieren, der primäre, oberste und erste Vorgang sei, auf dem alle weitere Entwicklung aufbaue, sodass auch die Regulierung von Emotionen ausschließlich durch das vorherige Entstehen einer Reflexionsfähigkeit erreicht werde. Wir werden die Gründe betrachten, die gegen diese Annahme sprechen.

Die Autoren legen ein Modell vor, das die menschliche Entwicklung von der Säuglingszeit bis zum Erwachsenenalter umspannt, und sie versuchen auch einige Krankheitsbilder wie Autismus und Persönlichkeitsstörungen mithilfe ihres Modells zu erklären. Stets wird dabei der Vorgang der Mentalisierung als oberstes Prinzip gesehen. Sie definieren Mentalisierung folgendermaßen:

> »Wir verstehen unter Mentalisierung nicht lediglich einen kognitiven Prozess. Sie beginnt vielmehr mit der ›Entdeckung‹ der Affekte in der und durch die Beziehung zu den Primärobjekten. Aus diesem Grund konzentrieren wir uns auf das Konzept der ›Affektregulierung‹, das in vielen Bereichen der Entwicklungstheorie und der Psychopathologietheorien eine wichtige Rolle spielt (vergleiche Clarkin und Lenzenweger 1996). Affektregulierung, d.h. die Fähigkeit, Affektzustände zu modulieren, hängt insofern eng mit der Mentalisierung zusammen, als sie für die Entwicklung des Selbstgefühls und des Gewahrseins der Urheberschaft des Selbst von grundlegender Bedeutung ist. Wir betrachten die Affektregulierung gewissermaßen als Präludium der Mentalisierung; gleichwohl nehmen wir an, dass sie durch die Mentalisierung auch verändert wird. Hier unterscheiden wir zwischen Affektregulierung als eine Art Anpassung der Affektzustände und einer höher entwickelten Variante, bei der Affekte zur Regulierung des Selbst benutzt werden« (ebd., S. 12).

Vor allem bei dem Versuch, die Entwicklung des Säuglings auf das, was sie Mentalisierung nennen, zurückzuführen, ist viel Spekulation über vermutete angeborene Mechanismen beim Kind nötig, zum Beispiel die Annahme eines sogenannten *interpersonalen Interpretationsmechanismus* oder eines *Kontingenzanalysators* (ebd., S. 255).

Die moderne Säuglingsforschung hat solche Mechanismen nicht beschrieben und ich nehme an, dass sie auch nicht gefunden werden. Wahrscheinlich ist es vielmehr so, dass das Mentalisierungsmodell in seiner jetzigen Form unfertig ist. Die Autoren verwenden ihren Begriff der Mentalisierung fast gleichbedeutend mit Reflexion mentaler Vorgänge und mit Bewusstwerdung, sie nennen das Entwicklung einer *theory of mind*. Die seelische Entwicklung des Menschen, so die Autoren, seine Fähigkeit der Affektregulation, seine Fähigkeit und seine Bedürftigkeit, Bindungen einzugehen, sein Gesundsein und sein Kranksein hänge einzig und allein mit der Fähigkeit zusammen, sein eigenes Seelenleben und das seines Gegenübers zu reflektieren.

Die Psychoanalyse hat zwar seinerzeit mit dem Glauben an die heilsame Kraft des Bewusstmachens begonnen, sie ist dabei aber nicht stehen geblieben. Das Mentalisierungsmodell jedoch enthält viel von der klassischen Vorstellung, der Mensch entwickele sich nur, indem er seiner selbst stets bewusster werde und dadurch von Trieben, Affekten und Verdrängtem unabhängig werde.

Die Einengung des Menschen auf seine Fähigkeit zu Reflexion und Bewusstsein wäre allerdings gar nicht nötig gewesen, wenn im Mentalisierungsmodell mit einem erweiterten Begriff der Repräsentanzenbildung gearbeitet worden wäre. Der Mensch bildet Repräsentanzen, also innere Abbilder, nicht nur als theory of mind von seinen seelischen Vorgängen, wie die Autoren annehmen. Vielmehr macht der Vorgang der Bildung von Repräsentanzen des Psychischen nur einen kleinen Teil aller Vorgänge von Repräsentanzenbildung aus, wie wir in der Beschäftigung mit den neurobiologischen Forschungsergebnissen gesehen haben.

Alle körperlichen Vorgänge werden von Beginn des Lebens an abgebildet, also repräsentiert, weil sie sonst nicht regulierbar wären. Emotionen selbst sind Repräsentanzen, sie bilden gleichsam eine Benennung, Zusammenfassung und Beurteilung äußerst komplexer innerer und äußerer Vorgänge. Die Emotion Hunger beispielsweise fasst eine astronomisch hohe Zahl von Einzelinformationen im Organismus in einem einzigen Affektzustand und schließlich auch in einem einzigen Wort zusammen.

Auch auf diesen Ebenen des Körperlichen und des Emotionalen entstehen Abbilder, der Mensch braucht sie und wäre ohne sie nicht lebensfähig. Deshalb gibt es auch nicht, wie das Mentalisierungsmodell annimmt, eine entwicklungspsychologische Einbahnstraße von anfangs weniger hin zu immer mehr Mentalisierung. Die Repräsentanzebenen des Körperlichen, des Emotionalen und des Explizit-Sprachlichen streben nicht danach, sich auf das Sprachliche zu reduzieren, sondern danach, sich miteinander zu einem größeren Ganzen zu verbinden. Dieser Punkt ist mir besonders wichtig. Aus dem Mentalisierungsmodell könnte nämlich gefolgert werden, der Therapeut mache dann das Beste für seinen Patienten, wenn er ihm so oft wie möglich seine Affekte bewusst mache, weil nur das Benennen und Reflektieren zu seelischen Heilungsvorgängen führe. Die klinische Erfahrung lehrt etwas ganz anderes.

In der Stunde auf starke, noch desintegrierte und unregulierte Affekte gleichsam zuzugehen, indem vom Patienten verlangt wird, sie sich bewusst zu machen, erhöht die Intensität dieser Affekte, während die Fähigkeit, mit ihnen umzugehen, sie zu regulieren, dadurch aber nicht besser wird. Es kommt deshalb zur Überforderung der emotionalen Verarbeitungsfähigkeit. Erst wenn in der Therapiestunde ein regulierter Umgang mit diesen problematischen Affekten möglich geworden ist, entsteht die Fähigkeit, Worte und Vorstellungen von diesem gerade in der Stunde stattgefundenen Ereignis zu bilden, also die Fähigkeit zu Bewusstsein. Es ist deshalb meine Absicht, in diesem Buch darzustellen, wie Affekte in die Stunde kommen und wie mit ihnen so umgegangen werden kann, dass seelische Wachstumsvorgänge möglich werden.

Trotz dieser Kritik am Mentalisierungsmodell halte ich es für sinnvoll, einige seiner Annahmen und Begriffe darzustellen. Die von den Autoren angestrebte Allgemeingültigkeit kommt dem Modell zwar wahrscheinlich nicht zu, einige seiner Elemente allerdings beschreiben mit gelungenen Begriffen unmittelbar einleuchtend Vorgänge der interpersonellen Emotionswahrnehmung und Emotionsregulation, nicht nur in der Säuglingssituation, sondern auch in der Therapiestunde, sodass es nützlich ist, diese Begriffe zu kennen.

Die Autoren gehen davon aus, dass der Säugling keine angeborene Fähigkeit habe, seine subjektiven, emotionalen Vorgänge wahrzunehmen, sondern diese Fähigkeit erst in den ersten beiden Lebensjahren im Kontakt mit der Mutter erwerbe (ebd., S. 165). Um diese Theorie zu stützen, nehmen die Autoren an, es gebe im Kind einen hypothetischen Mechanismus, der dazu führe, dass das Kind seine Aufmerksamkeit der Mutter und der Interaktion mit ihr zuwendet. Diesen Mechanismus nennen die Autoren *Kontingenzentdeckungsmodul* oder *Kontingenzanalysator* (ebd., S. 170, S. 255). Mit der Annahme dieses hypothetischen Mechanismus lösen sich die Autoren von der Säuglingsforschung und von der Bindungstheorie, beide kennen diesen angeblich existierenden Mechanismus nicht. Er soll bewirken, dass der Säugling Übereinstimmungen (Kontingenzen) zwischen den eigenen Gefühlsausdrücken und den Antworten der Mutter erkennt und dadurch lernt, seine eigenen subjektiven emotionalen Zustände zu reflektieren.

Wertvoll ist jedoch die genaue Beschreibung, wie Mütter emotional auf Säuglinge reagieren: Sie *spiegeln* und sie *markieren*. Spiegeln bedeutet dabei ein Aufgreifen, Wiederholen und Wiedergeben des kindlichen Affekts, Markieren bedeutet eine deutlich wahrnehmbare Übertreibung im Affektausdruck der Mutter. Diese Übertreibung lässt das Kind fühlen, dass die Mutter nicht nur den Affekt selbst, sondern das momentane Überwältigtsein des Kindes von seinen eigenen Emotionen ebenfalls wahrnimmt. Das Spiegeln bezieht sich also auf den Inhalt, die Emotion, das Markieren bezieht sich auf dessen Intensität, den Regulationsprozess.

Diese Beschreibungen sind sehr nützlich und vollkommen evident, auch die Annahme, dass das Kind in solchen Momenten einen emotionalen Kontakt zur Mutter erlebt, in dem es die Regulierbarkeit seiner eigenen Emotionen erfährt.

Nicht überzeugend ist allerdings die Annahme, nur durch solche Momente der »Kontingenz« werde die Reflexionsfähigkeit des Kindes gefördert und dadurch wiederum entstehe dann automatisch die Fähigkeit zur Emotionsregulation. In der den Autoren eigenen sperrigen Sprache drücken sie das so aus:

> »Indem das Baby für die markierten Emotionsausdrücke der Mutter, die mit seinen eigenen emotionsexpressiven Verhaltensweisen kontingent sind, gesonderte Repräsentanzen errichtet, stellt es sekundäre Repräsentanzen her, die mit seinen primären, nicht-bewussten, prozeduralen Affektzuständen assoziiert werden. Diese sekundären repräsentationalen Strukturen schaffen die kognitiven Möglichkeiten für den Zugang zu emotionalen Zuständen und deren Attribuierung ans Ich; dies wiederum legt die Basis für die auftauchende Fähigkeit des Säuglings, seine dispositionellen Emotionszustände zu kontrollieren und über sie nachzudenken« (Fonagy et al., 2006, S. 209).

Die therapeutische Situation, die Säuglingsforschung und die Bindungstheorie lehren allerdings etwas anderes.

Zunächst entsteht emotionale Resonanz (Affektresonanz) und daraus kann, wenn es gut geht, ein regulierter Umgang mit diesem in der Präsenz der Stunde aktiven emotionalen Material möglich werden. *Reguliert* bedeutet, wir werden ausführlich darauf zu sprechen kommen, beispielsweise Regulation der Emotionsstärke und Regulation der Emotionsqualität.

Erst dadurch und danach entstehen Bewusstsein und Sprache. Die Reflexionsfähigkeit ist nicht Ausgangspunkt der Emotionsverarbeitung, sondern Endpunkt, sie wird möglich durch gelungene Emotionsregulation im Gegenwartsmoment der Stunde.

Das Konstrukt einer über allen anderen Vorgängen stehenden Reflexionsfähigkeit ermöglicht es den Autoren zwar, ihr eigenes Modell als etwas Neues, die Bindungstheorie und die Säuglingsforschung Überwindendes darzustellen, dieses Konstrukt hat aber weitreichende und durchaus problematische Auswirkungen auf die therapeutische Praxis. Die Autoren fordern einerseits ausdrücklich, das Ziel von Psychotherapie müsse eine Psychotherapie der Emotionen sein:

> »Das Konzept ist deshalb außerordentlich relevant, weil das zentrale Ziel der Psychotherapie darin besteht, die Beziehung zu den eigenen Affekten zu verändern. Die Mentalisierung unserer Affektivität, d.h die Identifizierung, Modellierung und Äußerung von Affekten, hilft uns zu verstehen, wie wir die Beziehung zu den eigenen Affekten beeinflussen können« (ebd., S. 467f.).

Der Therapeut soll also in erster Linie die Reflexionsfähigkeit des Patienten fördern, indem er Emotionales spiegelt und ihm wichtig Erscheinendes hervorhebt, also markiert, dies mit der Vorstellung, es nütze der emotionalen Regulationsfähigkeit des Patienten. Bei dieser Forderung wird aber ausgelassen, was die Säuglingsforschung und die Erfahrungen der Traumatherapie gezeigt haben. Desintegriertes emotionales Material wird im Gegenwartsmoment so aktiv, dass gleichsam die Zeit stillsteht, und im Begegnungsmoment sind die mentalen Systeme von Therapeut und Patient dann koordiniert aktiv bei der Regulation und Transformation des Materials. All das ereignet sich ohne bewusstes Zutun, als spontane, selbstorganisatorische Aktivität.

Wenn in den Gegenwartsmomenten der Stunde die Emotionsregulation gelingt, dann sind es – hier fügen sich Säuglingsforschung und Bindungstheorie lückenlos zueinander – *Momente sicherer Bindung* und das problematische emotionale Material beginnt sich zu transformieren, es bekommt *Tiefe* in Gestalt der zugehörigen Körperwahrnehmungen, es bekommt gleichsam *Höhe*, indem es bewusst wird und es bekommt *Geschichte* durch Verknüpfung mit jenen traumatischen Situationen, in denen die gescheiterte Emotionsverarbeitung ihren Anfang nahm.

Fallbeispiel

Die 27-jährige Frau S. ist eine junge Ärztin, sie liebt ihren Beruf, sie liebt es, aktiv zu handeln und Verantwortung zu übernehmen. Was sie nicht verträgt, sind Hilflosigkeit und Ohnmacht. Dies hat eine lange Geschichte bis hin zu einem Vater mit Hang zur Gewalttätigkeit und einer Mutter, die ihr nicht helfen konnte. Bei der Bewältigung der hilflosen Wut auf diesen Vater gab es für das Kind und später für die Jugendliche keine Hilfe aus der Familie, sodass dieser Gefühlsbereich der nicht gespürten, nicht angenommenen und insbesondere nicht genutzten Wut und der auch von der Mutter nicht wahrgenommenen Hilflosigkeit des Kindes eine Art verschlossener Kammer in ihrer Persönlichkeit bildete, allerdings mit explosivem Inhalt.

Ihrer Freude am Aktiv- und Starksein folgend fuhr sie gerne Notarzteinsätze im Rettungswagen und wurde eines Tages als Mitglied der Besatzung des Rettungswagen zu einem Einsatz geschickt, von dem sie nur wusste, dass jemand mit einem Messer angegriffen und verletzt worden sei. Angekommen am Einsatzort gerät sie in folgende Situation: Eine grausig zugerichtete Frau auf dem Boden, verblutet und gestorben, keinerlei Informationen über den oder die Täter, also die fortbestehende Gefahr eines weiteren Angriffs, auch auf sie selbst, sehr wenige Polizisten, der Tatort, sie und die Polizisten umgeben von einer großen, hoch erregten Menschenmenge, die voll Hass und Angst auf die Helfer eindringt, sie verbal angreift und fordert, man müsse sie, die Umstehenden, sofort schützen.

Die Patientin war einige Minuten noch einigermaßen fähig, die Handlungsroutinen abzuwickeln, die Leiche wurde abgedeckt und abtransportiert, sie selbst war dabei in einem seltsam betäubten, unwirklichen Zustand. Erst später auf der Rettungswache wurde bekannt, dass es sich um einen Einzeltäter gehandelt hatte, der noch weitere Menschen schwer verletzt hatte, bevor er von der Polizei überwältigt worden war.

Sie realisierte zunächst nicht ihren eigenen emotionalen Ausnahmezustand, befand sich aber in angespannter Betäubtheit. Als bei ihrem nächsten Einsatz der Rettungswagen zu einem Autofahrer gerufen wurde, der durch zu schnelles Fahren von der Straße abgekommen, auf einen Baum geprallt und verblutet war, ging der verwirrt-betäubte Zustand in offene Panik und völlige Handlungsunfähigkeit über.

Einige Wochen danach hatte sich eine desaströse psychische Verfassung entwickelt. Alle Menschenansammlungen, alle dunklen Orte, alle Männer, die irgendwelche Merkmale mit dem Mörder gemeinsam hatten, lösten unkontrollierbare Halluzinationen von monsterartigen Mördergestalten aus, begleitet von extremer Panik. Die Nächte waren durchseucht von Albträumen, sie konnte die eigene Wohnung nur noch bei hellem Tage und in Begleitung verlassen. Das Vollbild einer posttraumatischen Belastungsstörung war entstanden.

Zwei Monate nach dem traumatischen Ereignis begannen die Therapiestunden. Was würde ihr helfen? Die Fähigkeit, jene Emotionen, von denen sie überflutet und erschüttert worden war, zu regulieren und zu benennen, war wie ausgelöscht, in ihr deshalb eine ständige extrem hohe Grunderregtheit. Eine der ersten positiven Beobachtungen war, dass sie sich in der Therapiestunde etwas beruhigte, sie suchte fast wie eine Ertrinkende nach einem Gegenüber, das ihr aus dem Strudel des erregten Betäubtseins heraushalf, während jederzeit wieder neue Erinnerungsbilder emotional explodieren konnten. Sie war sehr erleichtert, als ich ihr anfangs drei, dann zwei Doppelstunden pro Woche vorschlug. Als diese Vereinbarung verbindlich getroffen war, wurde ihre Verfassung spürbar besser. Sie war nicht mehr allein. Der erste Schritt war also das Herstellen eines Rahmens mit der nötigen Intensität und Dichte.

Wie kann extreme Übererregung, wodurch auch immer entstanden, in einer Therapiestunde gebessert werden? Hilft das Benennen jener Affekte, von denen die Patientin in der traumatischen Situation überwältigt und in einen Ausnahmezustand versetzt worden war? Ich glaube nicht.

Aber jeder emotionale Erregungs- und Überflutungszustand ist auch ein Zustand der Entrhythmisierung, die vegetativen Rhythmen der Atmung, des Herzschlags, die Rhythmen der Emotionsregulation, die Rhythmen des Denkens, Sprechens und Kommunizierens sind aufgehoben. Der erste Schritt der verbesserten Selbstregulation ist deshalb die Re-Rhythmisierung. Ich habe der Patientin diesen Vorgang von Rhythmusverlust erläutert, was ihr sofort einleuchtend war, weil sie es am eigenen Leibe erlebte, und für den Vorgang der Re-Rhythmisierung einige Vorschläge gemacht. Allein das ruhige, unaufgeregte Sprechen, der geordnete Dialog, die Verlangsamung panisch schneller Gedankenströme bewirkte schon eine deutliche Besserung, also eine Abnahme der extremen Übererregung, in späteren Sitzungen lernte sie die Möglichkeiten des EMDR[10] zu nutzen mit dem langsamen Rhythmus der in die Hand genommenen Summer oder mit langsamen Augenbewegungen.

Nun zeigte sich, dass die Patientin eine starke und ausgeprägte visuelle Begabung hat, die sich dafür nutzen ließ, sich in der Stunde und in Gedanken Situationen auf kontrollierte Weise vorzustellen, die sie bislang panisch gemieden hatte. In ruhigem Rhythmus des Atmens, Denkens und Sprechens, in ruhigem Rhythmus des Dialogs, häufig die in langsamem Wechselrhythmus summenden Pads des EMDR-Geräts in der Hand, stellte sich die Patientin vor, wie sie abends im Dunkeln aus dem Haus zu jener finsteren Ecke des Hofs ging, wo der Mülleimer stand. Fast bei jedem Schritt dieses vorgestellten Wegs wurde innegehalten, sich umgeschaut, die Realität mit der Fantasie verglichen, gewartet, bis aufkommende Unruhe wieder abgeklungen war, bis die Mülltonne erreicht, der Müll deponiert,

10 EMDR steht für *Eye Movement Desensitization and Reprocessing* (s. Kap. 6.5).

und der Rückweg vollzogen war, alles sorgfältig langsam wahrnehmend und aufnehmend, so lange innehaltend, bis sie sich, wann immer nötig, wieder beruhigt hatte. Sie war in der Stunde sehr stolz auf diese gleichsam in meiner Begleitung vollzogene aktive Leistung des Ruhigbleibens und hatte fortan kaum Schwierigkeiten beim Weg zum Mülleimer.

Viele andere triggernde, bislang vermiedene Situationen wurden in ähnlicher Weise in der Stunde durchgegangen, stets wurde sorgfältig darauf geachtet, dass die Menge an emotionalem Belastungsmaterial von ihr (und auch von mir) als regulierbar eingeschätzt wurde. Im Zuge dieser Arbeit wuchs ihr Vertrauen in ihre eigenen Fähigkeiten zur Emotionsregulation kontinuierlich.

Es wäre allerdings zu einfach gewesen zu glauben, dass der innerste Kern des emotionalen Traumamaterials nur aus Angst bestanden habe. Immer war spürbar, dass da noch etwas war, eine Restangst vor etwas Unbekanntem, Unbenanntem in ihr selbst, vor dem sie Angst hatte. Aber wovor?

Sie war inzwischen wieder als Ärztin berufstätig, fuhr auch wieder Einsätze, aber ihr war ebenso wie mir klar, dass sich irgendetwas Wichtiges innerlich noch nicht gelöst hatte. Dann kam es zu einer Stunde, in die sie den Zorn auf einen Bekannten brachte, der sie hintergangen hatte und dem sie sich hilflos ausgeliefert gefühlt hatte. Nun geschah etwas Neues. Sie spürte ihren eigenen Zorn, ich ebenso, ich war hellwach, die Patientin sprach über Einfälle, was sie dieser Person gerne antun würde, allerdings noch in etwas jammerndem, verzagtem Ton.

Nun entstand bei mir eine Vision: War das ungelöste Belastungsmaterial eine Riesenwut auf den Mörder, die sie nur ganz vorsichtig zu haben wagte als Zorn auf das üble Verhalten des Bekannten? Ich hatte den Eindruck, der Verlauf der Stunde war wie eine Frage an mich, ob ich eine Annäherung an diese Zornesenergie für möglich hielte. Ich legte ihr diesen Gedanken vor, verbunden mit der Frage, ob es sein könne, dass in ihr ein eingesperrter Zorn auf Befreiung warte. Darauf die Patientin: »Wie ein Tiger! Im Käfig!« Es war also offenbar jetzt und erst jetzt möglich, diese Emotion bewusst wahrzunehmen und zu benennen, nachdem die Fähigkeit zur Emotionsregulation sich stark verbessert hatte.

Ihre eigene visuelle Begabung nutzend gab sie nun diesem Bild Raum, erkannte den Tiger als etwas Eigenes in sich, dem es nicht gut ging, näherte sich ihm an, freundete sich mit ihm an, half ihm, besuchte den Tiger im Käfig, verständigte sich mit ihm darüber, wofür er ihre und sie seine Hilfe brauche. Sie war dabei konzentriert und ruhig, die Rhythmisierung

> mit den EMDR-Summern oder einem anderen geeigneten Hilfsmittel war nicht erforderlich. Sie stellte am Ende dieser spontanen Imagination fest, der Tiger habe ein glänzendes Fell bekommen, einen klaren Blick, sie habe ihre Hand auf seinem Fell liegen, habe mit ihm den Käfig verlassen. Der Tiger sei ihr Zorn und sie möge ihn.
>
> Zum Abschluss der Stunde fasste sie ihre Gedanken über diese Sitzung zusammen: Sie sei innerlich ruhig und sie sei sich auch vom Verstand her betrachtet völlig sicher, dass in ihr nicht nur auf den unerfreulichen Bekannten, sondern auch auf den Mörder eine starke Zornesenergie sei, und das sei gut so. Sie schrieb einige Tage später per E-Mail, sie sei ruhig, schlafe gut, es gehe ihr gut, dem Tiger auch.

In diesem Behandlungsbericht war es mir wesentlich, die Reihenfolge herauszuarbeiten, in der Emotionsregulation und Versprachlichung aufeinander aufbauen. Im Zustand der akut dekompensierten Fähigkeit zur Emotionsregulation bei Behandlungsbeginn wäre Reflexion und Benennung wertlos und schädlich gewesen. Es brauchte Hilfe bei der Erregungsregulation, hierfür ist oft die Re-Rhythmisierung notwendig und nützlich. Darauf aufbauend war dann in den Stunden die Beschäftigung mit Panikgefühlen möglich, immer in sorgfältig gewählter Dosierung der Angstmenge. Dadurch wuchsen die Fähigkeiten zur Emotionsregulation und Selbstregulation und die Annäherung an den bislang untransformierbaren Wutaffekt wurde möglich. Die Erwähnung des problematischen Bekannten war also keine Nebenspur, sondern eine von ihr kreativ genutzte Gelegenheit, diesen Affekt in die Stunde zu bringen und den Affekt, ihre Begabung hierfür einsetzend, zu visualisieren, ihn als etwas Eigenes und vor allem als etwas Nützliches anzunehmen. Erst nach all diesen vorbereitenden Schritten konnte das innere Tier auch einen Namen bekommen: Wut. Die Reflexion und Benennung ist der letzte Schritt, nicht der erste.

Das Entstehen solcher Gegenwartsmomente wie der vom schäbigen Bekannten ist ein selbstorganisatorischer Vorgang, ebenso die Entstehung aller Muster und Gestalten, aller Bilder, Visionen, Symbole und Worte, die sich anschließend im Transformationsprozess neu bilden.

Dass diese Vorgänge am besten mit dem Modell der Selbstorganisation erklärt werden können, hat die moderne Traumatherapie so deutlich wie kein anderer Bereich der Psychotherapie gezeigt. Ich halte es deshalb für sinnvoll, dieses Kapitel über die moderne Emotionsforschung mit einem Blick in die moderne Traumatherapie fortzusetzen. Das siebte Kapitel wird sich dann ausschließlich dem Prinzip *Selbstorganisation* zuwenden.

6.5 Moderne Traumatherapie: Die Arbeit mit EMDR

6.5.1 Die Entstehung des EMDR

Das EMDR (Eye Movement Desensitization and Reprocessing) ist eine traumatherapeutische Methode mit vielen ungewöhnlichen Eigenschaften. Seine erstaunliche Wirksamkeit hat anfänglich viel Skepsis ausgelöst, die sich mittlerweile gelegt hat. Natürlich gab es für diejenigen, die in der Methode nicht ausgebildet waren und deshalb nur Berichte kannten ohne eigene Erfahrungen, durchaus gute Gründe, skeptisch zu sein, weil EMDR anfangs nur eine von den vielen als neu und wirksam propagierten Methoden zu sein schien, die ständig versuchen, auf sich aufmerksam zu machen. Die allermeisten dieser Methoden bewähren sich allerdings in der Praxis nicht, sie werden nicht wissenschaftlich untersucht und haben deshalb ein kurzes Leben, zu Recht.

Die Geschichte des EMDR verlief anders: Das Verfahren bewährt sich in der Praxis, sowohl in seiner ursprünglichen Konzeption (»Standardprotokoll«) wie auch in seinen mittlerweile sehr zahlreichen Modifikationen. Es ist sehr gut wissenschaftlich untersucht, wird international an zertifizierten Ausbildungsinstituten gelehrt und mittlerweile von vielen Hundert Therapeuten allein in Deutschland praktiziert.

In diesem Grundlagenkapitel möchte ich zunächst nicht die Praxis der Durchführung, sondern die Prinzipien betrachten, die Gesetzmäßigkeiten, die dem EMDR zugrunde liegen.

Was lehrt uns das EMDR, so wäre die Frage, über die Gesetzmäßigkeiten seelischer Heilungsprozesse? Die grundsätzlichen Wirkprinzipien sind im EMDR außerordentlich deutlich, sie treten so klar hervor, wie in keiner anderen Psychotherapiemethode, die Methode ist undogmatisch, rein pragmatisch und lässt mehrere Gesetzmäßigkeiten der Emotionsverarbeitung klar hervortreten:

- die Bedeutung von Emotionen für die Entstehung und Heilung von Krankheiten, die Wichtigkeit der Emotionsregulation
- die Erkenntnis, dass seelische Heilungsprozesse selbstorganisatorisch ablaufen
- die unbedingte Notwendigkeit, Körper, Emotion und Kognition im Verarbeitungsprozess zu einem Ganzen zu verbinden
- die Bedeutung von Rhythmus

Wir werden allerdings auch sehen, dass das EMDR mindestens zwei Prinzipien nicht beachtet: die Bindung und Interaktion zwischen Therapeut und Patient und infolgedessen auch nicht die Arbeit mit dem Gegenwartsmoment. Das EMDR tendiert stets zu der Vorstellung, die Transformationsprozesse ereigneten sich ausschließlich im Patienten und man bewege sich mit den Patienten in der Vergangenheit des traumatischen Ereignisses. Eine Psychotherapie der Emotionen wird deshalb viel vom EMDR lernen, jedoch nicht alles, sondern das EMDR integrieren.

Bevor wir uns näher mit den von EMDR genutzten und verdeutlichten Wirkprinzipien beschäftigen, werfen wir noch einen kurzen Blick auf die Entstehung und praktische Durchführung der Methode. Die Entwicklerin des Verfahrens, Francine Shapiro, absolvierte Ende der 1980er Jahre ein Graduiertenstudium in Psychologie und berichtet, dass sie 1987 bei einem Spaziergang bei sich selbst spontane Augenbewegungen von einem Augenwinkel zum anderen bemerkte, gefolgt von einem deutlichen Rückgang der emotionalen Belastung, unter der sie aus von ihr nicht im einzelnen berichteten Gründen gestanden hatte. Es hätte sehr leicht geschehen können, dass Shapiro diese Augenbewegungen als Störung oder als Symptom empfunden und unterdrückt hätte; dann wäre das EMDR nicht entdeckt worden. Es scheint ihr aber sofort klar gewesen zu sein, dass sie hier einem bislang unbekannten Selbstheilungsphänomen begegnet war, das geeignet war, emotionale Belastungen zu verringern.

Warum wurde dieses Phänomen erst Ende des 20. Jahrhunderts bemerkt? Man kann, mittlerweile die Bedeutung von Augenbewegungen für die emotionale Selbstregulation gut kennend, bei Kindern im erregten Zustand kurze Sequenzen bilateraler Augenbewegungen beobachten, bei Erwachsenen aber treten diese bilateralen Augenbewegungen zwar sehr häufig auf, jedoch fast nur im Nachtschlaf während der REM-Phasen, wobei sie die Erlebnisverarbeitung in der Traumphase begleiten. Auf den Gedanken, dass diese bilateralen Augenbewegungen im Schlaf nicht nur eine skurrile Begleiterscheinung, sondern möglicherweise ein wesentlicher Wirkmechanismus der Erlebnis- und Emotionsverarbeitung auch am Tage sein könnten, war bis zu Shapiros Beobachtung niemand gekommen.

Wir konnen festhalten: Am Anfang der Geschichte des EMDR steht die Erfahrung eines spontanen emotionalen Belastungsrückgangs durch Augenbewegungen und die Erkenntnis, dass der Organismus von selbst ohne Einwirkung von außen mithilfe der Augenbewegungen zur Emotionsregulation imstande ist, also: selbstorganisatorisch.

Shapiro hat dann in der Folgezeit den Effekt von Augenbewegungen auf die Emotionsverarbeitung erst im Selbstversuch reproduziert, dann bei Freunden und Nachbarn und fand eine zuverlässig auftretende Wirkung (Shapiro, 1998). Beeindruckend ist, wie schnell Shapiro erkannte, unter welchen Bedingungen der stärkste und zuverlässigste Effekt eintrat. Dies führte zur Konzeption des sogenannten Standardprotokolls. Es wird in Kapitel 11 über spezielle psychotherapeutische Methoden genauer geschildert.

Shapiro betont, die Wirkung des EMDR beruhe nach ihrer Erfahrung und Überzeugung nicht nur auf den Augenbewegungen, sondern auf allen einzelnen Elementen des oben geschilderten Standardprotokolls. Sie entwirft ein hypothetisches neurobiologisches Modell, das versucht, Musterbildung in der Emotionsverarbeitung zu beschreiben:

> »[...] dass neuronale Netzwerke (und der mit ihnen assoziierte kognitive Inhalt) teilweise durch einen Affekt organisiert sind, der mit einer bestimmten bioelektrischen Valenz (einem bestimmten Ladungsniveau) verbunden ist. Je stärker der dysfunktionale Affekt ist, umso stärker ist auch das synaptische Potenzial des betreffenden Netzwerks. Deshalb ist das Ziel-Trauma womöglich durch die hohe Ladung seiner Zellen an einer Adaptation neuer Information gehindert« (Shapiro, 1999, S. 393).

Dieses Modell versucht in der Sprache hirnelektrischer Vorgänge zu beschreiben, dass Vorgänge der Musterbildung und Musterveränderung durch Affekte und deren Stärke organisiert werden. Shapiro legt in ihren Hypothesen über die Wirkung des EMDR größten Wert darauf, sich naturwissenschaftlicher Modelle zu bedienen, gerade in der Beschäftigung mit emotionalen Vorgängen. Das führt zu solchen sehr trockenen Formulierungen wie oben zitiert, hatte aber den großen Vorteil, dass das EMDR mittlerweile von der Schulmedizin international anerkannt ist. Erklärungsmodelle, die anderen Bereichen der modernen Emotionsforschung entstammen, der modernen Säuglingsforschung, der Bindungsforschung und auch das Modell der Selbstorganisation, sind Shapiro fremd oder unbekannt und wurden eher von ihren Nachfolgern und Anwendern der Methode ergänzt.

6.5.2 Das Prinzip Rhythmus im EMDR

Schon kurze Zeit nach Entdeckung der EMDR-Methode zeigte sich, dass die Augenbewegungen durch taktile Reize ersetzt werden können, indem die Patienten olivengroße sogenannte Pads die Hand nehmen, die von einem kleinen Gerät gesteuert, wechselseitig vibrieren. Die Wirkung ist praktisch gleich gut wie die der Augenbewegungen. Dann zeigte sich, dass ein langsamer Wechselrhythmus für Ressourcenorganisation geeigneter ist als der anfänglich ausschließlich verwendete schnelle Rhythmus und es wurde deutlich, dass die taktilen Reize auch vom Patienten selbst appliziert werden können, beispielsweise indem mit gekreuzten Armen langsam oder schnell wechselseitig auf die Oberarme geklopft wird (»Butterfly«) oder auch, indem mit den eigenen Händen auf die eigenen Oberschenkel getippt wird. Auch bilaterale akustische Stimulationen mittels Kopfhörer sind möglich und wirksam. Schließlich zeigte sich, dass auch die bilaterale Stimulation als Prinzip entbehrlich ist. Patienten können bestimmte Punkte der Haut mit den eigenen Fingern beklopfen, langsam oder schnell, und die Effekte sind deutlich, aber schwächer als mit den anderen beschriebenen Stimulationstechniken.

Das Gemeinsame aller dieser *Stimulationsmethoden* ist der *Rhythmus*. Niemals wurde beobachtet, dass ein rhythmusloses, chaotisches Stimulieren irgendeinen positiven Effekt hätte. Wir können also durch Beobachtung der EMDR-Erfahrungen als erstes Wirkprinzip festhalten: Rhythmisierung.

Gerade dieses Prinzip, das klinisch, also in der Praxis der Therapie, so offensichtlich hochwirksam ist, kommt in der Grundlagenforschung kaum vor, außer in den Arbeiten von Beebe und Lachmann über die Rhythmisierung des stimmlichen Dialogs von Mutter und Kind (Beebe & Lachmann, 2004).[11]

An vielen Stellen der Psychotherapieliteratur verwenden Autoren für die Abstimmungsvorgänge zwischen Therapeut und Patient das Gleichnis vom Tanz (Stern, 2005), außerhalb der modernen Säuglingsforschung werden Rhythmisierungsvorgänge in der Interaktion zwischen Therapeut und Patient oder in der Emotionsregulation kaum untersucht.

Im EMDR bewährt es sich, die eingesetzten Stimulationsrhythmen mit dem Patienten, zu koordinieren, die Patienten also an der Wahl der jeweils als passend

11 Eine optimale Rhythmisierung dieses Dialogs liegt dann vor, wenn beide sich wie in einem Tanz in Bezug auf Sprechdauer und Sprechhäufigkeit ständig abstimmen. Dann ist die Prognose für die seelische Entwicklung des Kindes am besten, die koordinierte Rhythmisierung im stimmlichen Dialog begünstigt die Entwicklung einer sicheren Bindung. Ein ungesunder Zustand des stimmlichen Dialogs läge hingegen dann vor, wenn ein Partner dem anderen seinen Rhythmus aufzwingt, zum Beispiel durch Monologisieren. Diesen Zustand nennen die Autoren hypersynchron, weil hier das freie Spiel der Rhythmuskoordination aufgehoben ist. Dies gilt sowohl für die Mutter- Säugling-Situation wie auch für die Situation in der Psychotherapie Erwachsener. Bei guter Koordination der Sprech- und Aufmerksamkeitsrhythmen sind die Voraussetzungen für das Entstehen einer sicheren Bindung und für gelingende Emotionsregulation am besten.

empfundenen Rhythmisierungsmethode und der Bestimmung des als passend empfundenen Rhythmus zu beteiligen (Parnell, 1999). Das Prinzip Rhythmus findet sich im EMDR also in der *Stimulationsfrequenz*, im *koordinierten Dialog* zwischen Therapeut und Patient in der Therapiestunde und darüber hinaus, wie in jeder Therapiemethode, auch in Eigenschaften des Therapierahmens.

Auch die *Stundenfrequenz*, also der Abstand der Therapiestunden, kann starr oder koordiniert erfolgen. Wenn Therapeuten mit starrer Stundenfrequenz arbeiten, also einer einmal festgelegten Anzahl von Therapiestunden pro Woche und pro Monat, wird als Begründung meist angenommen, dies stelle eine Art festen Rahmen dar, der beiden Beteiligten Sicherheit gebe. Die Arbeit mit flexibler Stundenfrequenz gibt jedoch eine andere Form der Sicherheit, die mir wichtiger erscheint: Die Patienten können darauf vertrauen, dass die Intensität der therapeutischen Arbeit an das angepasst wird, was die Verarbeitungsprozesse brauchen.

Viele Behandlungen beginnen mit höherer Stundenfrequenz, im Verlauf einer erfolgreichen Behandlung wird die Intensität des Belastungsmaterials abnehmen und die Kompetenz des Patienten zur Selbstregulation wird zunehmen. Dann weiterhin aus Prinzip auf der anfänglich festgesetzten hohen Stundenfrequenz zu beharren, stört die Selbstregulation des Patienten, der diese Intensität nicht mehr braucht. In dem in Kapitel 6.4 angeführten Fallbeispiel waren anfänglich drei Doppelstunden, also sechs Stunden pro Woche, das von der Patientin und von mir als passend Empfundene; nach etwa einem halben Jahr gingen wir auf eine Doppelstunde pro Woche über, nach einem weiteren Vierteljahr auf zwei Doppelstunden pro Monat, also ein Sechstel der anfänglichen Stundenfrequenz. Dieses Arbeiten mit flexibler, an den Prozess angepasster Frequenz widerspricht zwar – leider – den Vorstellungen mancher Therapieschulen, wird aber gerade im Bereich der modernen Traumatherapie mit großer Selbstverständlichkeit praktiziert.

Weitere Rhythmus-Phänomene werden wir im nächsten Abschnitt kennenlernen: die emotionalen Regulationsrhythmen der Emotionsstärke und das bipolare Prinzip der Emotionsregulation.

6.5.3 Die Balance zwischen positiven und negativen Emotionen im EMDR: Das bipolare Prinzip

EMDR ist in seiner ursprünglichen Form, dem sogenannten Standardprotokoll, konsequent bipolar aufgebaut. Es fokussiert zunächst auf den Belastungspol, für den dann eine stimmige *negative Kognition* gesucht wird, und fokussiert anschließend auf den emotional positiven Pol sowie auf die zugehörige *positive Kognition*. Zwischen diesen beiden Polen wird sich dann der Verarbeitungsprozess aufspannen, im EMDR *AIP (Adapted Information Processing)* genannt.

Die meisten Therapiemethoden und Therapeuten kennen das bipolare Prinzip nicht, sondern neigen dazu, in der Therapiestunde überwiegend auf negative, belastende Themen zu fokussieren – in der Hoffnung, dass dies seelische Heilungsprozesse anrege. Wir müssen heute konstatieren, dass diese Annahme falsch ist. Sie führt dazu, dass emotional positive Momente in der Therapiestunde entweder nicht bemerkt oder sogar als unnütz, als Ablenkung vom Problem aufgefasst werden. Auch Patienten sind oft der Meinung, die Beschäftigung mit emotional Positivem sei Verdrängung, Ausweichen.

Gerade die bipolare Konstruktion des EMDR zeigt aber so deutlich wie bei keiner anderen Methode, dass emotionale Verarbeitungsprozesse den Kontakt zu beiden emotionalen Polen brauchen. Zur Krankheit des Patienten gehört stets eine Dysbalance zwischen dem Belastungspol und dem Ressourcenpol, weil die negativen Emotionen, die zum Traumaschema gehören, noch nicht reguliert werden können und deshalb stets Überflutung durch diese Emotionen droht. Der Ressourcenpol und die zugehörige positive Kognition werden vergleichsweise viel schwächer wahrgenommen. Die im EMDR aktiv und systematisch praktizierte Fokussierung auf ein Heilungsziel, auf den Zustand, in dem sich die emotionale Verfassung normalisiert haben wird, hat an sich schon heilsame Wirkung dadurch, dass die emotionale Wahrnehmung des Positiven für den Patienten und den Therapeuten deutlicher wird und sich mit einem Element des explizit-sprachlichen Bereichs vernetzt, mit der positiven Kognition. Es ist auch sehr nützlich, bei der Fokussierung auf den positiven Pol nicht nur auf die positive Kognition, sondern zusätzlich auf positive Körperrepräsentanzen zu fokussieren.

Bei dieser zur Grundstruktur des EMDR gehörenden *bipolaren Arbeitsweise* fällt nun auf, dass der Belastungspol, beispielsweise ein Traumaschema, und der Ressourcenpol sich gleichsam spiegelsymmetrisch entsprechen. Dem Traumaschema stehen nicht *irgendwelche* emotional positiven Ressourcen gegenüber, sondern ein spezifisches Heilungsschema. Wenn also beispielsweise das Traumaschema eine starke Schuldkomponente enthält, die sich vielleicht auch in der negativen Kognition »Ich bin schuld« ausdrückt, wird mit hoher Wahrscheinlichkeit im positiven Pol ein Element von Selbstakzeptanz auftauchen, vielleicht: »Ich habe gemacht, was ich konnte.«

Im EMDR verläuft dann, angeregt durch die Augenbewegungen, ein lebhafter Transformationsprozess ab, der eindeutig vektoriell gerichtet ist, vom negativen zum positiven Pol: Die emotionale Komponente des Traumaschemas organisiert sich neu, ebenso die zugehörigen Körperrepräsentanzen und Bilder, und zwar auf eine solche Weise, dass sich die Balance von positivem und negativem Pol normalisiert. Die gesunde Balance ist daran zu erkennen, dass die Stimmigkeit der positiven Kognition stark zunimmt, ebenso alle zugehörigen Körperrepräsentanzen, emotionalen Komponenten und Bilder, und beim Gedanken an das Traumamaterial nur normale Belastung auftritt. Ein traumatisches Ereignis wird niemals eine erfreuliche oder völlig neutrale Erinnerung werden, sondern wird ihre für diese Persönlichkeit normale emotionale Färbung bekommen und: Die Erinnerung wird regulierbar sein. Der Patient kann dann jederzeit an das Ereignis denken und sich von dem Gedanken und der Erinnerung aber auch jederzeit wieder lösen. Dies ist der normale Zustand.

Die Gerichtetheit, die Zielsicherheit der Transformationsprozesse beweist, dass es im Organismus ein prozedurales Heilungswissen geben muss, das aktiviert und genutzt werden kann, allerdings nur, wenn ein hierfür förderlicher Rahmen besteht. Es ist deshalb für den Therapeuten notwendig, diese Bedingungen und mögliche Störungsquellen zu kennen.

Wir begegnen hier erneut dem Prinzip Selbstorganisation, weil EMDR, allerdings ohne den Begriff zu erwähnen, konsequent auf das Fördern selbstorganisatorischer Neuordnungsvorgänge ausgerichtet ist.

Weitere Wirkprinzipien des EMDR sind: die *Regulation der Emotionsstärke*, die *Vernetzung aller Repräsentanzen* (Körperliches, Emotionales und Kognitiv-Sprachliches) zu einem Ganzen und das *Prinzip Selbstorganisation*.

6.5.4 Die Regulation der Emotionsstärke im EMDR

In den psychotraumatologischen Modellen ist die Bedeutung übermäßig starker negativer Emotionen ein fester und zentraler Bestandteil für die Erklärung dessen, wie Traumafolgestörungen entstehen (Fischer & Riedesser, 1999; Sachsse, 2004; Seidler, 2011; Maercker & Ehler, 2001). In der krankmachenden traumatischen Situation sind die negativen Emotionen von Hilflosigkeit, Panik, Hass und Ekel derart stark, dass sie nicht reguliert und integriert werden können. Stattdessen setzt der Organismus Notmaßnahmen ein, die zwar einen gewissen Schutz vor diesen Emotionen herstellen, jedoch andererseits auch selbst extreme Probleme verursachen. Eine Depression beispielsweise unterdrückt zwar eigene aggressive Affekte und tritt deshalb sehr häufig als Traumafolgestörung auf, sie ist aber selbst eine schwere Krankheit.

Das EMDR erklärt die krankmachende Ausgangssituation ebenfalls durch eine viel zu hohe emotionale Belastungsstärke; der SUD (Subjective Units of Disturbance) mit einer Skala von eins bis zehn ist das Maß dafür. Das EMDR folgt in seinem Krankheitsmodell deshalb dem allgemeinen psychotraumatologischen Erkenntnisstand, nach dem eine Traumafolgestörung durch ein Übermaß an unverarbeitbar starken negativen Emotion verursacht wird. Weitergehende emotionspsychologische Erklärungsversuche, warum und auf welchen Wegen überstarke negative Emotionen Störungen hervorrufen, unternimmt das EMDR nicht (Hofmann, 2005).

In der Praxis der Arbeit mit EMDR taucht dann die Notwendigkeit, überstarke negative Emotionen in den normalen Bereich zu regulieren, an vielen Stellen auf, allerdings ohne ein ausdrückliches Konzept. Das EMDR definiert den Behandlungserfolg über eine erfolgreiche Normalisierung der Stärke negativer Emotionen.

Dabei fällt auf, dass nicht nur im Standardprotokoll, sondern in den verschiedenen Anwendungsvarianten des EMDR der Blick eher auf die früher erlebten traumatischen Situationen und die damit verbundene emotionale Belastung gelenkt wird, weniger hingegen auf die in der Therapiestunde bei der Traumabearbeitung entstehende Belastung. Gerade das Standardprotokoll ist aber mit der Gefahr verbunden, dass in der Therapiestunde bei der Fokussierung auf den schlimmsten Moment des traumatischen Geschehens ebenfalls eine emotionale Überlastung eintritt und dadurch die Transformationsvorgänge, also die Traumaverarbeitung, blockiert werden. Diese Situation stellt eine für Patient und Therapeut sehr negative Erfahrung dar. Statt einer Verbesserung der Verfassung führt die Arbeit am Trauma zu einer Verschlechterung bis hin zu einer Retraumatisierung des Patienten. Darunter leidet nicht nur der Patient, sondern auch die Zusammenarbeit und die Motivation erheblich.

Deshalb haben sich im Laufe der Zeit außer dem Standardprotokoll, bei dem die Gefahr einer emotionalen Überflutung durch die Konfrontation mit dem schlimmsten Moment besonders hoch ist, mehrere Modifikationen der EMDR-Technik entwickelt, zum Beispiel die *Absorptionstechnik* (Hofmann, 2005), das *bipolare EMDR* (Plassmann, 2011, Kap. 10) und die *Ressourcenorganisation* mit EMDR (Rost, 2014). Diese Methoden werden in Kapitel 11 näher betrachtet.

Wir haben also gesehen, dass im EMDR vor allem durch seine Anwender zahlreiche Varianten entstanden sind, die eine sorgfältige Emotionsregulation im positiven Pol und im Belastungspol zulassen. In seiner Anwendungspraxis verdeutlicht das EMDR also sehr klar die Notwendigkeit sorgfältiger Emotionsregulation, allerdings ohne der Anwendungspraxis ein ausgearbeitetes emotionspsychologisches Konzept zur Seite zu stellen.

6.5.5 Mentalisierung: Die Integration von Körper, Emotionen und Gedanken im EMDR

Die Integration des Körpers, also der Körperwahrnehmungen, Körpergefühle, Körperreaktionen in die Psychotherapie ist lange vernachlässigt worden, vor allem von den dominierenden Methoden Verhaltenstherapie und Psychoanalyse. Man neigte dazu, das seelische Geschehen auf das Kognitive, auf Gedanken und Überzeugungen zu reduzieren. Das Körperliche erfuhr deshalb noch ausgeprägter als die Emotionen das Schicksal der Nichtbeachtung. Es war wiederum die Grundlagenforschung, die hieran etwas geändert hat. Wir haben im Kapitel über die neurobiologischen Forschungsergebnisse gesehen, dass sich das Psychische lebenslang aus dem Körperlichen heraus entwickelt und auf Körperliches aufbaut; zu den gleichen Ergebnissen kommen die Säuglingsforschung und die Mentalisierungsforschung. Methoden der Körperpsychotherapie haben sich zwar schon seit längerer Zeit entwickelt (Marlock & Weiss, 2006), blieben jedoch ohne Einfluss auf die dominierenden und anerkannten Psychotherapiemethoden.

Im EMDR gehört die Integration des Körpers zur Grundkonzeption, weil das EMDR als neu entwickelte Methode die Erkenntnisse der Neurobiologie von Anfang an aufgenommen und umgesetzt hat. Deshalb wird im Standardprotokoll (s. Kap. 11) das Belastungsmaterial in Gestalt des schlimmsten Momentes fokussiert – in den Dimensionen negative Kognition, Emotionen *und* Körperwahrnehmungen. Bei der Fokussierung des positiven Pols ist die Integration des Körpers weniger deutlich, hier wird nur nach der positiven Kognition gesucht. Es empfiehlt sich aber sehr, auch hier die Fokussierung der Ressourcen um die zugehörigen Körperwahrnehmungen zu ergänzen. Dies kann geschehen, indem im Zustand des guten Ressourcenkontaktes auch der *Ort im Körper* fokussiert und differenziert wird, in dem die Ressourcen, also die positiven Emotionen, wahrgenommen werden. Dies erhöht die Intensität des Ressourcenkontaktes erheblich.

Im bipolaren EMDR wird, wie beschrieben, der Ressourcenpol als Ausgangspunkt genommen, um sich von dort dem traumatischen Belastungsmaterial anzunähern. Um den Ressourcenpol möglichst aktiv, gut organisiert und wirksam in der Stunde zu haben, ist es äußerst nützlich, gerade die Körperwahrnehmungen zu integrieren. Patienten können mit Fortschritt der Therapie zunehmend genauer angeben, wo und wie sie Belastung im Körper spüren und was sich an diesen Orten im Körper verändert, wenn die Belastung dem Ressourcenkontakt Raum gibt. Wir haben dies in der Kasuistik der traumatisierten Ärztin in Kapitel 6.5.3 über das bipolare Prinzip deutlich gesehen.

Den Patienten ist diese Integration der körperlichen Wahrnehmungen nur dann unvertraut, wenn sie aus früher absolvierten Psychotherapien nicht gewohnt sind, dass in der Stunde nach körperlichen Vorgängen gefragt wird. Weil aber diese traditionelle Ausklammerung des Körpers etwas Unnatürliches ist und die Integration des Körpers der natürliche Vorgang, ist den Patienten die Einbeziehung ihrer Körperwahrnehmungen spontan plausibel.

Wir können also konstatieren, dass das EMDR als relativ junge Methode den Körper, das heißt die Körperrepräsentanzen, systematisch einbezieht und mit Emotionen und Kognitionen integriert, anders als die traditionellen Psychotherapiemethoden. Das Erklärungsmodell des EMDR für die Notwendigkeit, den Körper zu integrieren, ist überwiegend neurobiologisch, weil das EMDR sich nicht auf die traditionellen Erklärungskonzepte der Psychoanalyse und der Verhaltenstherapie stützt, sondern auch auf die modernen neurobiologischen Befunde. Es definiert sich im Grunde als ein biologisches Verfahren.

Fallbeispiel

Die 55-jährige Frau U. sucht Psychotherapie, weil sie aus vorangegangenen Psychotherapien weiß, dass bei ihr stark wirksames negatives emotionales Material gleichsam schlummert, was seinen Ursprung in Missbrauchserfahrungen durch den eigenen Vater in der Kindheit hat.

Sie ist klug, wortgewandt und im ersten Vorgespräch bildet sich ein konstruktives Arbeitsbündnis über die Art und Weise, wie mit gegebenenfalls auftauchendem Traumamaterial umgegangen werden könne, nämlich reguliert, nicht überflutend. Der Patientin leuchtet diese Arbeitsweise, die sich an den Möglichkeiten des Verarbeitungsprozesses orientiert und die Grenze der emotionalen Belastbarkeit respektiert, sehr ein. Sie spricht in der zweiten Sitzung darüber, dass die erste Sitzung tagelang positiv in ihr nachgeklungen habe und sie sich auf die heutige Sitzung gefreut habe.

Dann, für mich unerwartet, gerät die Patientin in eine rasch aufeinanderfolgende Kaskade von Themen, die offenbar als Elemente eines Traumaschemas zusammengehören, auch wenn sie sequenziell in rascher Folge in die Stunde kommen: die Kälte ihrer Mutter, die nichts davon wissen möchte, wie es ihr geht, der schweigende Vater, ihr eigenes Verstummen, eine von hinten körperlich fühlbare Bedrohung, ihr Impuls aufzuspringen und zu fliehen, die Verwirrung ihrer Gedanken und die Unfähigkeit sich innerlich zu sortieren.

Mitten in diesem Prozess, der wenige Minuten dauert, fällt ihr Blick auf die in einer entfernten Zimmerecke angebrachte Videokamera. Sie fragt ob diese mitläuft und ich sage ihr, dass das Gerät für Seminarzwecke verwendet wird und abgeschaltet ist. Sie schaut mich an und sagt: »Mein Verstand begreift das, meine Gefühle nicht.«

Sie fragt, ob sie aufstehen und im Behandlungszimmer umhergehen dürfe, ich stimme dem zu, weil sie ganz offenbar nicht anders kann, als sich jetzt zu bewegen. Sie geht im Raum umher, schaut aus den Fenstern auf den Fluss, schaut sich auch die Kamera etwas näher an. Ich frage sie, wie sich das Herumgehen auswirkt. Sie antwortet spontan: »Ich spüre mich wieder.« Nach wenigen Minuten des Herumgehens setzt sie sich wieder an ihren Platz und nach einer kurzen Pause der Beruhigung frage ich sie, woran sie den plötzlichen Belastungsanstieg, der sich in der Stunde ereignet hatte, in erster Linie bemerkt hat. Sie antwortet ohne zu zögern, indem sie sich mit der flachen Hand auf die Brust fasst: »Am Herzrasen und an der Atemnot!«

Sie beobachtet, dass sich diese Körperreaktionen im Herumgehen und in den wenigen Minuten, seit sie wieder Platz genommen hat, langsam abschwächen. Sie bestätigt auf meine Frage, dass sich auch die Gedanken wieder zu ordnen beginnen. Ich frage sie daraufhin, ob es nützlich wäre, diesen Vorgang der zunehmenden inneren Ordnung zu unterstützen, indem ich versuche den Ablauf, der gerade stattgefunden hat, aus meiner Sicht zu beschreiben, was sie spontan bejaht. Ich beschreibe ihr daraufhin zunächst, dass wahrscheinlich eine Kaskade von Elementen eines Traumaschemas in die Stunde gekommen sei und dass dabei die Kamera eine wesentliche Rolle als ein negatives Element zu spielen scheint, während auf der positiven Seite Bewegung, Aktivität, Körperkontakt geholfen hätten. Sie kann dem offenbar gut folgen, ihr Blick wird klarer, der Kontakt zur Gegenwart und zu mir scheint sich wieder herzustellen, sodass ich sie frage, ob ich auch die einzelnen Elemente des Traumaschemas, also die Inhalte, so gut wie ich sie verstehen konnte, zusammenfassen soll. Sie ist aufmerksam, offenbar konzentriert und will meine Überlegung hören. Ich schildere ihr daraufhin in knapper Aufzählung: die Kälte der Mutter, das Schweigen des Vaters, das eigene Verstummen, das Gefühl der Bedrohung von hinten, der heftige Aufruhr im Körper mit Herzklopfen und Atemnot, dann das Gefühl verfolgender und bedrohender Beobachtung durch die abgeschaltete Kamera und damit im Zusammenhang vielleicht als weiteres Element den Vertrauensverlust. Ich, der Therapeut, dem sie beginnt zu vertrauen, hat diese Kamera im Zimmer; am Ende die langsame Distanzierung vom Traumamaterial durch Herumgehen, normalisiertes Körpergefühl und weiter geführten therapeutischem Kontakt mit mir. Ohne es auszusprechen, denke ich, dass es wohl eine Missbrauchssituation war, die in die Stunde gekommen war.

Im negativen emotionalen Pol waren in der Stunde sowohl für die Patientin wie auch für mich völlig überraschend die negativen Emotionen, Bilder und Körpergefühle aus einem Traumaschema in die Stunde gekommen – mit einer solchen Heftigkeit, dass die Patientin vorübergehend den Kontakt zur gegenwärtigen eigenen Person und zur Gegenwart der Therapiestunde zu verlieren drohte. Auf der positiven Seite tauchten als Ressourcen die Verbesserung des Kontaktes zum eigenen Körper durch Herumgehen und Herumschauen auf, das Einschalten ihres Verstandes, mit dem sie die eben aufgetauchten traumatischen Elemente zu ordnen begann und auch die Zeitordnung wiederherstellte, also wieder zu unterscheiden begann, was ins Damals gehört und was ins Jetzt. Meine Intervention hat hauptsächlich versucht, den positiven Ressourcenpol anzusprechen und zu unterstützen, also die inneren Ordnungs- und Distanzierungsvorgänge. EMDR im engeren Sinne, also mit bilateralen Stimulationen, war nicht erforderlich, jedoch – wie sehr deutlich wird – eine bipolare Arbeitsweise. In beiden emotionalen Polen sind intensive körperliche Elemente enthalten, sowohl der Belastungspol wie auch der Ressourcenpol enthalten Gedanken, Gefühle ebenso wie Körperreaktionen. Dies ist ein natürlicher Zustand, der allerdings im EMDR besonders deutlich wird. Unabhängig davon, mit welcher Psychotherapiemethode gearbeitet wird, ist es deshalb unerlässlich, dass die Patienten ihre Körperreaktionen nicht nur haben, ohne dass der Therapeut sie bemerkt, so wie es in den traditionellen Psychotherapiemethoden meist geschieht, sondern dass sie vom Therapeuten aktiv einbezogen, also erfragt, fokussiert, mit Gedanken und Gefühlen verknüpft werden.

6.5.6 EMDR als selbstorganisatorische Methode

In keiner Psychotherapiemethode wird derartig deutlich wie bei der Anwendung von EMDR, dass die Entwicklungen und Veränderungen selbstorganisatorisch vor sich gehen. Der Therapeut greift niemals inhaltlich ein, sondern stellt ausschließlich einen Rahmen her, der Verarbeitungsprozesse ermöglicht. So gibt der Therapeut beispielsweise im Standardprotokoll keine negative oder positive Kognition vor, sondern diese Kognitionen entwickeln sich im emotionalen Kontakt mit dem negativen oder positiven Material von selbst, sie fallen dem Patienten spontan ein. Wenn dann die bilateralen Stimulationen begonnen haben, wird der selbstorganisatorische Charakter des Geschehens besonders deutlich. Während der Augenbewegungen gibt es keinerlei Einflussnahme des Therapeuten auf den Patienten, sondern das negative emotionale Material organisiert sich, angeregt durch den gesamten Aufbau des Standardprotokolls neu, und es wird, wie beschrieben, in den kurzen Pausen zwischen den einzelnen Abschnitten von Augenbewegungen vom Patienten berichtet, was sich verändert hat; die Veränderung selbst ereignet sich selbstorganisatorisch.

Bemerkenswert ist, dass dieser Vorgang der Reorganisation und Transformation in einer solchen Geschwindigkeit vor sich geht, dass ein Therapeut allein schon aus diesem Grund keinerlei Möglichkeit hätte, mit den Inhalten des Reorganisationsprozesses in Kontakt zu bleiben und hierauf einzuwirken. Wenn also ein für Verarbeitungsprozesse geeigneter günstiger Behandlungsrahmen gefunden ist, so laufen die Verarbeitungsprozesse offenbar so ab, wie man es aus dem Traumgeschehen kennt, wo sich innerhalb von Sekunden komplette emotionale und visuelle Szenarien entwickeln und verändern.

Auch beim Einsatz von EMDR in der Ressourcenorganisation beobachtet man überdeutlich, wie sich Ressourcen selbstorganisatorisch entwickeln. Angeregt durch einen geeigneten bilateralen Rhythmus, zum Beispiel die hierfür besonders geeigneten Pads, die einen taktilen bilateralen Wechselrhythmus erzeugen, wird einer Patientin vielleicht zuerst ein positiver Moment in der Therapiestunde einfallen, dann wird sich ihr das zugehörige Körpergefühl verdeutlichen, dann ein Satz oder eine Wortfolge einfallen, die diesen Zustand beschreibt, also eine positive Kognition, dann vielleicht eine Situation, in der sie dieses Lebensgefühl, dieses Körpergefühl deutlich empfand und auf die diese eben gefundene positive Kognition zutraf. Man kann dann als Therapeut kleine Anregungen geben, welche Ressourcenelemente sich vielleicht noch hinzufügen wollen; das könnte eine Heilungsfarbe sein oder ein symbolisches Tier, weil Farben ebenso wie Tiere verbreitete und beliebte Symbole für Emotionales sind. All diese Repräsentanzen und Symbole für Ressourcen, sie werden vom Therapeuten nicht vorgegeben, sondern entstehen selbstorganisatorisch als etwas vom psychischen System des Patienten Selbstgeschaffenes.

Mehreren Varianten der EMDR-Methode liegt der sogenannte Absorptionsprozess zugrunde, in dem nicht wie im Standardprotokoll eine vollständige Auflösung des traumatischen Belastungsmaterials angestrebt wird, sondern der Verarbeitungsprozess in der Therapiestunde durch Finden und Verstärken spezifischer Ressourcen in Gang gesetzt wird; er setzt sich dann nach der Therapiestunde über Tage, manchmal über Wochen fort. Auch dieser Vorgang, an dem der Therapeut keinerlei Anteil hat, macht augenfällig, dass die seelischen Transformationsprozesse kein vom Therapeuten, sondern vom psychischen System des Patienten selbst gesteuertes Geschehen sind.

Natürlich gilt diese Feststellung nicht nur für EMDR, die Transformationsprozesse, von welcher Psychotherapiemethode auch immer sie angeregt werden, sind stets dieselben. Sie sind aber in keiner anderen Psychotherapiemethode derartig offensichtlich wie im EMDR. Allerdings hat auch das EMDR versäumt, den eigenen Erklärungsmodellen und Behandlungsstrategien ein fundiertes theoretisches Modell für Selbstorganisation zur Seite zu stellen. Weil das nicht nur für das EMDR, sondern außer der Säuglingsforschung für alle Psychotherapiemethoden gilt, soll das siebte Kapitel einen Überblick über das Prinzip Selbstorganisation geben.

Dieses sechste Kapitel schließt ab mit einem Blick in die *Regulationstheorie* von Allan Schore, weil er als Erster versucht hat, die Erkenntnisse der modernen Emotionsforschung zu einem Gesamtmodell zusammenzufassen.

6.6 Die Regulationstheorie von Allan Schore

Allan Schore ist Psychologe an der kalifornischen Universität in Los Angeles. Seine Arbeiten haben das Ziel, die Ergebnisse der modernen Emotionsforschung in einem Gesamtmodell zusammenzufassen, welches er *Regulationstheorie* nennt.

Er stützt sich dabei nicht auf eigene wissenschaftliche Studien oder selbst durchgeführte Behandlungen, sondern wertet die Ergebnisse der einschlägigen Grundlagenforschung aus, insbesondere aus Säuglingsforschung, Bindungsforschung und Neurobiologie. Die Neurobiologie soll dabei die naturwissenschaftliche Grundlage bilden, sein psychotherapeutischer Schwerpunkt ist die Psychoanalyse. Er bezeichnet sich deshalb auch als Neuropsychoanalytiker.

Seine Regulationstheorie ist zwar bekannt, hat aber bislang eher wenig wissenschaftliche Resonanz gefunden. Das scheint zum einen daran zu liegen, dass er keinem Forschungsteam angehört und deshalb keiner wissenschaftlichen Disziplin eindeutig zugeordnet werden kann, er ist als Grundlagenforscher ein reiner Theoretiker. Ein weiterer Grund für die begrenzte Resonanz seines Modells ist sicherlich, dass er den etablierten Methoden und Modellen der Psychotherapie einiges an Umdenken abverlangt. Er vertritt (und belegt), dass Emotionen und ihre Regulation der wichtigste Faktor in der Entstehung psychischer Störungen sind:

»Neuere Darstellungen weisen darauf hin, dass Affektdysregulation ein fundamentaler Mechanismus aller psychiatrischen Störungen ist (G. Taylor et al. 1997) und dass sich die Psychotherapien dahingehend ähnlich sind, dass sie eine Verbesserung der Affektregulation anstreben (Bradley 2000)« (Schore, 2009, S. 75). Wir dürfen ergänzen: Psychotherapie *sollte* nach gegenwärtigem Erkenntnisstand eine Verbesserung der Affektregulation anstreben, die Realität ist hiervon allerdings noch entfernt.

Ein dritter Grund, weshalb die Wirkung seines Ansatzes bislang begrenzt ist, sind einige Schwächen des Modells selbst. Sie entstehen hauptsächlich bei dem Versuch, den Psychotherapiewissenschaften dadurch eine naturwissenschaftliche Basis zu geben, dass die Neurobiologie als Leitwissenschaft herangezogen wird, an der sich die psychologischen Wissenschaften messen und rechtfertigen müssen. Dieses Ziel ist unausweichlich wichtig und muss erreicht werden, die Hypothesen über psychische Funktionen müssen mit den neurobiologischen Befunden übereinstimmen. Schore versucht allerdings, das Gehirn als Organ zu begreifen, in dem sich bestimmte psychische Vorgänge in bestimmten Orten des Gehirns lokalisieren lassen. Das Unbewusste wird in der rechten Gehirnhälfte verortet, die Emotionsregulation im rechten frontoorbitalen Kortex. Die Versuchung ist dann groß, die Funktionen des Gehirns stark zu vereinfachen, indem das Gehirn auf seine Anatomie reduziert wird und die komplexen psychischen Funktionen durch einfache anatomische Bezeichnungen ersetzt werden. Statt vom Unbewussten ist dann von der rechten Hirnhälfte und statt von Affektregulation ist vom frontoorbitalen Kortex die Rede.

Das Gehirn und seine Funktionen sind aber gewiss nicht weniger komplex als die psychologischen Theorien, im Gegenteil ist das menschliche Gehirn wahrscheinlich das komplexeste lebende System, das die Evolution hervorgebracht hat. Die *Reduktion der Gehirnfunktionen auf die Gehirnanatomie* bringt deshalb nicht zusätzliche Klarheit, sondern eher einen Rückschritt in die Ära der Lokalisationstheorie, in der man glaubte, sämtliche Hirnfunktionen und Charaktereigenschaften an bestimmten Orten der Gehirn- oder Schädeloberfläche lokalisieren zu können (Plassmann, 2007). Man muss hier konstatieren, dass die Gehirnforschung enormes Erklärungspotenzial hat, sich aber nicht auf die Gehirnanatomie reduzieren lässt.

Eine vierte Schwäche des Modells von Schore ist das Fehlen einer daraus abgeleiteten Behandlungsmethodik. Gleichwohl ist sein Entwurf der erste Versuch, die vorliegenden Ergebnisse der modernen Emotionsforschung in einem Gesamtmodell zusammenzufassen, die Bedeutung emotionaler Regulationsvorgänge zu erfassen und neu zu konzipieren.

Was sind die wichtigsten Elemente seiner Regulationstheorie? Schore baut sein Modell auf die Hypothese auf, dass das menschliche Gehirn aus zwei Teilgehirnen bestehe, der rechten und der linken Gehirnhälfte. Die linke Hirnhälfte gilt als dominant in Bezug auf Sprachlich-Bewusstes, die rechte Gehirnhälfte als dominant in Bezug auf die vom Bewusstsein unabhängige Emotionsregulation: »Trotz früher Kontroversen zur affektiven Lateralität können zahlreiche in diesem Buch angeführten Forschungsergebnisse die allgemeine Überlegenheit der rechten Hemisphäre bei der Veräußerung und Aufnahme sowohl positiver als auch negativer Emotionen belegen« (Schore, 2009, S. 19). Weiter führt Schore aus:

> »Die neurobiologische Forschung beweist aber auch eine andere Art der emotionalen Regulationsstrategie: eine, die keine interpretative, verbale Komponente mit einschließt. Dieser Mechanismus ist auf rechten präfronatalen Arealen lateralisiert, und auf ihn wird vor allem in Zuständen sehr hoher oder sehr niedriger Erregung, die mit intensiven Emotionen einhergehen, zurückgegriffen. Die Befunde, die in den folgenden Kapiteln angeführt werden, belegen, dass die rechte Hemisphäre bei der Affektregulation und Anpassung an Stress und Unsicherheit dominant ist; was zu grundlegenden Erscheinungen der menschlichen Existenz gehört« (ebd., S. 19).

Die rechte Gehirnhälfte analysiert Muster und Prozesse der Emotionsstärke, auch die Balance zwischen positiven und negativen Emotionen, sie wird also überwiegend auf Prozessebene aktiv. Wir werden später sehen, dass die systematische Unterscheidung von psychischen Regulationsprozessen und psychischen Inhalten in der Realität der Therapiestunde offenkundig und unbedingt notwendig ist; auch die Säuglingsforschung verweist immer wieder auf die Notwendigkeit der systematischen Trennung zwischen Regulationsprozessen und ihren Inhalten, bei Schore bleibt diese Trennung undeutlich.

Seine Ansätze zugrunde legend könnte man aber sagen: Sobald in der Therapiestunde auf Prozesse fokussiert wird, indem Patient und Therapeut sich darüber klar werden, inwiefern Emotionsregulation im Moment der Stunde möglich ist oder nicht, regt das offenbar die Tätigkeit der für Emotionsregulation zuständigen Zentren direkt an. Die psychischen Mechanismen der Emotionsregulation werden in solchen Momenten der Therapiestunde nicht weiterem Stress durch Besprechung immer neuer emotionaler Inhalte ausgesetzt, sondern werden in ihrer Tätigkeit unterstützt.

Nach den Erkenntnissen der modernen Gehirnforschung lässt sich die emotionsregulierende Funktion der rechten Gehirnhälfte weiter differenzieren, der sogenannte orbitofrontale Kortex hat besondere Fähigkeiten. Schore bezeichnet dieses System wiederholt als »den denkenden Teil des emotionalen Gehirns« und zitiert hier Goldman (1995). Schore fasst zusammen:

> »Es (dieses System) spielt eine wesentliche Rolle im inneren Zustand des Organismus (Mega und Cummings 1994), bei der zeitlichen Organisation des Verhaltens (Fuster 1985), sowie bei der Bewertung (Pribram 1987) und bei der Anpassung oder Korrektur emotionaler Reaktionen (Rolls 1986) – d. h. bei der Affektregulation. Dieses System agiert als ein Erholungsmechanismus, der wirksam die Dauer, die Häufigkeit und die Intensität nicht nur positiver, sondern auch negativer Affektzustände überwacht und autoreguliert« (Schore, 2009, S. 214).

Dieses System erlaubt es nach Schore daher den Menschen, sich von emotionalen Zusammenbrüchen zu erholen.

Interessanterweise zeigt der orbitofrontale Kortex bei Männern und bei Frauen eine deutlich unterschiedliche Funktion. Im Zustand des emotionalen Berührtseins lässt sich bei Frauen eine orbitofrontale Aktivität in beiden Gehirnhälften beobachten, während bei Männern nur eine einseitige Aktivierung sichtbar ist. Frauen sind dabei subjektiv deutlich emotional berührter als Männer.

Das orbitofrontale System ist immer dann aktiv, wenn die Person sich mit emotional bedeutsamen persönlichen Ereignissen ihres Lebens beschäftigt. Dies gilt sowohl für den Wachzustand wie auch für den Schlaf. Zustände der Emotionsüberflutung, beispielsweise in einer Therapiestunde oder bei Albträumen in der Nacht, zeigen einen Zusammenbruch der regulatorischen Funktion des orbitofrontalen Systems an.

Dieses für die Emotionsregulation offenbar enorm wichtige System reift in der Entwicklung des Menschen gegen Ende des ersten und zweiten Lebensjahres aus und braucht vor allem in dieser Zeit sichere Bindungsbeziehungen, die beim Erlernen der Emotionsregulation und damit bei der Gehirnentwicklung helfen (Schore, 1994, 1996, 1997).

Bei mehreren Krankheitsbildern, die durch schwere Störungen der Emotionsregulation charakterisiert sind, wurden bereits Einschränkungen in der Funktion des orbitofrontalen Systems nachgewiesen, so bei Autismus (Baron-Cohen, 1995), Manie (Starkstein et al., 1990), Phobien (Rauch et al., 1995), Alkoholismus (Adams et al., 1995), Drogenabhängigkeit (Volkow et al., 1991), Depression (Mayberg et al., 1994), posttraumatischen Belastungsstörungen (Semple et al., 1992) sowie Charakter- und Borderline-Persönlichkeitsstörungen (Goyer et al., 1994; vgl. Schore, 2009, S. 22).

Die besonderen Fähigkeiten des orbitofrontalen Kortex scheinen darauf zu beruhen, dass diese Struktur maximal vernetzt ist mit zahlreichen anderen Gehirnregionen. Sie bezieht deshalb Informationen aus dem körperlichen Bereich, aus den vegetativen Vorgängen, dem Blut und gleichzeitig aus allen Sinnesorganen. Der orbitofrontale Kortex integriert alle diese Informationen und hebt sie auf ein höheres Abbildungsniveau, sodass die emotionalen Vorgänge in Verbindung mit den Informationen über die äußere und innere Welt geordnet und reguliert werden können (Schore, 2009, S. 266).

Schore vertritt nachdrücklich, dass das Unbewusste des Menschen nicht, wie lange geglaubt, ein Ort sei, an dem Verdrängtes, Unerledigtes notdürftig abgelagert wird, sondern eine »kohäsive, aktive mentale Struktur, die fortwährend Lebenserfahrungen abruft und gemäß ihres Interpretationsschemas darauf reagiert« (ebd., S. 20). Daraus folgt, dass Psychotherapie die unbewussten selbstregulatorischen Fähigkeiten des Patienten nutzen und fördern soll, indem die Äußerungsformen des Unbewussten nicht nur als Hinweise auf Krankes, sondern auch als kreative Beiträge zum Heilungsprozess verstanden werden. Das kann beispielsweise geschehen, indem die Aufeinanderfolge von Einfällen nicht als bedeutungsloses Zufallsgeschehen verstanden wird, sondern als eine Sprache des Unbewussten, in der die Natur des aktuellen Traumamaterials und die zu seiner Verarbeitung nötigen Schritte erzählt werden (Bollas, 2011).

Schore stellt klar: Die emotionale Intelligenz des Menschen, seine Fähigkeit zur Emotionsregulation, entwickelt sich intersubjektiv, in der Kindheit ebenso wie in der Therapiestunde. Neurobiologisch gesprochen reift die rechte Gehirnhälfte in den beiden ersten Lebensjahren erfahrungsabhängig, also nur im Kontakt mit regulationskompetenten Erwachsenen (Schore, 2009, S. 38). Er vertritt: die Beziehung zwischen Säugling und Mutter, ebenso wie die Beziehung zwischen Patient und Therapeut, beruht auf Vorgängen der Resonanz (Schore, 2000e, 2002b). Nach seiner Auffassung ist emotionale Resonanz eine Kommunikation zweier rechter Gehirnhälften, und zwar durch Rhythmussynchronisierung: »Empathische Resonanz resultiert aus dyadischer Abstimmung, und sie induziert eine Synchronisierung von Aktivitätsmustern in beiden rechten Hemisphären der therapeutischen Dyade« (ebd., S. 80).

Der Zustand der Resonanz macht Emotionsregulation möglich und Schore nennt diesen Zustand ebenso wie die Bindungstheorie *sichere Bindung*. Wie die Fähigkeit zur Resonanz neurobiologisch zu erklären sein könnte, untersucht er nicht weiter, hierüber liegen auch noch keine gesicherten neurobiologischen Erkenntnisse vor.

Seinem Ansatz wäre hinzuzufügen, dass Resonanz nicht nur ein Mitfühlen oder Gleichfühlen ist, also ein Wissen darüber, *was* gefühlt wird, sondern immer auch ein Wissen um die Regulationsvorgänge der Emotionen, also ein Wissen darüber, wie es im Moment der Therapiestunde um die Regulationsvorgänge bestellt ist. Es wird deshalb sinnvoll sein, den Vorgang der Resonanz zu differenzieren und zwischen *Affektresonanz* und *Prozessresonanz* zu unterscheiden.

Zu den behandlungstechnischen Konsequenzen seiner Ausführungen zu Resonanz äußert sich Schore nicht, also zu den Fragen, woran in der Therapiestunde Momente der Resonanz erkennbar werden und wie die emotionale Regulation in solchen Momenten gefördert werden kann. All dies werden Elemente einer Psychotherapie der Emotionen sein.

Seine Ausführungen über Resonanz und Bindung sind gleichwohl sehr erhellend:

> »In der Tat sind die psychobiologische Einstimmung, die interaktive Resonanz, die wechselseitige Synchronisierung und das Mitschwingen in den physiologischen Rhythmen grundlegende Prozesse, die die Entstehung von Bindung beeinflussen; Bindung kann daher als die interaktive Regulation biologischer Synchronisierung zwischen Organismen definiert werden.
>
> Indem die Mutter synchronisiert und mit Resonanz auf die Rhythmen der dynamischen inneren Zustände des Säuglings reagiert und die Erregungshöhe dieser negativen und positiven Zustände reguliert, stellt sie eine Bindungsbeziehung durch eine somatisch ausgedrückte emotionale Kommunikation her. Bindung ist somit die dyadische (interaktive) Regulation von Emotion (Sroufe 1996). Das Baby wird an die psychobiologisch eingestimmte regulierende primäre Bezugsperson gebunden, die nicht nur negative Affekte minimiert, sondern auch die Möglichkeiten für positive Affekte maximiert. Bindung ist nicht nur die Wiederherstellung von Sicherheit nach dysregulierenden Erfahrungen und stressvollen negativen Zuständen. Sie ist auch die interaktive Verstärkung positiver Aspekte, wie zum Beispiel im Spiel« (Schore, 2009, S. 65).

In diesen Ausführungen ist, wenn auch nicht ausdrücklich benannt, die Erkenntnis enthalten, das zur Emotionsregulation auch die Balancebildung zwischen negativen und positiven Emotionen gehört. Dies findet seine direkte Bestätigung in den Erfahrungen der modernen Traumatherapie, wie wir gesehen haben.

Im Zustand der sicheren Bindung beginnt die Emotionsregulation im Therapeuten; dessen Fähigkeit zur Affektresonanz und Affektregulation ist notwendige Voraussetzung für die Fähigkeit des Patienten zur Selbstregulation: »Der Therapeut kann dem Patienten zeigen – oft mehr durch sein Verhalten als durch verbale Deutung –, dass es tatsächlich möglich ist, stressvolle Gefühle zu ertragen und diese zu überleben« (Migone, 1995, S. 628).

> »In einem co-kreierten intersubjektiven Feld greift der Kliniker auf autoregulative Fähigkeiten zurück, um den belastenden negativen Zustand, der in ihm durch die Kommunikation der dysregulierten negativen Affekte von Seiten des Patienten induziert ist, zu modulieren und auszuhalten. Der selbstreflexive empathische Therapeut hat dadurch die Möglichkeit, als ein interaktiver Affektregulator für den dysregulierten Zustand des Patienten zu dienen« (Schore, 2009, S. 195).

Daraus folgt, dass Therapeuten ihre eigene Regulationsfähigkeit im Geschehen der Stunde genau beobachten und auch mitteilen müssen. Der Therapeut kann beispielsweise emotionale Regulationsstörungen bei sich selbst feststellen, vielleicht in Gestalt einer Lähmung seines eigenen Denkens durch zu hohe Emotionsstärke, und behebt diese Störungen, indem er die ihm zur Verfügung stehenden Techniken zur Verbesserung der eigenen Emotionsregulation nutzt. Damit ist seine eigene Verarbeitungsfähigkeit und somit seine Fähigkeit zu denken wiederhergestellt. Dieser Ablauf wirkt sich direkt auf den Patienten aus und kann auch mit dem Patienten zusammen in Gestalt von prozessbezogenen Interventionen reflektiert werden.

Schore weist darauf hin, dass das Gehirn ein komplexes selbstorganisierendes System sei. Er verwendet wiederholt den Begriff der Selbstorganisation und vertritt auch ausdrücklich, dass das Gehirn nur mit einem Modell der Selbstorganisation beschreibbar sei: »Das Gehirn ist als ein komplexes dynamisches System organisiert (Lewis und Granic 2000; Siegel 1999), und jedes theoretische Konzept der Affekte oder der Gehirnentwicklung, der Psychopathogenese oder des Unbewussten sollte deshalb ebenfalls einen dynamischen systemischen Zugang benutzen« (Schore, 2009, S. 232). Er arbeitet diesen Ansatz aber nicht weiter aus, weder für die Muster der Rhythmussynchronisation im Zustand der sicheren Bindung noch für die Muster der Emotionsregulation noch für die dysfunktionalen Regulationsmuster, die den psychischen Störungen zugrunde liegen. Er äußert sich auch nicht dazu, wie sich in einer Psychotherapie selbstorganisatorisch Muster bilden, beispielsweise Muster unsicherer Bindung, und wie diese beeinflusst werden können.

Schore macht also die Notwendigkeit deutlich, die Modelle der Selbstorganisation zu nutzen, arbeitet dies aber selbst nicht aus. Wir werden deshalb im nächsten Kapitel das Prinzip Selbstorganisation und seine Auswirkungen auf die Arbeit in der Therapiestunde genauer betrachten.

7 Das Prinzip Selbstorganisation

Dieses Kapitel beschäftigt sich mit der Frage, welche Modelle geeignet sind, emotionale Vorgänge zu beschreiben, diese Frage ist von einiger Bedeutung. Ein Modell ist ein Realitätskonzept und hat für einen bestimmten Bereich der Realität Erklärungskraft. Wendet man dieses Konzept aber auf andere Bereiche an, für die es nicht gültig ist, so kann der Anwender die Beobachtungen, die er macht, nicht mehr mit diesem Modell erklären und kann allenfalls eine Zeit lang die unlösbaren Widersprüche ignorieren. Was tatsächlich in dieser Situation ansteht, ist eine Veränderung oder Erweiterung des Modells oder ein Paradigmenwechsel, wie Kuhn (1967) das nannte, also eine Veränderung der Grundannahmen.

Diese Situation wird häufig als *kopernikanische Wende* bezeichnet, weil die frühe Sternenkunde von der ptolemäischen Vorstellung ausgegangen war, die Sterne kreisten um die Erde. Mit dieser Annahme ließen sich aber die Planetenbahnen nicht erklären, die Sterne schienen manchmal vorwärts und manchmal rückwärts zu fliegen und manchmal Saltos zu schlagen. Nikolaus Kopernikus vollzog den Paradigmenwechsel: Die Erde und die anderen Planeten kreisen um die Sonne. Damit ließen sich die Planetenbahnen widerspruchslos erklären.

In der modernen Emotionsforschung lassen sich die Beobachtungen ebenfalls nicht mit einfachen Ursache-Wirkungsmodellen beschreiben. Lineare Ursache-Wirkungsmodelle haben nur für einfache Wechselwirkungen Gültigkeit, wie man sie beispielsweise im Bereich der Mechanik findet. Bei emotional bedingten Krankheiten hingegen ist die Zahl der in Wechselwirkung stehenden einzelnen Faktoren derartig hoch, dass von einem komplexen System gesprochen werden muss.

Ein Beispiel: Wenn eine Patientin sich selbst verletzt, so ist ohne Frage das Messer die Ursache der Verletzung. Damit ist aber nicht genug erklärt. Erweitert man dann die Perspektive und fragt nach Emotionen, Überzeugungen, Beziehungen, nach ihrer Lebensgeschichte, dann kommen enorm viele Faktoren ins Spiel, die in Wechselwirkung miteinander stehen. Niemand hätte die Fähigkeit, für jede Wechselwirkung, wenn man denn alle kennen würde, eine Gleichung aufzustellen, und wenn doch, so wäre damit nichts an Klarheit gewonnen. Dennoch ist auch bei einem komplexen System wie diesem die Versuchung groß, die Logik von Ursache und Wirkung beizubehalten. Dann wird vielleicht angenommen, eine Persönlichkeitsstörung sei die Ursache oder die in der Kindheit erlittene Misshandlung oder der unempathische Umgang der Eltern mit der Patientin sei die Ursache des selbstverletzenden Verhaltens. Solche Anwendungen des Ursache-Wirkungsmodells vereinfachen das Geschehen, sie reduzieren es auf wenige Faktoren. Damit steigt aber die Gefahr von unwirksamen oder gefährlichen therapeutischen Schlussfolgerungen stark an. Der Mensch – und nur der Mensch – hat die Fähigkeit, in dieser Situation, in der die eigenen Realitätskonzepte nicht mehr anwendbar sind, innezuhalten und so lange zu suchen, bis neue Modelle gefunden sind, die besser zum Gegenstand passen und deshalb die Handlungsfähigkeit wiederherstellen.

Der Erklärungsbereich kausal-linearer Modelle endet dort, wo sich eine große Zahl von Einzelelementen, die in Wechselwirkung stehen, zu einem komplexen System organisiert haben. In solchen komplexen Systemen treten Erscheinungen auf, die nicht den Gesetzen von Ursache und Wirkung folgen, sondern den Gesetzen der *Selbstorganisation*.

Selbstverletzendes Verhalten, wie im gegebenen Beispiel, kann dann als *Muster* verstanden werden, das sich aus dem Versuch herausgebildet hat, starke negative Emotionen von beispielsweise Wut und Ohnmacht zu regulieren. Das selbstverletzende Verhalten erfüllt diesen Zweck aber nicht, die negativen Emotionen werden dadurch eher stärker als schwächer. Trotzdem, dieser Befund ist auffällig, behalten die Patienten das selbstverletzende Verhalten bei: Es hat sich als Muster verfestigt, unter anderem, weil es die kreative Lösungssuche nach alternativen, besseren Möglichkeiten der Selbstregulation lähmt.

Weil selbstverletzendes Verhalten bei der Emotionsregulation nicht hilft und außerdem zahlreiche körperliche, psychische und soziale Folgeschäden anrichtet, hat es den Charakter eines *Negativmusters*. Wir werden sehen, dass zahlreiche psychosomatische Krankheitsbilder als gescheiterte Versuche der Emotionsregulation entstehen und sich, ohne diesen Zweck zu erfüllen, dennoch verfestigen, also den Charakter eines Negativmusters haben.

Die therapeutischen Konsequenzen dieser geänderten, selbstorganisatorischen Sichtweise auf selbstverletzendes Verhalten sind erheblich. Das selbstverletzende Verhalten wird dann nicht mehr als Folge einer Ursache angesehen, sondern als ein Muster, das sich eigengesetzlich verfestigt hat. Am Anfang der Behandlung steht deshalb nicht die Ursachensuche, sondern die *Musteranalyse* und die *Musterunterbrechung* (Plassmann, 2011).

Die Situation ist vielleicht vergleichbar mit dem Verhalten eines Feuers. Gerät ein Haus in Brand, warum auch immer, dann breitet sich das Feuer eigengesetzlich aus, weitgehend unabhängig von den Bedingungen seiner Entstehung. Das Feuer wird nicht dadurch gelöscht, dass die Feuerwehr die Brandursache ermittelt, sondern dadurch, dass die Feuerwehr die Ausbreitung des Feuers unterbricht. Erst wenn der Brand gelöscht ist, wird rekonstruiert, wie er entstanden ist. Linear denkende Psychotherapie würde sich hingegen nicht mit dem selbstverletzenden Verhalten selbst beschäftigten, sondern mit dem, was als Ursache angesehen wird: die Vergangenheit, die frühe Persönlichkeitsstörung, die Eltern, die Vererbung, der Hirnstoffwechsel und so fort.

Die selbstorganisatorische Sichtweise enthält aber nicht nur die Annahme, dass das Muster sich aus sich selbst heraus verfestigt, sondern auch, dass ein solches Muster sich auch unter entsprechenden Bedingungen aus sich selbst heraus verändern kann. Ein Negativmuster wie zum Beispiel selbstverletzendes Verhalten oder auch eine Magersucht zu erzeugen, ist ein großer Kraftakt, den die Patienten leisten. Diese ständig aufgebrachte Energie kann nun unter entsprechenden Bedingungen zur Veränderung des Musters eingesetzt werden, die Energie steht bereit, die Musterveränderung ist aber blockiert. Die Aufgabe von Psychotherapie ist es dann, die Blockierung zu beheben.

Im Fall von selbstverletzendem Verhalten braucht es hierzu die gefühlte Erkenntnis des Patienten, dass selbstverletzendes Verhalten ein Negativmuster ist, also der eigenen Person in vielerlei Hinsicht schadet, dann die Entscheidung, dieses Verhalten eigenverantwortlich zu beenden und dann die Nutzung besserer bereitliegender Methoden der Emotionsregulation.

Eine Psychotherapie der Emotionen muss also von Grund auf danach ausgerichtet sein, die pathologischen Muster der Emotionsregulation zu erkennen und deren Transformation in etwas Gesünderes zu fördern. Ich halte es deshalb für sinnvoll, sich mit den Begriffen und den Gesetzmäßigkeiten der Selbstorganisation und dem Begriff des Musters in diesem Kapitel etwas näher zu befassen.

Im oben gegebenen Beispiel des selbstverletzenden Verhaltens wird der Unterschied zwischen einer linear-kausalen Sichtweise und einer selbstorganisatorischen Sichtweise deutlich. Die Hindernisse, die sich dem notwendigen Umdenken entgegenstellen, bestehen mehr auf wissenschaftlicher Seite als aufseiten der Patienten. Das linear-kausale Denken ist in unserem westlichen Weltbild fest verankert, die moderne westliche Medizin hat ihre größten Erfolge dort, wo sich das linear-kausale Denken anwenden lässt, beispielsweise in der Bekämpfung von Infektionskrankheiten. Wo das linear-kausale Denken sich nicht anwenden lässt, wie zum Beispiel bei komplexen psychosomatischen Problemen, neigt die Schulmedizin zu dem Versuch, Erfolge mit Gewalt zu erzwingen.

Fallbeispiel

Eine zwölfjährige magersüchtige Patientin wurde wegen starkem Untergewicht in der Kinderklinik aufgenommen, dort im Patientenzimmer isoliert, auch von ihren Eltern und den Mitpatienten. Alle persönlichen Dinge wurden ihr abgenommen und sie sollte dadurch gezwungen werden, zu essen, um ihre Freiheiten und persönlichen Dinge wiederzubekommen. Die Patientin verhärtete sich daraufhin in ihren magersüchtigen Mustern noch mehr, die Klinik erhöhte den Druck noch weiter, sodass ein gefährlicher Machtkampf entstand, jedoch keine Veränderung im essgestörten Verhalten und Denken.

Die Schwierigkeit der westlichen Wissenschaft, die Grenzen des linear-kausalen Denkens zu erkennen, zieht sich durch mehr als zwei Jahrtausende. Auffällig ist, dass das Prinzip Selbstorganisation über lange Episoden fast in Vergessenheit geriet, um dann unter neuem Namen mehrfach wieder entdeckt zu werden.

Wir haben bei der Betrachtung der modernen Emotionsforschung gesehen, dass beispielsweise die Säuglingsforschung vom dyadisch-systemischen Ansatz spricht, dabei aber nichts anderes meint als Selbstorganisation. Manche Psychoanalytiker sprechen vom *Feld* (Baranger & Baranger, 1969; Ferro, 2003) und meinen ebenfalls nichts anderes als Selbstorganisation.

Mathematiker sprechen von der Theorie komplexer Systeme (Abraham & Shaw, 1992) und von Synergetik (Haken, 1990). Wer sich also mit Selbstorganisation befasst, muss sich am Ende für jene Begriffe und Modelle der Selbstorganisation entscheiden, die dem eigenen Tätigkeitsbereich am angemessensten sind.

Interessanterweise ist die Selbstorganisationsforschung kein Produkt der Moderne. Der römische Philosoph Titus Lucretius Carus, Lukrez genannt, hatte im ersten vorchristlichen Jahrhundert seine Schrift *De Rerum Natura* verfasst: *Über die Natur der Dinge* (Binder, 2014). Er stützte sich auf Arbeiten griechischer Philosophen, vor allem Demokrit und Epikur. Nach seiner Auffassung besteht die ganze Welt der Dinge, der belebten wie der unbelebten, aus kleinsten Teilchen, die er *Atome* nannte, die »Unteilbaren«. Sie setzen sich zu immer neuen Mustern zusammen. Niemals, so seine Überlegung, verschwindet etwas, niemals kommt etwas hinzu, sondern was sich verändert, sind die Muster, zu denen sich die Atome jeweils zusammenfügen.

Natürlich gab es damals die Möglichkeiten der Atomphysik nicht, mit denen die Existenz von Atomen nachgewiesen und ihre Eigenschaften untersucht werden können. Lukrez kam allein aufgrund logischer Überlegung zu dem Schluss, dass es Atome geben müsse und unsere Welt aus den Mustern bestehe, die von ihnen gebildet werden. In seinem Modell, er nannte es *Atomismus*, kommt kein Schöpfer vor, die Entthronung der Götter war aber keineswegs sein Ziel. Er hielt das Modell des Atomismus nur für das plausibelste und wir werden ihm aus heutiger Sicht zustimmen.

Seine Schrift war in seiner Zeit unter Gebildeten wohl bekannt, geriet dann aber mit dem Niedergang des römischen Imperiums in Vergessenheit, wie das Gedankengut der Antike überhaupt. Die katholische Kirche hatte in den folgenden Jahrhunderten des Mittelalters eine starke Kontrolle darüber, was gelesen und gewusst werden durfte, sie verfügte in ihren Klöstern über die einzigen größeren Bibliotheken antiker Autoren. Die Kirche setzte unliebsame Werke auf den Index, so auch Lukrez. Der Atomismus geriet deshalb in Vergessenheit (Greenblatt, 2011).

Anfang des 15. Jahrhunderts wurde gleichwohl das Bedürfnis der Gebildeten immer stärker, die antiken Autoren und deren von der Kirche unterdrückte Schriften zu lesen. Mit diesem Ziel machte sich der Florentiner Poggio Bracciolini auf, in den Klosterbibliotheken nach antiken Autoren zu suchen, weil nur dort nach eineinhalbtausend Jahren Kirchenzensur noch Exemplare zu vermuten waren. Wahrscheinlich im Kloster Fulda stieß er auf das letzte erhaltene Exemplar von *De Rerum Natura* und es gelang ihm, die Schrift zu kopieren. Sie verbreitete sich in der Folge unter Gebildeten rasch und ihre Wiederentdeckung steht am Anfang der Renaissance mit ihrem wiedererwachten Interesse an der Antike (Greenblatt, 2011). In den Natur- und Sozialwissenschaften des 20. Jahrhunderts nahm dann das Wissen in Physik, Biologie und Psychologie rapide zu und damit auch das Wissen über die Unzahl von Einzelfaktoren, die in den untersuchten Gegenständen miteinander in Wechselwirkung standen. Nicht die Gegenstände hatten sich verändert, sondern das Wissen über sie, das Wissen wurde zunehmend komplexer.

Man könnte sagen, dass im Geist der Forscher durch die ständig größer werdende Menge an Informationen Unordnung drohte und in dieser Situation stand ein Phasenübergang, ein Paradigmenwechsel in den Erklärungsmodellen der Forscher an. Etwas Neues, ein neues Muster des Denkens wurde gebraucht. In dieser

Situation muss sich auch Lukrez befunden haben, der nach einigen Jahrhunderten griechisch-römischer Philosophie sein Wissen über die Welt nur dadurch ordnen konnte, dass er das Modell des Atomismus schuf.

Wir sehen hier, dass die Entstehung neuer Ideen ein selbstorganisatorischer Vorgang ist, der sich nicht nur (wenn wir Psychotherapeuten sind) bei unseren Patienten ereignet, sondern auch in uns selbst. Der Zuwachs an Wissen führt zur *Emergenz* neuer Muster des Denkens.

Wie aber lassen sich die verschiedenen Entwürfe von Selbstorganisation für die Praxis des Psychotherapeuten nutzen? Wir müssen uns in der hochkomplexen Situation der Therapiestunde orientieren, entscheiden, verhalten. Ist Selbstorganisation ein abstraktes mathematisches Modell, fernab von der Realität des Psychotherapeuten oder ist sie intuitiv nutzbar? Die Selbstorganisationsforschung hat zum Beispiel in der Mathematik Modelle hervorgebracht, die nur noch Mathematiker verstehen können (Tschacher, 1997; Haken, 1990). Daraus könnte der Psychotherapeut schließen, dass die ohnehin schon extrem komplexe Situation der Therapiestunde durch Beschäftigung mit den Modellen der Selbstorganisation noch komplexer würde.

Es ist anders. Die elementaren Gesetzmäßigkeiten der Selbstorganisation sind einfach und intuitiv plausibel und wir brauchen nur wenige spezielle Begriffe. Insbesondere ist der Moment, in dem sich in der Therapiestunde neue, gesündere Muster bilden, intuitiv spürbar. Es ist, wie wenn sich eine Stockung löst.

Folgende Begriffe und Modellbestandteile der Selbstorganisationsforschung sind für den Psychotherapeuten nützlich und notwendig:

- Das mentale System des Menschen ist ein *komplexes System*, es besteht aus zahlreichen Einzelkomponenten, die zueinander in Wechselwirkung stehen, es hat Grenzen und eine Umgebung (Tschacher, 1997).
- Das System Mensch ist nicht geschlossen, sondern *offen*, es nimmt Einflüsse auf (Haken, 1988a, 1990).
- Es kann als zusammengesetzt aus Subsystemen gedacht werden und als Bestandteil eines Metasystems.
- Ein Beobachter interagiert selbst mit dem System, nimmt also eine sogenannte *Endoperspektive* ein (Rössler, 1992a).
- Gemäß der Theorie dynamischer Systeme (Abraham & Shaw, 1992) bilden sich in einem komplexen System *Muster*, sie haben die Eigenschaft von *Attraktoren*, sie setzen sich als Ordnungsmuster im System durch. Das komplexe System reduziert dadurch seine Komplexität.
- *Dysfunktionale Muster* sind solche, die den Energiefluss blockieren, in emotionalen Systemen also die Emotionsregulation. Das optimale Muster ist

jenes, welches den freien Fluss von Energie ermöglicht: »Die Gestalt versucht, das Feld zu entspannen« (Tschacher, 1997, S. 95). Deshalb lässt sich in der Psychotherapie die Qualität eines Musters intuitiv an der Zunahme oder Abnahme von Blockierungen der emotionalen Selbstregulation erkennen.

Die Begriffe vom *komplexen System*, welches selbstorganisatorisch im Zuge der Emotionsregulation *Muster* bildet, die Unterscheidung von *dysfunktionalen und funktionalen Mustern*, und allenfalls noch der Begriff des *Attraktors* sind für den Psychotherapeuten von Nutzen. Unser Hauptwerkzeug wird die Erkenntnis sein, dass unsere Patienten aus sich selbst heraus imstande sind, sowohl dysfunktionale wie funktionale Muster zu bilden. Dies bildet die Grundlage für die Erkenntnis, dass Psychotherapie günstige Entstehungsbedingungen für funktionale emotionale Regulationsmuster schafft. Mit diesem Handwerkszeug wird es möglich sein, die wahrgenommenen emotionalen Vorgänge in der Stunde zu beschreiben und zu ordnen.

Fallbeispiel

Die 38-jährige Frau E. war nach dem Tod ihres langjährigen Partners in eine schwere Krise geraten. Die Bindung war offenbar ungewöhnlich intensiv gewesen, er war plötzlich unerwartet gestorben, ein für die Patientin traumatisches Ereignis, auf das sie mit schwersten Depressionen, Suizidalität, überflutenden Flashbacks der Sterbesituation reagiert hatte. Sie war sich lange Zeit nicht sicher, ob sie ohne ihren verstorbenen Partner weiterleben wolle. In dieser Situation begann die Behandlung.

Ein erster Wendepunkt in der Behandlung fand statt, als die Patientin spürte, dass sie auf die tödliche Depressivität und auf das Überwältigtwerden von Flashbacks Einfluss hatte – und zwar, indem sie diese Zustände in die Stunde brachte, genau mit mir absprach, womit sie sich beschäftigen wollte, und mit mir zusammen plante, wie das Durchgehen dieses emotionalen Materials, dieser Geschichten, in der Stunde so gehandhabt werden konnte, dass keine Überflutung eintrat. Dazu war sorgfältige Regulation von Rhythmus und Tempo erforderlich, eine Begrenzung der Geschichten auf Anfang und Ende, eine Abstimmung auf den richtigen Detaillierungsgrad und im Sprechen eine durchgehende Prozessresonanz mit gemeinsamem Beurteilen, ob das aktuelle Durchgehen von Belastungsmaterial noch innerhalb oder schon außerhalb ihrer Regulationsmöglichkeiten läge. Es war also die Methodik der narrativen Exposition, die sich hier bewährte.

Im Rückblick auf die Beziehung zu ihrem Partner fiel ihr wie mir auf, wie eng verbunden beide gewesen waren, wie Zwillinge. Sie trug damals stets einen kleinen Plüschbären bei sich als Symbol ihres verstorbenen Partners, auch in den Therapiestunden. Der Abstand zwischen den beiden Körpern, ihrem und dem des Plüschbären, waren Zentimeter. Wahrscheinlich auch dadurch kam bei mir der Gedanke auf, ob die Bindung an ihren Partner etwas Zwillingshaftes gehabt habe, eine Vorstellung, die auch ihr zu passen schien und, weil sie nichts von einem tatsächlichen Zwillingsgeschwister wusste, forschte sie nach, ob es im Mutterleib ein Geschwister gegeben haben könnte, sprach mit ihrer Mutter, die bestätigte, dass es während der Schwangerschaft damals eine Fehlgeburt gegeben habe, aber nur des einen Zwillings. In der Familie war nicht darüber gesprochen worden. Für mich wurde gut spürbar, wie in der Patientin eine tiefe Sehnsucht besteht nach zwillingshafter Gemeinsamkeit, wie auch immer entstanden.

Im Zuge dieser Arbeit nahm die Selbstregulationsfähigkeit der Patientin stark zu und es kam zu einem zweiten Wendepunkt in der Behandlung. Sie spürte stets deutlicher werdend ihren eigenen Lebenswillen, auch in der Stunde selbst, sie spürte ihre eigene Aktivität und Kreativität, mit der sie an ihrer Genesung arbeitete, und traf dann in einem längeren ernsthaften Prozess die Entscheidung, dass sie weiterleben wolle.

Sie nahm ihre Berufstätigkeit wieder auf, damals war sie Pädagogin in einer Behinderteneinrichtung, und setzte die Therapie für einige Zeit aus, weil sie sich ihrem Leben gewachsen fühlte. Nach längerer Unterbrechung meldete sie sich erneut an. Sie hatte sich mittlerweile aus ihrem bisherigen Beruf gelöst, hatte entschieden, ihrem schon lange bestehenden Interesse für Naturheilkunde zu folgen, hatte ein entsprechendes Aufbaustudium absolviert und stand nun einige Zeit vor der Abschlussprüfung. Sie beschrieb, dass sie eine seltsame Freudlosigkeit in sich bemerke, am Studium und an den sich dadurch auftuenden Möglichkeiten. Im Sprechen darüber fühlte ich mich an die Zeit erinnert, in der sie sich nach dem Tod ihres Partners nicht lebensfähig gefühlt hatte, und während ich hierüber nachdachte, erzählte sie eine merkwürdige Begebenheit. Man kann beobachten, dass die von den Patienten erzählten Geschichten keinen großen Unterschied zu Träumen aufweisen. Sie kommentieren das derzeit in der Stunde aktive emotionale Material und die Patienten wählen aus der großen Zahl von Ereignissen genau jenes aus, das sich wie ein Traumbild mit diesem emotionalen Material beschäftigt, auch wenn der Zusammenhang noch weit vom Bewusstsein entfernt ist.

Sie erzählte, wie sie auf einer Bergtour mit ihrem alten Vater und ihrer gesundheitlich geschwächten Schwester unterwegs gewesen war und auf dem Rückweg beide mit ihren Kräften am Ende waren und von der Patientin buchstäblich ins Tal getragen worden waren.

Sie war dadurch selbst über die Grenzen ihrer Kräfte hinausgegangen, aber sowohl Vater wie Schwester hatten von ihr geschleppt werden wollen, beide verweigerten Hilfe durch die Bergwacht, die ohne Weiteres hätte gerufen werden können.

Die Geschichte erzählt enge Bindungen, die ihr so wichtig sind, dass sie zu ihrem eigenen Schaden über ihre eigenen Grenzen geht. Warum kam diese Geschichte in die Stunde? In mir nahm eine Idee hierzu Gestalt an und ich habe es mir zur Gewohnheit gemacht, mir solche Ideen erst klarzumachen und dann zu entscheiden, ob und wie ich sie verwende. Der Gedanke war folgender, und ich teilte ihn der Patientin mit:

Ob es wohl sein könnte, so fragte ich mich und sie, ob ihr das Studium, dessen Abschluss und der neue Beruf wie ein Weg ins eigene Leben vorkomme, der mit ihrer stark empfundenen Loyalität zu ihren nächsten Angehörigen im Gegensatz zu stehen scheine und sich daher ihre Freudlosigkeit und Gehemmtheit, die sie bei sich beobachte, erkläre. Und, so fuhr ich fort, der Gedanke käme mir selbst kühn vor, aber könnte vielleicht in dieser Konstellation das Zwillingsthema enthalten sein, das Gefühl, ohne diese Bindungen nicht leben zu können?

Ich fragte die Patientin, wie sie auf diese Überlegungen, die mir selbst kühn vorkamen, reagiere. Sie antwortete, irgendwie lasse die Spannung nach, es sei ihr schon im Zuhören gut gegangen. Dann in einem vitalen Zornesausbruch: »Ich will jetzt lernen, ich will Zeit haben zum Lernen, die beiden sollen zum Arzt gehen, wenn sie krank sind, nicht zu mir!« Dann, nachdenklich: »Dieses Zwillingshafte gehört einfach zu mir, ich bin so.«

Was könnte hier abgelaufen sein in diesem Moment der Stunde? Ich war mir durchaus unsicher gewesen, ob das Mitteilen meiner Überlegung in der Stunde nützlich sein würde. Der befreiende Zorn auf die nächsten Angehörigen hat mich nicht überrascht, er war in der Geschichte von der Bergrettung als etwas Blockiertes deutlich wahrnehmbar gewesen. Überrascht hat mich der abschließende Friedensschluss mit ihrem eigenen Bindungsbedürfnis. Meine eigene Überraschung scheint mir das Wesentliche an diesem Moment in der Stunde. Die Versöhnung mit sich selbst war ein Element, selbstorganisatorisch in der Stunde entstanden und weder von der Patientin noch von mir erwartet.

8 Gesetzmäßigkeiten seelischer Wachstumsvorgänge

8.1 Das emotiozentrische Prinzip

Nicht jeder wird diese Reise durch die Ergebnisse der modernen Emotionsforschung für notwendig gehalten haben. Warum dieser Aufwand?

Wenn man als Therapeut das Gefühl hat, für die in der Therapiestunde gemachten Erfahrungen seien die eigenen gelernten Erklärungsmodelle nicht geeignet genug, dann beginnen innere Suchprozesse, die in der Tat in ganz verschiedene Richtungen führen können. Manche Therapeuten werden sich gleichsam horizontal bewegen, indem sie sich sagen, das Verfahren, das sie gelernt haben und in dem sie zu Hause sind, müsse unter Umständen um weitere, andere Verfahren ergänzt werden. Sie machen dann zusätzlich zur Verhaltenstherapie, Psychoanalyse, Gesprächstherapie noch weitere Ausbildungen, sagen wir in EMDR, Körpertherapie oder Hypnose. Solche Erweiterungen des eigenen Methodenspektrums finden häufig im Stillen statt, die Therapeuten behalten ihre offizielle Identität als Psychoanalytiker, Verhaltenstherapeuten et cetera bei, im geschützten Rahmen ihres Sprechzimmers variieren sie aber ihre Schulmethode auf eine Weise, die zu ihnen selbst passt und ihren Patienten hilft. Andere Therapeuten werden gleichsam den Weg in die Tiefe wählen und sich mit den Modellen beschäftigen, die den Methoden zugrunde liegen, und mit den Forschungsergebnissen.

Was aber ist der innere Kompass, der einem Therapeuten anfangs das Gefühl gibt, es sei richtig und notwendig, die Grenzen des bisher Gelernten zu überschreiten und zusätzliches Wissen zu erwerben? Was ist der Kompass, der dem Therapeuten in der Therapiestunde entscheiden hilft, welche Arbeitsweise in jedem Moment dieser Stunde mit diesem Patienten die richtige sei? Ich glaube, es gibt eine klare und einfache Antwort auf diese Frage: Es ist der natürliche Instinkt des Menschen für seelische Heilungs- und Wachstumsvorgänge. Jeder Mensch hat ihn, nicht nur Therapeuten, jeder Mensch braucht ihn für unzählige kleinere und größere Lebensentscheidungen.

In der Therapiestunde brauchen wir diesen Instinkt für das jeweils Passende buchstäblich bei jedem gedachten Gedanken und bei jedem verwendeten Wort, bei jedem gesprochenen Satz. Sprache zu verwenden wäre ohne diesen Instinkt, der fühlen lässt, ob ein Wort, ein Satz nützen oder schaden wird, nicht möglich. Immer besteht dieser intuitive Kompass im Kern aus einem Gefühl; das Denken kommt erst danach, oft kommt es gar nicht, weil die Abläufe in einer Therapiestunde derartig dicht und komplex sind, dass gar keine Zeit bleibt, die Eignung jedes einzelnen Wortes und Satzes durch Nachdenken zu überprüfen.

Ich kann zum Beispiel bei mir selbst in Bezug auf Sprachverwendung beobachten, dass in der Therapiestunde eine Karawane von Sätzen durch mein Bewusstsein zieht, jeder begleitet von einem Gefühl dafür, ob ich ihn verwenden möchte. Diese Karawane von Gedanken in mir selbst ist Ergebnis jenes Transformationsprozesses, den das emotionale Geschehen in der Stunde bei mir selbst auslöst. Dann ist ein Satz dabei, der mir gefällt, ich fühle, dass er passt und dass er nutzen könnte beim Regulieren und Transformieren, also beim Vorangehen in genau diesem Moment der Stunde. Diesen Satz und keinen seiner Vorgänger spreche ich dann aus.

Manchmal taucht dieses »Das passt«-Gefühl sogar auf, obwohl noch gar kein zu sprechender Satz da ist, sondern kurz vorher. Ich weiß dann, dass ich jetzt etwas sagen möchte, was mir im nächsten Moment einfallen wird. Das ist wie auf See: Der Skipper spürt, dass eine Brise sich nähert, bevor sie beim Boot ist, weil sich die Wasseroberfläche schon beginnt zu verändern. Ich mache mich dann also zum Sprechen fertig, sage vielleicht noch: »Dazu folgender Gedanke«, habe den Gedanken in genau diesem Moment aber noch nicht, bin jedoch völlig ruhig und der Gedanke ist noch niemals ausgeblieben.

Daraus lässt sich schließen, dass dieser Heilungsinstinkt, ich möchte ihn *Transformationsgefühl* nennen, nicht an bewusste Gedanken geknüpft ist, sondern zusammen mit einem überwiegend unbewussten Transformationsprozess entsteht, der etwas erzeugt hat, was sich heilsam anfühlt.

Genauso oft kommt vor, dass sich in meinem Bewusstsein ein Gedanke zeigt, der mir passend vorkommt, ich hebe an, zu sprechen und im Sprechen organisiert sich der Satz neu und nimmt seine richtige endgültige Gestalt an.

Daraus folgt keineswegs, dass Therapeuten alles sagen könnten, was ihnen gerade in den Sinn kommt, ganz im Gegenteil. Therapeuten sollten jene eigenen Gedanken verwenden, die vom eigenen Prozessgefühl positiv bewertet werden, und je mehr Therapeuten von der Rolle der Emotion bei seelischen Heilungs- und Wachstumsprozessen wissen, desto sicherer können sie sich von diesen im Kern emotionalen inneren Kompass beraten lassen. Er ist die Basis von allem therapeutischen Tun und ist im Kern eine Empfindung, erst danach ein Gedanke.

Damit ist, wie schon im ersten Kapitel, die Aufgabe dieses Buches beschrieben: Psychotherapie ist Heilkunde, dazu braucht sie die Fähigkeit, emotionale Vorgänge wahrzunehmen und sie braucht mehr Wissen über Emotionen, wenn diese doch ganz offenbar im Kern der seelischen Wachstumsvorgänge stehen.

Darin liegt, wie ich meine, die Notwendigkeit und die Rechtfertigung, das vorhandene Forschungswissen über Emotionen zu sichten, so wie im ersten Teil dieses Buches versucht. Der jetzt folgende zweite Teil des Buches verfolgt das Ziel, dieses Forschungswissen für Therapeuten und ihre Patienten nutzbar zu machen. Dazu müssen die Forschungsbefunde geordnet werden, fehlende Begriffe müssen gefunden und eingeordnet werden, aus der riesigen Menge der Forschungsergebnisse muss das extrahiert werden, was der Therapeut in der Stunde tatsächlich braucht.

Wird daraus eine neue Therapiemethode werden? Ich glaube nicht, sondern eher eine Art Dach, unter dem sich die vorhandenen Psychotherapiemethoden versammeln können. Die emotionalen Prozesse liegen allen Therapieverfahren zugrunde, die Bedeutung, die sie haben, wird deshalb von allen Therapieverfahren anerkannt werden und dieser Vorgang ist bereits in vollem Gange.

Ich fasse zusammen: Denken, Sprechen und Handeln beginnen mit emotionalem Wahrnehmen, auch diese Vorgänge des Empfindens sind eine Form des Denkens, aber ohne Sprache und meist unbewusst. Das gilt ebenso für das Denken und Sprechen des Therapeuten wie das des Patienten, der Patientin.

8.2 Emotionale Resonanz

Diese Vorgänge ereignen sich allerdings nicht isoliert in einer Person, sondern im intersubjektiven Raum. Der Mensch ist mit Fähigkeiten ausgestattet, nicht nur eigene, sondern auch emotionale Vorgänge des Mitmenschen wahrzunehmen – und das aus gutem Grund. Emotionale Resonanz dient dem Überleben, sie ist Grundlage der Fähigkeit Gefühle und Absichten anderer Menschen zu dechiffrieren.

Die Fähigkeit zur Emotionsregulation ist dem Menschen allerdings nicht angeboren, sondern wird in sozialen Beziehungen dadurch erworben, dass Emotionen vom Mitmenschen wahrgenommen werden können. Die Regulation der

Emotionen ist dann eine gemeinsame Leistung der daran Beteiligten, also Kind, Mutter und Vater. Diese für seelisches Wachstum lebenswichtige Art der Beziehung kann in den Begriffen der Bindungsforschung als sichere Bindung bezeichnet werden, ein zutreffender und spontan plausibler Begriff. Stern (2005) schlägt hierfür die Bezeichnung *intersubjektive Matrix* vor, das Bedürfnis danach sieht er ebenfalls als grundlegendes menschliches Motivationssystem an. Diese besondere zur emotionalen Resonanz und Emotionsregulation befähigte Beziehung liegt auch der Psychotherapie zugrunde und wir können mittlerweile gut beschreiben, was dabei vor sich geht.

Fundamental wichtig ist die Erkenntnis, dass emotionale Resonanz zwischen Kind und Eltern, ebenso zwischen Patient und Therapeut, ein Geschehen ist, das sich in kleinen, kurzen Sequenzen geteilter Wahrnehmung bildet. Eine im Moment der Stunde aktive Emotion erzeugt nicht nur, wie jeder weiß, ein Gefühl, verbunden mit körperlichen Reaktionen, Gedanken und Impulsen, sondern eben auch Momente der Resonanz, also der geteilten emotionalen Wahrnehmung. Das gilt für unbewusste Emotionen ebenso wie für bewusste.

Für solche Momente hat Stern (ebd.) die Bezeichnung Gegenwartsmoment vorgeschlagen. Nach den Ergebnissen der Säuglingsforschung haben Gegenwartsmomente eine Dauer von ca. vier bis zehn Sekunden und sie sind nach Sterns Überzeugung einem chemischen Element vergleichbar, eine Grundeinheit menschlicher Wahrnehmung für Lebensvorgänge.

Wiederum gilt, dass Gegenwartsmomente nicht nur eine Richtung haben, sondern zwei. Sie entstehen nicht allein durch emotionale Vorgänge im Patienten, sondern auch durch emotionale Vorgänge im Therapeuten. Sehr häufig erlebt man beispielsweise, dass Patienten berichten, sie hätten auf ein bestimmtes vom Therapeuten verwendetes Wort sehr stark reagiert und sich noch lange damit beschäftigt. Dies liegt nicht nur an einer treffenden Formulierung, sondern auch an dem emotionalen Gehalt, den der Therapeut diesem Wort gab. Stern nannte diese emotionale Begleitmusik der Worte zunächst protonarrative Hülle, später führte er den Begriff des *Vitalitätsaffekts* ein.

Fallbeispiel

Die 50-jährige Frau A ist in exponierter, verantwortungsvoller Position tätig und sie kam zur Psychotherapie, nachdem sie sich von ihrem Mann getrennt hatte. Sie stellte fest, dass sie außerhalb der Ehe kaum weniger unglücklich war als innerhalb von ihr. In den ersten Therapiestunden war von diesem Unglücklichsein allerdings wenig wahrzunehmen. In die Stunden kamen viele Fähigkeiten, Tüchtigkeiten, aber jenes Unglück, das sie bewogen hatte, ihre Behandlung zu beginnen, nicht. Man könnte sagen, dass in mir eine Resonanz entstanden war auf jenes Emotionale, das sich im Hintergrund hielt. Ich vermute, dass gerade solches abwesendes emotionales Material doch auf eine subtile Weise in den Therapiestunden anwesend ist, vielleicht durch winzige Lücken, Aussparungen, die einen Hinweis auf das Fehlende geben. Sie hatte stark reagiert auf meinen Hinweis, dass ich ihre Tüchtigkeit sehr gut wahrnehmen könne, ihr Leiden allerdings nur schwach. Sie war ziemlich erschüttert von der Erkenntnis, dass sie ein Interesse bei mir, ihrem Therapeuten für ihre leidende, depressive Seite nicht erwartet hatte.

Einige Zeit später war in der Therapiestunde von einem Ereignis die Rede, das sich wenige Tage zuvor zugetragen hatte. Sie war stark erkältet gewesen, war im Bett geblieben und ihr getrennt lebender Ehemann hatte sich mit Fürsorglichkeit in ihr Leben gedrängt, sie besucht, ihr verschiedene Hilfen angeboten und damit eine Nähe und Intimität hergestellt, die sie nicht wollte. Sie berichtete, wie sie zu ihm gesagt hatte: Vielen Dank, ich möchte aber lieber für mich sein. Sie war noch in der Stunde äußerst erstaunt darüber, wie eindeutig und knapp sie sich ausgedrückt hatte. Und es traf mich ein Blick, der zu fragen schien, was davon zu halten sei.

Ich dachte ein wenig nach und spürte zunächst, dass diese kleine Geschichte etwas Wesentliches enthielt, und zwar den guten Kontakt zur eigenen Person und dem eigenen Bedürfnis, die klare Mitteilung und in der Stunde das Erstaunen über diese beiden Fähigkeiten.

So war also anscheinend zunächst eine Resonanz bei mir auf Staunen und Stolz der Patientin über ihr eigenen Fähigkeiten entstanden.

Ich sagte zu ihr, das sei nach meinem Eindruck eine starke Geschichte und darin enthalten eine einfache und direkte Willensäußerung. Sie reagierte auf diesen Begriff zunächst nicht erkennbar und setzte dann in der nächsten Therapiestunde an diesem Punkt wieder an. Sie habe noch lange über diesen Begriff der Willensäußerung nachgedacht. Der Begriff passe gut zu dem, was sie in diesem Moment als eigenen Wunsch gespürt hatte, nämlich ihren Willen zu äußern, aber allein diesen Begriff zu verwenden, versetze sie immer noch in Aufregung. Sie habe sich früher stets nach einem anderen Muster verhalten, habe ihr Bedürfnis abgeschwächt ausgedrückt, dabei ständig überlegt, wie sie dessen Wirkung auf ihren Ehemann abmildern könne, habe sich schuldig gefühlt, Kompromisse ersonnen, so lange, bis sie ihr eigenes Bedürfnis nicht mehr gespürt habe, sondern nur noch den Wunsch nach Harmonie.

Nach meinem Eindruck hat die Patientin nicht nur auf den von mir verwendeten Begriff, sondern auch auf einen emotionalen Vorgang in mir reagiert, auf mein Gefühl, etwas Wichtigem begegnet zu sein, einem seelischen Wachstumsvorgang. Erst in einem zweiten Schritt wurde dieses, mein Gefühl, in ein Wort gekleidet. Die Patientin hat auf mich und meine emotionale Reaktion ebenso resonant reagiert wie ich auf ihre vorausgegangene.

Der Gegenwartsmoment ist die Grundform der emotionalen Resonanz mit der charakteristischen kurzen Zeitdauer von wenigen Sekunden. Genauere Untersuchung zeigt allerdings, dass der von Stern beschriebene Gegenwartsmoment nicht die einzige Erscheinungsform emotionaler Resonanz ist. Die menschliche Psyche bildet narrative Einheiten von sehr unterschiedlicher Länge, die ebenfalls der Kommunikation mit dem Gegenüber dienen und Resonanz auslösen. Immer gilt, dass solche Narrative Subjektives, Emotionales, mitteilen, nicht etwa Sachinformation, Faktisches. Der extreme Gegenpol zum Gegenwartsmoment mit seiner Dauer von wenigen Sekunden wäre eine Erzählung, die eine Zeitspanne von mehreren Jahren umfasst. Dies kann vorkommen, wenn ein Patient die gesamte Psychotherapie als Erzählung handhabt, in der sie völlig unbewusst die Geschichte ihrer Kindheit wiederholt, und zwar in Echtzeit. Eine beispielsweise sechsjährige traumatische Kindheitsepisode wird dann die Gestalt einer ebenfalls sechs Jahre dauernden Therapie einnehmen, die erst enden kann, wenn diese Form der Erzählung abgeschlossen ist. Die Resonanz im Therapeuten entsteht dabei einerseits durch die unzähligen Gegenwartsmomente in den Therapiestunden und zum anderen durch ein inneres Zurücktreten, einen Blick aufs Ganze.

Ohne Frage sind diese Gestalten, die der Mensch seiner emotionalen Welt gibt, um sie zu erzählen, eine Kunstform, der Gegenwartsmoment ebenso wie das Lebensnarrativ. Sie sind Darstellungsformen, Erzählformen und sie sind Heilungsaktivitäten, weil sie geschaffen sind, Resonanz auszulösen und Kommunikation, Regulation und Transformation, kurz seelisches Wachstum.

Ich fasse zusammen: Emotionale Resonanz ist der Ausgangspunkt seelischer Wachstumsvorgänge in der Psychotherapie und das Grundelement der Resonanz ist der Gegenwartsmoment. Emotionale Resonanz ist *präsentische Resonanz.*

Emotionale Resonanz beginnt, indem der Therapeut die eigene Aufmerksamkeit auf diese Erscheinungsformen unbewusster Emotionen richtet. Sie sind in jeder Stunde präsent, sie ermöglichen den Gegenwartsmoment und sind Ausgangspunkt aller weiteren Schritte seelischer Wachstumsvorgänge. Sie haben alle den Charakter von Narrativen, sie bilden Erzählungen, sind Bestandteil von Erzählungen. Das Geschehen in der Therapiestunde ist also gleichsam eine

Schichtung von Erzählungen über emotionale Themen und diese Geschichten sind kunstvoll ineinander verwoben.

Die häufigsten sind *Markierungen* (Hervorhebung einzelner Worte oder Sätze durch Veränderungen von Melodie, Mimik, Körpersprache), *Sukzession der Einfälle* (die scheinbar unzusammenhängende Erzählkette hat einen Sinn), *Vitalitätsaffekte* (die Musik der Emotionen, Rhythmen, Tempi und Konturen der Emotionen,»*Hologramme*«(ein Alltagsthema erzeugt Visionen von unbewussten infantilen Traumata), *Übertragung* (das unbewusste infantile Trauma wird kommuniziert, indem es auf den Therapeuten übertragen wird).

Wir werden diese Erzählformen des Unbewussten in Kapitel 9 genauer betrachten.

8.3 Emotionale Regulation

Wenn sich im Zuge der Evolution eine solche Palette von Fähigkeiten gebildet hat, emotionale Resonanz zu bewirken, so muss das einen lebensnotwendigen Sinn haben. Es ist die Regulation. Emotionen sind nicht wie manchmal geglaubt, sentimentale Begleiterscheinungen unserer Denkprozesse; sie sind starke, mit großer Macht ausgestattete Energien. Sie steuern in ihren unbewussten Vorformen, den Protoemotionen, das körperliche Geschehen, sie wirken direkt auf alle körperlichen Vorgänge ein, sie steuern den Energiehaushalt, die Aufmerksamkeit, das Entstehen von Handlungsimpulsen und das Denken. Dieses ganze hochkomplexe System, an dem Emotionen auf entscheidende Weise mitwirken, wird beim Menschen durch die evolutionäre Neuentwicklung von Bewusstsein und Sprache ergänzt. Damit hat sich der Mensch – und nur der Mensch – neue Möglichkeiten zur Selbstregulation geschaffen. Bewusstsein und Sprache eröffnen eine weitere Dimension des Denkens und stark erweiterte Möglichkeiten zur Entscheidungsbildung zwischen Impulsen, Perspektiven und Verhaltensoptionen.

Wie erwirbt nun der Mensch die Fähigkeit zur Emotionsregulation? Welche Formen der Emotionsregulation lassen sich unterscheiden? Wir nähern uns hier dem Prinzip: *Emotion braucht Regulation.*

Emotionale Regulationsvorgänge – ich halte wegen ihrer großen Bedeutung die Bezeichnung *Kernprozesse* für sinnvoll – lassen sich im *emotionalen System* beobachten, im *kommunikativen System* und im *System der Repräsentanzenbildung,* also der Mentalisierung (Plassmann, 2014):

- *Regulation der Emotionsstärke:* Für die Transformation psychischen Materials scheint die Regulation der Emotionsstärke erforderlich. Der Transformationsprozess ist sowohl bei traumatisch hoher Emotionsstärke wie auch bei niedriger Emotionsstärke, beispielsweise durch Dissoziation, blockiert. In der Beschäftigung mit emotional bedeutsamem Material verlangt der Transformationsprozess deshalb eine Regulation der Emotionsstärke um einen optimalen Mittelbereich (»Balancemodell des Mittelbereichs«, Beebe & Lachmann, 2004).

- *Regulation der Emotionsqualität:* Transformationsprozesse benötigen die Präsenz sowohl von positiven wie von negativen Emotionen, in der Regel im rhythmischen, oszillierenden Wechsel. Der Fokus der Aufmerksamkeit des Therapeuten ruht bei Beachtung dieses Kernprozesses nicht nur auf dem pathologischen, emotional negativen, untransformierten Material, sondern auch auf Einfällen, die dem positiven emotionalen Pol angehören, beispielsweise in der Stunde fühlbare Fähigkeiten. Diesem Regulationsvorgang wird wissenschaftlich und therapeutisch vergleichsweise wenig Aufmerksamkeit geschenkt.
- *kommunikative Regulation:* Für Emotionsregulation scheint auch auch die Koordination kommunikativer Prozesse erforderlich, insbesondere die Regulation der stimmlichen Aktivitäten von Therapeut und Patient (Beebe et al., 2002; Beebe & Lachmann, 2004). Auch die Aufmerksamkeit scheint sich bei beiden Beteiligten in einem rhythmischen Vorgang abwechselnd nach außen und nach innen zu wenden als Wechsel zwischen Hören und Denken in Rhythmen, die in der Therapiestunde gemeinsam reguliert werden, damit Reverie[12] möglich wird (Beebe et al., 2002; Beebe & Lachmann, 2004; Plassmann, 2014).
- *Mentalisierung:* Die Integration von Körperrepräsentanzen, emotionalen Repräsentanzen und expliziten Repräsentanzen (Sprache) zu einem kohärenten Ganzen durch ständige innere Oszillation zwischen diesen Repräsentanzebenen stellt offenbar einen notwendigen Bestandteil emotionaler Regulation und des Transformation dar (BCPSP, 2014, S. 971, S. 986, S. 991; Fonagy et al., 2006).

Die hier beschriebenen Regulationsvorgänge haben starken Einfluss auf seelische Wachstumsvorgänge und können deshalb als *Kernprozesse* bezeichnet werden. Störungen der Emotionsregulation sind maßgeblich beteiligt an der Entstehung

12 Die Reverie des Psychotherapeuten ist ein träumerisches Einschwingen auf unbewusste emotionale Themen des Patienten, die der Therapeut in sich aufnimmt, innerlich modifiziert und verarbeitet.

psychosomatischer und psychischer Erkrankungen. Psychosomatische Erkrankungen können als dysfunktionale Versuche der Emotionsregulation aufgefasst werden, also der Regulation sehr starker negativer, mit normalen Mitteln nicht verarbeitbarer Affekte. Gerade aus der vitalen Notwendigkeit der Emotionsregulation heraus bilden sich noch weitere Muster dysfunktionaler Affektregulation, die nicht nur das Ziel der Emotionsregulation verfehlen, sondern es darüber hinaus auch behindern. Zu dieser Kategorie dysfunktionaler Muster zählen die sogenannten Negativmuster (Plassmann, 2010a) und unsichere Bindungsmuster (Plassmann, 2018a, b).

Die Regulationsprozesse werden ebenso wie die Emotionen auf dem Wege der Resonanz wahrgenommen in einem Vorgang, der *Prozessresonanz* genannt werden kann (Plassmann, 2017a, b)

Wir werden diese Vorgänge der Emotionsregulation, ihre Wahrnehmung, ihre Störbarkeit und ihre Wiederherstellung in Kapitel 9 genauer betrachten.

8.4 Transformation als selbstorganisatorisches Geschehen

Transformationsprozesse sind ein natürliches Geschehen, das aber nur von jenen emotionalen Kräften bewirkt wird, die regulierbar sind. Regulierbare Emotionen regen im mittleren Intensitätsbereich kreative Prozesse an; bei unregulierbaren, überflutenden Emotionen ist dies nicht möglich, sie bewirken nur Notmaßnahmen der Abwehr.

Nun könnte man einwenden, dass im Transfomationsprozess entstehende neue Muster des Fühlens und Denkens nicht unbedingt auch die besseren seien. Der Einwand ist durchaus berechtigt. Der kreative, transformative Zustand ermöglicht in der Tat zunächst die Entstehung einer Vielzahl von neuen Elementen und zum kreativen Prozess gehört, dass sie zunächst wahrgenommen, also gleichsam innerlich entgegengenommen werden, auch wenn bei genauerer Überprüfung nicht alle zur Verwendung geeignet sind. Dies ist ein Vorgang des Nachdenkens, oft auch des Träumens, es ist ein Zustand des Übergangs zwischen Altem und Neuem, verbunden mit Neugier, aber auch mit Erstaunen und Verblüffung, auf jeden Fall mit der Bereitschaft, Neuem Raum zu geben. Hauptaufgabe von Psychotherapie ist es, unregulierbares negatives emotionales Material regulierbar zu machen und auf diese Weise transformative Prozesse, dort, wo sie blockiert waren, wieder zu ermöglichen. Psychotherapie ist also ein kreativer Prozess, in dem von den neu entstehenden seelischen Elementen jene ausgewählt werden, welche die Person auf eine neue Stufe der Integration und Organisation bringen.

Der seelische Wachstumsprozess beginnt also damit, dass ein neues Muster der Selbstorganisation zunächst bemerkt und dann als wachstumsförderlich empfunden wird. Wir können kein Sinnesorgan benennen, das dieses Wachstumsgefühl – ich möchte es Transformationsgefühl nennen – erzeugt, auch keinen Ort im Gehirn im Sinne eines hierfür zuständigen Zentrums. Wir können nur sicher sagen, dass das Transformationsgefühl existiert und zuverlässig zwischen Wachstumsblockierendem und Wachstumsförderlichem unterscheiden kann.

Das anfängliche Wachstumsgefühl ist intuitiv, emotional und von Beginn an mit Körperwahrnehmungen verbunden. Wenn aufgrund dieser Wahrnehmung ein neues seelisches Element dann gleichsam innerlich Raum bekommt und sich mit immer mehr Vorhandenem zu verbinden beginnt, dann beteiligten sich außer den emotionalen Systemen auch alle übrigen mentalen Ebenen. Es treten bewusstes Denken, Bilder, Sprache hinzu, es bilden sich größere Einheiten des Fühlens, Denkens und Verstehens. Dieser Vorgang der mentalen Neuorganisation und Integration setzt, wie jeder aus eigener Erfahrung weiß, viel seelische Energie frei, die vorher für weniger taugliche Muster der Selbstregulation gebunden war.

Fallbeispiel

Die 54-jährige Frau R. litt sehr stark unter einer sich immer wieder aufdrängenden Vorstellung, ihr ganzes Leben sei ein einziges Täuschungsmanöver gewesen, sie habe andere manipuliert, um Anerkennung zu bekommen, der Aufstieg in eine sehr verantwortliche Leitungsposition sei nicht die Folge von Kompetenz, sondern von Manipulation, Blendertum, letztlich von Verführung. In diesen selbstquälerischen Gedanken schien das Schuldgefühl enthalten zu sein, sie sei eine Verführerin. Genau das war der Vorwurf gewesen, den ihre Mutter ihr gemacht hatte: Sie sei selbst schuld daran, dass ein Täter aus der Familie sie als Kind sexuell missbraucht habe.

Die Herzlichkeit und Offenheit, mit der die Patientin mir als Therapeuten begegnete, hatte niemals etwas Manipulatives oder Verführendes gehabt. Ich fragte sie deshalb, ob diese negativen Gedanken auch im Zusammenhang mit ihren Therapiestunden auftauchten: Sehe sie sich als Blenderin, die in ihrer Therapie nur scheinbar mitarbeitet und in Wirklichkeit nur gefallen wolle? Sie dachte kurz und verblüfft nach und war sich dann vollkommen klar darüber, was sie auch aussprach, dass sie in ihren Therapiestunden ernst und mit vollem Einsatz mitarbeite, weil sie sich von Gespenstern wie diesem befreien wolle, nicht, weil sie gefallen wolle.

In dieser Klarheit der eigenen Wahrnehmung war den selbstzerstörerischen Schuldgefühlen also eine Grenze gesetzt. In den zwei folgenden Stunden war zu bemerken, wie sich gegenüber diesen Gedanken, die sich anscheinend um gefährliche Schuldgefühle herum gebildet hatten, ein Mehr an Distanz und Regulierbarkeit aufbaute. Sie schien diese Schuldgedanken eher zu betrachten als von ihnen beherrscht zu werden. Weiterhin bestand aber ein starker Belastungsdruck, ein ringförmig abschnürendes Gefühl im Hals, dann aber stärker werdend ein Ärger, der sich auf diese krankmachenden Gedanken und Gefühle richtete, und schließlich wurde eine Entschlossenheit zum Selbstschutz immer deutlicher spürbar.

Eben diesen Vorgang des veränderten Umgangs mit Schuldgedanken und Schuldgefühlen beschrieb ich der Patientin: Ein in der Stunde klar wahrnehmbares Leiden, aber auch ein Mehr an innerem Abstand, eine Fähigkeit, zu betrachten, zu benennen und jetzt deutlicher werdend, eine Entschlossenheit. Sie dachte ein wenig über diese Sichtweise nach, besonders über die Entschlossenheit, spürte in sich hinein und meinte, es habe in der Stunde zunehmend und auch gerade jetzt Momente gegeben, in denen sie ihren Mut spüre, sich diesem Belastungsmaterial zu widersetzen.

Ich konnte bemerken, wie mich diese Entstehung eines neuen emotionalen Elementes, des Mutes, interessierte und auch freute. Ich war mir sicher, dass hier etwas Gesundes im Begriff war, in die Stunde zu kommen, also ein deutlich wahrnehmbares Wachstumsgefühl bei mir.

Weil die Stunde sich dem Ende näherte, fragte ich sie, ob es für Mut und Entschlossenheit, gerade spürbar, vielleicht so etwas wie ein Bild gebe, eine passende Gestalt. Sie zögerte nahezu nicht: Das sei ein Körpergefühl, sie spüre es im Leib auf der linken Seite und zwar sehr deutlich. Es fühle sich lebendig an, warm und habe auch eine Farbe, ein warmes Gelb. Gleichzeitig sei der würgende Ring im Halsbereich schwächer geworden, sie sei innerlich ruhig und habe große Freude an ihrem inneren Mutzentrum, wie sie es nannte.

Dieses kleine Beispiel kann verdeutlichen, wie transformative Vorgänge in der Therapiestunde zu keimen beginnen, wenn die Regulation gefährlich starker Affekte, in diesem Fall Schuldgefühle, besser wird. Erste Anzeichen des Transformationsprozesses waren das Mehr an innerer Distanz, die Fähigkeit, Worte und Sprache zu finden. Beides wird nur durch verbesserte Regulation möglich. Dann folgte die Fähigkeit, sich dem vernichtenden Angriff durch die Schuldgefühle mit Entschiedenheit und Mut zu widersetzen. Der intensivste und deutlichste

Moment des Transformationsprozesses war das Aufkommen von Körpergefühl, Bild und Farbe des gespürten Mutes. Gerade hier wird der selbstorganisatorische Charakter transformativer Prozesse sehr deutlich. Es wäre niemandem, weder mir als Therapeut noch der Patientin selbst, möglich gewesen, vorherzusagen, welche Gestalt für die gefühlte lebendige Mutenergie auftauchen würde.

Solche Momente berühren stark, Patient wie Therapeut, sie haben sehr ermutigende Wirkung, weil die Patienten ihre eigenen Fähigkeiten spüren und die Grenzen der Macht des Belastungsmaterials unmittelbar wahrnehmen können. Die Patienten beginnen sich wieder selbst zu vertrauen. Besonders eindrucksvoll ist für die Patienten, wie unter Mitwirkung der ganzen Person – Verstand, Emotion, Körper – selbstorganisatorisch etwas entsteht, was es kurz vorher nicht gab und nicht einmal erwartet wurde.

Auch der Transformationsprozess kennt mehrere Teilprozesse, jeweils beobachtbar im gegenwärtigen Geschehen der Therapiestunde:

- *Integration:* Die Erzählung des Patienten wird farbiger, lebendiger, ausdrucksstärker, weil alle Fähigkeit sich auszudrücken aktiv sind. Es entstehen auf allen Symbolisierungsebenen neue Ausdrucksformen, Bilder, Worte, Geschichten. Die Ebenen des Körperlichen, des Emotionalen und des Sprachlichen verbinden sich zu neuen Ganzheiten.
- *Perspektivwechsel:* Das emotionale Thema wird spontan unter verschiedenen Perspektiven betrachtet. So werden zum Beispiel frühere, gegenwärtige und denkbare künftige eigene Sichtweisen abgewogen und mit den Perspektiven Anderer verglichen.
- *Sinnhaftigkeit:* Die Beschäftigung auch mit schwierigem Belastungsmaterial wird in das Narrativ der eigenen Person eingeordnet und bekommt dort einen Platz. Dann wird beispielsweise spürbar, dass die gegenwärtige Heilungsarbeit eine Notwendigkeit ist, die geleistet werden musste, an der die Person aber auch wächst. Sinnhaftigkeit bedeutet nicht, ein ursprüngliches traumatisches Ereignis nunmehr positiv zu bewerten, vielmehr die Anerkennung und Integration der Tatsache, dass etwas Traumatisches geschehen ist.
- *Zeitordnung:* Die Integration von desintegriertem Traumamaterial ermöglicht das Wiederherstellen einer inneren Zeitordnung, die bislang fragmentiert war.
- *Enactment:* Die Säuglingsforschung (Stern et al., 2002) hat den Begriff des Enactments neu gefasst und von seinem negativen Bedeutungehalt befreit. Enactment bezeichnet das aktive Schaffen einer neuen Wirklichkeit in der Therapiestunde im Zusammenwirken von Therapeut und Patient (Über-

sicht siehe bei Heisterkamp, 2004). In Momenten des Enactment wird etwas gedacht, gesprochen, in Szene gesetzt, was es vorher so nicht gegeben hat und was in diesem Moment in der Stunde mit dem Gefühl verbunden ist, dass gerade etwas Neues Gestalt annahm. Enactment wiederholt nicht Gewesenes, sondern schafft neue Muster aus Altem.

Wir werden uns in Kapitel 9 mit diesen Elementen des Transformationsprozesses eingehend beschäftigen. Auch der Transformationsprozess beginnt in kleinen präsentischen Momenten der Therapiestunde und breitet sich von dort zu größeren Einheiten aus. Der *transformative Gegenwartsmoment* in der Stunde ist ein neues Muster, er bildet einen Attraktor, der weiterwirkt und wächst. Die transformativen Gegenwartsmomente können in der Sprache der Säuglingsforschung auch als *Begegnungsmomente* (Stern, 2005) bezeichnet werden, weil der Transformationsprozess ebenfalls wie alle seine Vorstufen ein resonantes Geschehen ist, das in Patient und Therapeut, besser gesagt zwischen ihnen, in Wechselwirkung stattfindet. Nach Episoden der Transformation in der Stunde geht es beiden besser, Patient und Therapeut.[13]

13 Vielleicht sollte ich an dieser Stelle anmerken, wie sich der Beruf eines Therapeuten verändert, der wie hier beschrieben arbeitet: Die Behandlungen werden intensiver, kürzer und machen entschieden mehr Freude, weil sie nicht nur Begegnung mit Krankheit sind, sondern auch Begegnung mit purer Lebendigkeit.

9 Die Arbeit in der Stunde und ihre drei Säulen: Resonanz, Regulation, Transformation

Aufgabe des achten Kapitels war es, jene Gesetzmäßigkeiten seelischer Wachstumsprozesse herauszuarbeiten, die sich in der Therapiestunde auswirken. Die Praxis der Arbeit in der Therapiestunde darzustellen, ist nun Aufgabe dieses neunten und der folgenden Kapitel.

Psychotherapeuten lernen bis heute in ihren Ausbildungen, ihre wichtigsten Aufgaben seien:

- die Rekonstruktion der Vergangenheit
- die Beschäftigung mit Problematischem
- das Bewusstmachen unbewusster Konflikte
- die Position eines neutralen Beobachters einzunehmen

Die einzelnen Therapiemethoden setzen natürlich ihre Schwerpunkte verschieden. Ein traditioneller Analytiker sieht die krankmachenden Ereignisse tief verschüttet in der Kindheitsgeschichte und im Unbewussten des Patienten und sieht seine eigene Aufgabe in der Rekonstruktion der frühen Fixierungen. Ein Verhaltenstherapeut wird sich dagegen hauptsächlich mit der jüngeren Vergangenheit des Patienten befassen und mit dort entstandenen veränderungsbedürftigen Verhaltensmustern. Beide werden sich aber darin einig sein, dass die Krankheit des Patienten nicht in der Therapiestunde entsteht, sondern an anderem Ort und zu anderer Zeit; sie lenken ihre Aufmerksamkeit auf das Draußen und Damals. In der Fokussierung auf Problematisches wiederum sind sich der klassische tiefenpsychologische und verhaltenstherapeutische Ansatz völlig einig und ebenso sehen beide Bewusstheit, Überzeugungen, Kognitionen, als Schlüssel zur Heilung. All diese traditionellen Annahmen sind nicht falsch, sie eignen sich aber nicht als Dogmen. In den zurückliegenden 120 Jahren, seit Sigmund Freud die Psychotherapie als

Wissenschaft begründete, hat sich das Wissen über seelische Wachstumsvorgänge durch Forschungsergebnisse und Behandlungserfahrungen, wie in den Anfangskapiteln dieses Buches dargestellt, stark erweitert und gewandelt.

Mich persönlich haben an den traditionellen Lehren weniger ihre Inhalte oder ihre Unvollkommenheit gestört, sondern ihr Wahrheitsanspruch. Die traditionellen Lehren der Psychotherapie neigten dazu, Lernen durch Glauben gerade dort zu ersetzen, wo das Gelehrte nicht zu den klinischen Erfahrungen passte. Beispielsweise widerspricht das bis heute in den Standardmethoden favorisierte Verständnis von Psychotherapie als Beschäftigung mit Problemen den Erfahrungen in der Therapiestunde. Die praktische Arbeit und mittlerweile auch die Grundlagenforschung zeigen, dass die Arbeit *bipolar* sein muss, indem sie eine Balance zwischen Fähigkeiten und Problemen herstellt. Es hilft auch nicht, wenn die Aufmerksamkeit des Therapeuten aus der Stunde in die jüngere und fernere Vergangenheit auswandert und die Aufmerksamkeit von der Stunde abzieht. Die Heilungsvorgänge beginnen in den kleinen Momenten der Therapiestunde oder sie beginnen nicht. Seelische Wachstumsvorgänge ereignen sich auch nicht im Patienten allein, sondern im Wechselspiel von Therapeut und Patient, im – wie wir es mittlerweile nennen – intersubjektiven Raum.

Ein großartiger Beitrag zum Verständnis war und ist aber Freuds Überzeugung von der Bedeutung des Unbewussten, auch wenn sich die Vorstellungen vom Unbewussten im Laufe der Zeit sehr stark gewandelt haben. Während das Unbewusste lange als der Ort galt, in dem sich psychisch Unerledigtes, Verdrängtes ansammelt, wissen wir heute, dass die Bedeutung und Funktion des Unbewussten weit darüber hinausgeht. Der größte Teil der Emotionen ist und bleibt unbewusst, ebenso der größte Teil der Denkvorgänge, sofern man Denken nicht nur auf bewusstes Denken reduziert (Dijksterhuis, 2010). Die Vorstellung schließlich, Therapeuten könnten in der Psychotherapiestunde die Position des neutralen Beobachters einnehmen, entstammt der Psychiatrie des 19. und 20. Jahrhundert und hat ebenso wie die anderen traditionellen Vorstellungen nur einen sehr beschränkten Gültigkeitsbereich.

Diese Grenzen der traditionellen Psychotherapielehre verlangen deshalb nach einer Weiterentwicklung der Modelle, Methoden und Begriffe und dies ist nach meiner Überzeugung beim mittlerweile erreichten Forschungsstand und Erfahrungshorizont auch realisierbar.

Aus den Forschungsbefunden lässt sich wie in den Anfangskapiteln geschildert ein zeitgemäßes Erklärungsmodell für Psychisches ableiten, wir brauchen ferner eine auf Forschungsergebnissen und Behandlungserfahrungen beruhende Behandlungsmethodik. Der Entwurf einer solchen Behandlungsmethode ist Aufgabe dieses und der folgenden Kapitel.

Deren Grundlage sind die drei Prozesse der *Resonanz*, der *Regulation* und der *Transformation*, sie bauen aufeinander auf. Resonanz stellt den Zugang zu den emotionalen Themen her *(Affektresonanz)* und macht beurteilbar, wie es um die Regulationsfähigkeit dieser Emotionen bestellt ist *(Prozessresonanz)*. Der anschließende Vorgang der Regulation hat das Ziel, verloren gegangene Regulationsfähigkeit für überflutende oder dissoziierte Emotionen wiederherzustellen. Emotionsregulation beginnt dabei stets im Therapeuten. Der Therapeut vergewissert sich als Erstes seiner eigenen emotionalen Regulationsfähigkeit und insbesondere seiner Fähigkeit, außer präsentem Problemmaterial auch präsente emotional positive Komplexe wahrzunehmen. Wenn sich die emotionalen Themen auf dem Wege der Resonanz mitgeteilt haben, wenn sie regulierbar sind, wird selbstorganisatorisch der dritte Schritt, die Transformation beginnen.

Diese drei Schritte gehen im Geschehen der Stunde fließend ineinander über, können aber begrifflich und systematisch sorgfältig getrennt werden. Beginnen wir also diese drei Prozesse, auf denen die Therapiestunde ruht, genauer zu betrachten.

9.1 Emotionale Resonanz

Emotionen sind in der Evolution viel früher entstanden als Bewusstsein und Sprache, das Bewusstsein ist ein kleines Schiffchen auf dem Ozean des Unbewussten. Nur ein kleiner Teil der Emotionen überschreitet überhaupt die Schwelle zum Bewusstsein und erst dann wird die Emotion zum Gefühl, sie wird bemerkt, kann benannt werden.

Ein Patient kann, wenn seine eigenen Emotionen zu bewusstem Gefühl geworden sind, in der Stunde beredt benennen, wie er sich fühlt, zum Beispiel gereizt, wütend, traurig, erleichtert. Der größte Teil der Emotionen teilt sich aber nicht derart bewusst und direkt mit, sondern auf anderen Wegen, mit denen wir uns in diesem Abschnitt genauer beschäftigen werden.

Keineswegs sind aber die unbewussten, impliziten Emotionen die schwächeren, eher im Gegenteil. Man könnte das vielleicht mit dem Zusammenspiel von Bildschirm und Prozessor vergleichen. Der Bildschirm ist wie das Bewusstsein, er steht im Vordergrund. Was dort zu sehen ist, fällt dem Betrachter auf, bildet aber nur einen kleinen Teil dessen ab, was in den Prozessoren erzeugt wird. Die Verarbeitungsvorgänge der menschlichen Psyche erzeugen in der Tiefe weit mehr als nur die Bildschirmoberfläche des Bewussten.

Gerade die Psychoanalyse und die moderne Emotionsforschung haben es sich zur Aufgabe gemacht, unbewusste seelische Vorgänge zu entmystifizieren und Unbewusstes wissenschaftlich zu erforschen. Dazu gehört auch, jene Ausdrucksformen zu kennen, in denen sich unbewusste Emotion ausdrückt, mitteilt, Resonanz erzeugt:

- *Markierungen:* Veränderungen von Melodie, Mimik, Körpersprache (Fonagy et al., 2006)
- *Sukzession der Einfälle:* Scheinbar unzusammenhängende Einfälle (bei Patient und Therapeut) enthalten das emotionale Thema (Morgenthaler, 1989; Bollas, 2011).
- *Vitalitätsaffekte* (die Musik der Emotionen): Rhythmen, Tempi und Konturen der Emotionen (Jaffe & Feldstein, 1970; Stern, 2005; Leikert, 2016; Knoblauch, 2000)
- *»Hologramme«:* Ein Alltagsthema erzeugt Visionen unbewusster infantiler Traumata.
- *Übertragung:* Das unbewusste infantile Trauma wird kommuniziert, indem es auf den Therapeuten übertragen wird.
- *Träume*

9.1.1 Markierungen

Der Begriff der Markierung wurde von der Mentalisierungsforschung eingeführt (Fonagy et al., 2006) und bezeichnete ursprünglich ein Verhalten von Müttern ihren kleinen Kindern gegenüber. Im Kontakt mit ihren Kindern übertreiben erwachsene Personen bei der Darstellung eines bestimmten Gefühlszustandes gewollt ein wenig. Angenommen, ein zweijähriges Kind ist über einen Stein gestolpert, gefallen und weint nun. Die Mutter: »Oh je, der *böse, böse* Stein und jetzt hast du ein *Aua* und musst *soooo* weinen.« Ein solcher Satz enthält die Spiegelung der emotionalen Situation des Kindes und noch mehr: Die vokale und gestische Übertreibung zeigt dem Kind an, dass die Mutter die Affekte des Kindes nicht fürchtet, sondern kennt; sie kann mitfühlen, ausdrücken und regulieren.

Der Begriff der Markierung eignet sich auch gut zu bezeichnen, wie in der Sprache des Patienten bestimmte bedeutungsvolle Begriffe markiert, also leicht hervorgehoben werden durch diskrete Veränderungen in Stimmfarbe, Lautstärke, Betonung und kleinen Besonderheiten der Körpersprache, also Gestik und Mimik.

In der Regel wird eine Therapiestunde damit beginnen, dass der Patient von Ereignissen und Gedanken spricht, also erzählt. Diese Erzählung bringt das in die Stunde, was Raum sucht und gehört werden möchte, weil es emotional präsent ist. Das können dem Patienten bewusste und dann explizit aus- und ansprechbare Dinge sein. Implizite, nicht bewusste emotionale Themen haben ihre eigene Ausdruckssprache, zu denen Markierungen gehören.

Fallbeispiel

Der 41-jährige Herr K. ist in einem intellektuell anspruchsvollen wissenschaftlichen Beruf tätig und an seiner Erzählweise fällt mir bald auf, wie er mit hohem Tempo seine Lebensgeschichte, aktuelle Ereignisse, seine Gesundheitsprobleme in die Stunde bringt. Dabei stellt sich zu Momenten des Erzählens, die ich als bedeutsam empfinde, nur flüchtiger Kontakt her, weil er einen Wimpernschlag später schon weiter geeilt ist. Aber was empfinde ich als bedeutsam? In den schnellen Strom der Erzählung scheinen einzelne Worte eingestreut, an denen meine Aufmerksamkeit stehen bleiben möchte. Er erzählt, wie er den Impuls hatte, einen bereits fest geplanten Urlaub abzusagen, weil einer seiner Studenten mit seiner Abschlussarbeit Schwierigkeiten hatte und sich beklagt hatte, dass er, der Betreuer, nicht persönlich erreichbar sei. Er fühle sich in der *Verantwortung* diesem Studenten gegenüber. Das Wort Verantwortung, so schien mir, war markiert. Die Stimme bekam einen diskret härteren Klang, wie ein Farbmarker in einem geschriebenen Text, und das Wort Verantwortung war in mehreren Sätzen hintereinander in dieser Weise hervorgehoben. Dabei fiel mir auf, wie ein deutlicher werdender Ärger in mir auftauchte, zunächst noch nicht eindeutig gerichtet: auf den Studenten? Auf den Patienten?

Ich habe dann beobachtet, dass dieses kleine Erlebnis in mir weiter arbeitete. Hatte das Übernehmen von Verantwortung eine besondere, wichtige Bedeutung ? Ich habe ihn das zu einem etwas späteren Zeitpunkt der Stunde gefragt: Das Wort Verantwortung sei nach meinem Eindruck heute in der Stunde mehrfach irgendwie hervorgehoben gewesen, ob irgendetwas dafür spreche, dass dieses Thema für ihn von Bedeutung sei?

Er reagierte sehr spontan. Was ihm sofort einfalle, sei die Sache mit seinem Bruder, für den er sich bis heute verantwortlich fühle, dem er den Lebensunterhalt bezahle und dessen Vorwürfen er ausgesetzt sei. Seine Sprache wurde dabei langsamer, nachdenklicher und ich konnte bei mir beobachten, dass sich in mir Bilder und Gedanken an Krankheit und frühen Tod seiner Mutter in den Vordergrund schoben. Hatte er sich auch dafür verantwortlich gefühlt?

Nach meinem Eindruck hatte er auf dem Wege der Markierung ein ihm selbst unbewusstes emotionales Thema, eine ihn stark belastende Verantwortlichkeit, in die Stunde gebracht; ein Umgang mit diesem emotionalen Thema war auf regulierte Weise möglich und beim Patienten wie auch bei mir begannen transformative, kreative neue Gedankenverbindungen.

Natürlich ist der Vorgang der Markierung nicht auf Patienten beschränkt, sondern findet sich auch in der Sprache des Therapeuten. Ich eröffne beispielsweise häufig Therapiestunden ungefähr mit folgenden Worten: »Wollen Sie etwas sagen über die Zeit seit der letzten Stunde? Was ist heute aktuell, wie geht es Ihnen?« Mir wurde dann bewusst, dass ich solche Sätze auf eine besondere Weise ausspreche, und zwar etwas langsamer, meine Aufmerksamkeit dabei eher nach innen als nach außen gerichtet, am Ende der Sätze kein Ansteigen der Stimme als Aufforderung zur Antwort, sondern eher ein Abfallen der Stimme. Die Sätze enthalten durch die Besonderheiten von Stimme und Betonung jenen Charakter, der mir wichtig ist: Die eigentliche Mitteilung ist, dass meine Aufmerksamkeit sowohl nach außen gerichtet ist, auf das, was ich höre, und nach innen, auf das, was ich wahrnehme.

9.1.2 Sukzession der Einfälle: Die Bedeutung der Erzählkette

Was Patienten in die Stunde bringen, hat bei erster Betrachtung meist nicht den Charakter von spontanen Einfällen, sondern den Charakter von kohärenten Erzählungen, die von bestimmten Ereignissen berichten oder eine aktuelle Sachfrage betreffen. Die Erzählung oder die Sachfrage wirkt sprachlich und inhaltlich geordnet, hat einen Gegenstand, einen Anfang und ein Ende. Dann kommt vielleicht eine kleine Pause oder eine Überleitung zu einer weiteren Erzählung, die in sich ebenso geordnet ist, die aber mit der ersten keinen Zusammenhang zu haben scheint. Vielleicht wird der Patient, die Patientin diesen Übergang zu einem weiteren Thema auch so kommentieren, dass jetzt nach dem ersten Thema etwas anderes dran sei.

Das Geordnete, Kohärente der Erzählungen könnte nun Patienten und Therapeuten veranlassen, die Erzählungen als Berichte über bewusst Ausgewähltes zu betrachten. Jede Geschichte, die in die Therapiestunde kommt, womit auch immer sie sich beschäftigt, ist aber auch eine Darstellungsform unbewusster, impliziter Emotionen und die Reihenfolge der einzelnen Erzählungen in der Stunde hat Bedeutung, nicht anders als bei Kapiteln eines Romans.

Würde man die Erzählkette in einer Stunde nur als Berichte über Äußeres, Faktisches und bewusst Ausgewähltes betrachten, dann würde die mindestens genauso wichtige Eigenschaft als *Erzählung impliziter emotionaler Themen* übersehen und es entstünde deshalb auch keine Resonanz in der Stunde zu diesen eingewobenen Themen.

Auf einen erzählten Traum werden Therapeuten ganz anders reagieren, sie werden ihn selbstverständlich nicht als Bericht über ein äußeres Ereignis, sondern als Ausgestaltung innerer Vorgänge begreifen. Der Unterschied zwischen einer konventionellen Erzählung und einem Traum ist jedoch kleiner, als auf den ersten Blick zu vermuten. Eine geträumte Geschichte, also ein Traum, entsteht durch einen aktiven Gestaltungsvorgang, die Traumarbeit. Sie gibt unbewussten Themen die Gestalt von kürzeren oder längeren Traumsequenzen, verbunden mit Traumgefühlen und Stimmungen. Der geträumte Traum als solcher ist also bereits eine Erzählform, zusätzlich ist der in der Stunde berichtete Traum eine weitere Form der Erzählung, die erst im Erinnern und Berichten in der Stunde geschaffen wird. Die Traumerzählung erzählt den Traum, sie ist aber nicht der Traum, weil sich jeder Mensch nur an bestimmte Elemente des Traums erinnert, aus dem dann die Traumerzählung geschaffen wird. Dazu fügen sich dann in der Stunde noch ergänzende Einfälle und weitere Geschichten, die alle das in Traum und Traumerzählung Enthaltene fortsetzen. Immer gilt das Prinzip der präsentischen Resonanz: Der Traum wurde erinnert, erzählt und um Einfälle ergänzt, weil er emotionales Material enthält, das sich in dieser Stunde verständlich machen möchte. Wir werden das in Kapitel 9.1.6 noch genauer betrachten.

Nicht anders als bei Traumerzählungen ist es bei allen anderen Erzählungen. Sie kommen in die Stunde nicht aus faktischen Gründen, sondern weil sie Darstellungen emotionaler Themen sind. Die Zahl erzählbarer Geschichten ist praktisch unendlich groß und aus dem, was in die Stunde kommen könnte, wird Bestimmtes ausgewählt. Dabei macht es keinen wesentlichen Unterschied, ob die Auswahl vor der Stunde, planvoll, oder in der Stunde, assoziativ, zustande kommt. Auch bei einer vorher bewusst geplanten Anfangsthematik wird die Abfolge der Erzählungen in der Stunde dann fast immer intuitiv, assoziativ geschehen, weitere Aspekte des emotionalen Themas hinzufügen und in ihrer Abfolge die innere Geschichte des Umgangs mit dem aktiven Thema darstellen und berichten.

Lauscht man auf den emotionalen Gehalt der einzelnen Geschichte, dann wird spürbar und hörbar, dass die Aneinanderreihung nicht zufällig ist, sondern sinnvoll. Sie erzählt von Emotionen. Die manifesten, vordergründigen Geschichten dienen dazu, eine hintergründige Emotionsgeschichte in die Stunde zu bringen, ebenso, wie es auch im Traum geschieht. Dass sie von Emotionen sprechen, indem sie Ereignisse erzählen, ist den Patienten im Sprechen zunächst nicht bewusst, es gibt aber offenbar ein Bedürfnis danach, mit dieser eingewobenen Botschaft gehört zu werden und die Bereitschaft, sich dieser Geschichte in der Geschichte zuzuwenden, Resonanz dafür zuzulassen und sich dieses eingewobene Emotionale dann auch bewusst zu machen, ist sehr groß.

Solche Erzählketten, die unbewusste emotionale Themen in die Stunde bringen, können kurz sein, vielleicht nur aus zwei Gliedern bestehen oder auch länger sein, immer aber werden sie ein Produkt des Gegenwartsmomentes sein, nichts vorher als Ganzes Ausgedachtes und Mitgebrachtes; vielmehr stellt sich im Erzählen der ersten Geschichte eine innere Verbindung zu einer anderen Geschichte her, die in den Sinn kommt und ebenfalls erzählt wird. Diese Brückenbildung von einer Geschichte zu einer zweiten, dann vielleicht noch zu weiteren, hat den Charakter einer freien Assoziation. Die Erzählkette ist aber nicht nur Produkt des Patienten allein; der Therapeut wirkt dabei mit. Das wird durch Momente der Resonanz geschehen, durch ein Aufmerken, vielleicht auch eine Äußerung des Therapeuten in jenem Moment, in dem ihm die emotionale Botschaft der Geschichte spürbar wird. Das kann den weiteren Fortgang der Erzählkette beeinflussen, vielleicht tritt dem Patienten als nächstes etwas ins Bewusstsein, was in diesem Moment dem Therapeuten aufgrund dessen resonanter Reaktion noch genauer mitgeteilt werden möchte. Die Erzählketten bilden also eine Kette von Gegenwartsmomenten.

Die Assoziationsbrücken zwischen einer erzählten Geschichte und der nächsten haben dabei häufig den Charakter einer logischen Verknüpfung, die man sprachlich mit Konjunktionen ausdrücken würde: und, oder, weil, wegen, danach. Die Erzählkette enthält also bereits ein prozedurales Wissen über die Zusammenhänge zwischen miteinander verknüpften emotionalen Zuständen.

Erzählketten können Vehikel für emotionale *Inhalte* sein. Dies betrachten wir im nun folgenden ersten Fallbeispiel. Erzählketten berichten aber auch über den Umgang mit diesen Emotionen, also über *Regulationsprozesse*. Dies zeigt uns das darauf folgende zweite Fallbeipiel.

Erstes Fallbeispiel

Herr M ist, was bei ihm noch nie vorkam, eine halbe Stunde zu früh und ist vor mir in der Praxis. Die Therapiestunde beginnt dann etwas vorgezogen und ich sage beiläufig, dann hätte ihm wohl jemand die Tür geöffnet. Er meint daraufhin, er sei mit einer Kollegin von mir zusammen hereingekommen, nein (lachend), er sei nicht eingebrochen. Dieser Stundenbeginn war also zunächst noch keine Erzählung, sondern ein Enactment, eine spontan entstandene bedeutungsvolle Szene. In ihr war möglicherweise ein Thema enthalten: eine Grenze überschreiten?

Die erste Erzählung: Er habe ein Buch gelesen, in dem für ihn sehr einleuchtend beschrieben worden sei, wie Menschen Energie verlieren, indem sie in unabgeschlossenen Aufgaben verhaftet seien, der Autor des Buchs nenne das Ringe. Das beschreibe irgendwie seine eigene Situation ziemlich gut und er werde sich den Begriff dieser Energie verzehrenden Ringe zu eigen machen und nutzen.

Ich hatte beim Hören den Eindruck, diese Geschichte erzähle nicht nur die Wahrnehmung eines Problems, sondern enthalte auch ein keimendes Gefühl von Befreiung: sich lösen, etwas beenden.

In der Firma, die er leitet, so fuhr er fort, sei bislang alle Umsetzung für praktische Aufgaben nur in seiner Hand gelegen und ständig habe er unter den Versäumnissen der Mitarbeiter zu leiden gehabt. Das sei er gerade dabei zu ändern, er werde diese Aufgaben delegieren. Eine entschlossene Energie, eine Art Befreiungszorn war hier deutlich spürbar. Der Zusammenhang mit der Geschichte über die Ringe war plausibel, ihm wie mir: genug des ewigen Sich-verantwortlich-Fühlens, es war Zeit, etwas daran zu ändern.

Dann fiel ihm eine Verwandte ein, mit der eine Erbschaftsangelegenheit zu regeln war. Sie habe zugesagt, sich zu kümmern, kümmere sich jedoch nicht, sondern versuche, ihn mit Hinhalten und Verzögern zu übervorteilen. Auch hier war wieder ein zorniger Befreiungswille spürbar. Eine alte Hemmung in ihm, so mein Eindruck, hatte bisher die Verwandte in Schutz genommen, dagegen entstand jetzt ein zorniges und energisches Bedürfnis nach Selbstbehauptung. Er werde sich nicht übervorteilen lassen und er werde diese Sache zum Abschluss bringen.

Dann, ohne jeden erkennbaren thematischen Übergang: Sein chronisches Schmerzleiden sei etwas besser geworden, möglicherweise auch durch ein Medikament, das er seit einiger Zeit einnehme. Er erklärte mir seine Beobachtungen über die Medikamentenwirkung und seine Vermutungen, was damit erreichbar sei und was auch nicht. An dieser Stelle kam eine intensive Nachdenklichkeit auf, wie ein Spüren nach innen, was im Schmerz enthalten sein könnte. Mir war, wie wenn ich eine tiefe Ernsthaftigkeit spüren könnte, wie ein Abtasten von etwas Unbekanntem, was mit Sprache und Denken nur schwer zu Erfassen war.

Wieder fast übergangslos: Er habe ein Gespräch mit einer Bekannten gehabt, die sehr an ihm interessiert sei. Nach einiger Zeit des Gesprächs mit dieser Frau habe er bemerkt, wie alle Energiespeicher in ihm aufgebraucht waren, ein Gefühl wie ein Nebel habe sich ausgebreitet. Er habe bildlich gesprochen auf Reserveenergie umschalten müssen, habe sich von ihr noch halbwegs unauffällig verabschieden können und sei in einem Zustand gewesen, den er kaum beschreiben könne: wie wenn er seinen eigenen Namen

> nicht mehr wüsste. Sich hinzulegen sei das Einzige gewesen, was ihm langsam wieder zu einem Gefühl für sich selbst verholfen habe. Im Erzählen werde ihm klar, dass es in dem Gespräch einen Punkt gegeben hatte, an dem irgendetwas genug war und gleich darauf zu viel, er habe dann die Verbindung zu sich selbst verloren und sei eher neben als in sich gewesen. Dann sehr ernst: Dieser Zustand sei nach seinem Gefühl der innerste Kern seines Leidens, unerträglich quälend.
>
> Ich war berührt davon, wie diese Geschichte vom Verlust seiner selbst in die Stunde gekommen war, und teilte ihm einige Gedanken darüber mit, was die gerade stattgefundene Gedankenkette vielleicht erzählt haben könnte: unaufgelöste, unauflösbare Verantwortlichkeiten haben lange Zeit die Energie genommen, dagegen jetzt ein energischer, kreativer Befreiungswille, sehr notwendig und sehr gut. Im Schmerz enthalten war ein sehr problematischer innerer Zustand, der in der Geschichte von der Bekannten immer deutlicher wurde: Im verantwortlich Fühlen für die Erwartungen dieser Frau wurde eine innere Grenze überschritten und dadurch der Kontakt zum eigenen Selbst brüchig. Was mich beeindrucke, so fügte ich hinzu, sei die Klarheit, mit der all das aus den Geschichten hervortrete, auch die Klarheit der Bilder und der Sprache für dieses schwer Fassbare.

Diese Erzählkette hat nach meinem Eindruck die zunächst ganz unbewusste Absicht gehabt, den innersten Kern seines Leidens begreiflich zu machen, aber nicht nur den Leidenskern, sondern auch die progressiven, positiven Gegenbewegungen. Diese Hinbewegung auf noch ungeheiltes seelisches Belastungsmaterial hatte nach meinem Eindruck nicht den Charakter eines Hineinstürzens in etwas Problematisches ohne Kontrolle, sondern war Bestandteil einer heilsamen inneren Bewegung, in der für Unbegreifliches Bilder und Worte gefunden wurden; Zusammenhänge und zeitliche Abläufe wurden klarer. Der Zustand des Selbstverlustes, der am Ende dieser Erzählkette spürbar und bewusst wurde, war in der Stunde nicht etwas Erlittenes, sondern Ergebnis einer aktiven Bewegung darauf zu, einer Mitteilung.

Das Beispiel zeigt auch, wie notwendig es ist, im Umgang mit emotionalem Belastungsmaterial Resonanz nicht nur für Problematisches, sondern auch für die progressiven Kräfte herzustellen, also das bipolare Prinzip zu beachten (s. Kap. 9.2.3).

Die Sukzession von Erzählungen und Einfällen kann auch darstellen, wie sich im Patienten im Verlauf der Stunde langsam die eigenen Fähigkeiten im Umgang mit problematischem emotionalen Material verbessern. Die Sukzession der Einfälle ergänzt dann die Darstellung der emotionalen Inhalte um Informationen über *die emotionalen Regulationsprozesse*. Dies zeigt das nun folgende zweite Beispiel aus einer Fallbesprechung:

Zweites Fallbeispiel

Der 48-jährige Herr S. ist als Techniker in einem großen Industriebetrieb tätig. Er hält sich für einen rationalen Menschen, der hauptsächlich darunter leidet, dass er schwere Hautausschläge hat, seine Vorgesetzten verachtet, sich von seiner Frau grundlos angegriffen fühlt und beide Kinder starke Pubertätskrisen mit selbstverletzendem Verhalten und Selbstmordversuchen durchmachen. All diese Vorgänge bilden in den Therapiestunden einen kontinuierlichen Strom von Problemerzählungen.

Der Therapeut reagierte zunächst auf den faktischen Anteil der Geschichten, dachte mit dem Patienten zusammen darüber nach, welche Hilfen die Kinder bekommen könnten, ob eine Paartherapie von Nutzen wäre, und beobachtet, dass all das keinerlei Verbesserung der Verfassung des Patienten, keine Fortschritte in der Therapie bewirkte, sondern vielmehr einen Zustand gelähmter Hilflosigkeit bei ihm, dem Therapeuten, verstärkte, sodass er die Behandlungsstunden mit diesem Patienten zu fürchten begann. Dann wurde ihm klarer, dass der Patient beim Erzählen der Geschichten nicht nur ein Berichtender war, sondern auch ein Handelnder, der ihn, den Therapeuten, gleichsam vor sich her trieb, indem er ihm Lösungen für in dieser Menge Unlösbares abverlangte.

Indem der Therapeut diese emotionale Bedeutung der Geschichten in der Stunde deutlicher wahrnahm, also Resonanz dafür zuließ, wurde er innerlich konzentrierter, aufmerksamer, ruhiger. Er begann sich zu fragen, ob der wichtigere Aspekt dieser Geschichten vielleicht der Versuch des Patienten sei, ihm von aggressiven Impulsen, auch auf den überforderten Therapeuten, zu erzählen. Die übermäßig dichte Abfolge von Problemgeschichten ließ den Therapeuten also etwas schwer Erträgliches fühlen, was mithilfe dieser Dichte mitgeteilt wurde.

Nun ereignete sich folgende Stunde: Herr S. berichtete zunächst eher kühl, wie er als Jugendlicher bei politischen Demonstrationen scharfkantige Metallstücke auf Polizisten geschleudert hatte, um dann abends nach Hause zurückzukehren und braver Sohn in einer bürgerlichen Familie zu sein. Der Patient schien nichts von der Gefährlichkeit seiner Angriffe auf die Polizisten zu spüren, nur der Therapeut war beunruhigt und überlegte, ob das Aggressive aus der Familie des Patienten geradeso herausgehalten worden war wie bislang aus der Therapie. Dann fuhr der Patient fort, seine Familie sei nicht so harmlos gewesen, wie sie sich selbst gesehen habe, der Vater habe in schweren Wutanfällen ihn, den Sohn, im Keller brutal verprügelt und eingesperrt. Niemals sei in der Familie darüber gesprochen worden.

Das Kühle der ersten Erzählung hatte sich nun gewandelt, der Patient war berührt, aufgewühlt von Hass und Ohnmacht. Der Therapeut beobachtete bei sich, wie diese Szenen der familiären Gewalt in ihm selbst sehr plastisch, lebendig und körperlich präsent wurden. Schließlich fuhr der Patient fort, er habe seine Ehefrau noch niemals körperlich angegriffen, er verstehe es aber, sie mit Worten so zu reizen, dass sie die Fassung verliere und mit allen nur denkbaren Schimpfwörtern über ihn herfalle.

Die dritte Erzählung war ebenso plastisch, lebendig und emotional wie die zweite, holte aber das Geschehen aus der Vergangenheit in die Gegenwart. Der Therapeut war nicht nur berührt von der Schärfe und Gefährlichkeit des aggressiven emotionalen Potenzials, sondern auch beeindruckt von der Fähigkeit des Patienten, Geschichten, Bilder und Sprache zu finden, um dieses Material in die Stunde zu bringen und dort damit umzugehen.

In diesem Beispiel kann deutlich werden, wie die Abfolge der einzelnen Geschichten in der Stunde ebenfalls etwas erzählt, und zwar Dichte und Gefährlichkeit aggressiver Affekte, aber auch die Fortschritte im Umgang mit aggressiven Affekten. Was in der Geschichte von den Angriffen auf Polizisten erst kalt, emotional kaum spürbar war, wird in der Geschichte vom brutal schlagenden Vater plastisch, bedrohlich präsent; der Patient wagt in dieser Erzählung mehr emotionalen Kontakt und ist dazu auch imstande, er ist im Erzählen emotional nicht überflutet. In der dritten Geschichte von seinem Zorn auf die Ehefrau vollzieht er einen weiteren Schritt: Er spürt den aggressiven Affekt nun nicht nur in einer Erinnerung, sondern in einer gegenwärtigen Szene und lokalisiert die Aggressivität in sich selbst, nicht in einer anderen Person. Die Sukzession der Einfälle stellt also die fortschreitend besser werdende Fähigkeit dar zum Kontakt mit aggressiven Affekten, zum Ausdrücken, Benennen und Regulieren.

Der Therapeut könnte nun beispielsweise die emotionalen Inhalte ansprechen und benennen, dass die in die Stunde kommenden Geschichten sich alle mit aggressiven Affekten beschäftigen. Eine andere Möglichkeit wäre, die Vermutung auszusprechen, dass sich auch auf den Therapeuten aggressive Affekte richten, zum Beispiel, indem der Patient den Therapeuten mit einer Unmenge unlösbarer Probleme bedrängt, vielleicht »beschießt« wie damals die Polizisten.

Beide Varianten würden Problematisches thematisieren, in der ersten Variante die Schwierigkeiten des Patienten, seine aggressiven Affekte überhaupt wahrzunehmen und in der zweiten Variante die noch größere Schwierigkeit, zu erkennen, dass sich aggressive Affekte nicht nur auf den Vater, sondern auch auf den Therapeuten richten können.

Ich halte allerdings etwas anderes für besser. Der Therapeut könnte statt der Probleme im Umgang mit aggressiven Affekten die verbesserte Fähigkeit zum Umgang damit beschreiben, die sich in der Sukzession der erzählten Geschichten zeigt. Dieser Typ der Intervention hätte dann bipolare Struktur, indem außer dem Problematischen zunächst der progressive Aspekt verbesserter Verarbeitungsfähigkeit benannt wird. Diese Intervention stellt keine komplizierten Vermutungen oder Hypothesen auf, sie beschreibt in der Hauptsache, was im Geschehen der Stunde in der einzelnen Erzählung und in der Erzählkette der Einfälle wahrnehmbar wurde.

9.1.3 Vitalitätsaffekte

Ein Affekt ist etwas Lebendiges, was kommt und geht und sich bewegt, keine digitale Information und auch kein Ding. Diese lebendigen Eigenschaften eines Affektes werden umso deutlicher, je genauer auf das Geschehen im Gegenwartsmoment der Stunde geachtet wird. Dann wird spürbar, dass ein Affekt, der durch die Stunde geht, eine zeitliche Kontur hat, vielleicht wie ein Ton oder eine Welle. Die Zeitkonturen im Erscheinen, Ansteigen und Abklingen eines Affektes, die Gefühlsformen (Stern, 2005), sind so variantenreich wie das Leben selbst. Sie sind keine Produkte eines äußeren Anlasses, sondern werden von den emotionalen Systemen geschaffen. Es sind die emotionalen Systeme, die dem Affekt seine Zeitgestalt geben, noch genauer: Es sind die emotionalen Systeme von Patient und Therapeut, weil Emotionsregulation ein intersubjektives Geschehen ist. Die emotionalen Systeme von Patient und Therapeut schaffen die Zeitkonturen, die Vitalitätsaffekte, die das emotionale Material in der Stunde annimmt. Therapiestunden haben deshalb den Charakter von Spontankunstwerken, zu denen beide Mitspieler ihren Beitrag leisten.

Die Analogie zur Musik liegt nahe, hiermit haben sich schon Jaffe und Feldstein (1970), Knoblauch (2000) und Leikert (2016) näher beschäftigt.

Affekte bestehen aber nicht nur wie Musik aus Hörbarem, sondern enthalten auch Bewegung, Körpergefühl und oft auch Bilder. Meist wird man sich in der Stunde aber auf das Gehörte beschränken und nur ausgewählte Momente genauer betrachten. Immer gilt jedoch, dass die Zeitkontur, in der ein Affekt durch die Stunde geht, ausdrückt, wie die Begegnung mit diesem Affekt im jeweiligen Moment der Stunde empfunden wird, als bedrohlich und überwältigend oder mit Erstaunen und Neugier oder vielleicht auch als etwas Normales, der eigenen Person selbstverständlich Zugehöriges. Der Vitalitätsaffekt drückt also unter anderem aus, wie regulierbar und integrierbar dieser Affekt ist. Vitalitätsaffekte sind darüber hinaus auch Erzählung. Die Zeitkontur wiederholt vielleicht den Ablauf einer traumatischen Situation, in der sich dieses emotionale Material erstmals gebildet hat und niemals auflösen konnte.

Fallbeispiel

Die 58-jährige Frau U. gerät seit Jahren mehrfach am Tag in Zustände, die sie Abstürze nennt. Diese Bezeichnung gefunden zu haben ist für sie bereits ein Fortschritt, ursprünglich waren diese Zustände etwas Namenloses, Grauenhaftes und Unheimliches, mit dem sie sich kaum zu beschäftigen gewagt hatte. Sie hatte immer versucht, diese Zustände so schnell wie möglich zu überwinden, nicht darüber nachzudenken und sich wieder in jene Verfassung zu versetzen, die sie als normal ansah. Diese Alltagsverfassung war aber insofern nicht normal, als große emotionale Bereiche und damit zusammenhängende gegenwärtige und frühere Lebensbereiche unzugänglich waren. Es bestand also das Krankheitsbild einer dissoziativen Störung.

Die Patientin ist herzlich, kreativ, und ihr Heilungswille hat mich von Anfang an beeindruckt. Sie hat mehrere mehrjährige ambulante Therapien mit sehr geringem Erfolg absolviert und hatte dann in einer stationären Psychotherapie das Malen von Bildern als Möglichkeit entdeckt, unklare, furchterregende innere Bilder, von denen sie nicht wusste, woher sie stammten, aufs Papier zu bringen.

In den ersten Stunden, die ich mit ihr hatte, kam ihr Zweifel sehr stark zum Ausdruck, ob diese inneren Bilder und gemalten Bilder Fantasieprodukte seien oder irgendwie doch so etwas wie Erinnerungsbilder. Wenn sie von diesen gemalten Bildern sprach, die sie in großer Zahl zu Hause aufbewahrte, war allerdings ein enormer Anstieg der emotionalen Belastung zu spüren. Ich habe ihr damals geantwortet, ob und was sich in ihrer Kindheit tatsächlich ereignet habe, sei noch nicht deutlich, vollkommen klar sei mir aber, dass es stark wirksames emotionales Belastungsmaterial gebe, was ich in solchen Momenten in der Stunde spüren könne. Darin sei ich mir sicher. Diese Deutung bezog sich also auf etwas in der Gegenwart Wahrgenommenes, und zwar auf einen Vitalitätsaffekt: ein sehr starker und schneller

Anstieg von etwas Belastendem, Gefährlichem, in der Stunde aufgetreten, in der Stunde wahrgenommen und mit dem Begriff des emotionalen Belastungsmaterials benannt. Die Zeitkontur teilte also die Heftigkeit und Bedrohlichkeit mit, während unklar war, worin diese Belastung bestand. Ich konnte allerdings schon damals ahnen, dass zu diesen Zuständen die Angst gehörte, ihren eigenen Wahrnehmungen, Gefühlen und Beobachtungen nicht trauen zu dürfen. Sie war erleichtert, dass ihre Frage beantwortet worden war mit einem Anerkennen und Bestätigen dessen, was sie in diesem Moment selbst wahrgenommen hatte: sehr große Belastung.

Ich will in diesem Fallbeispiel nun einen Zeitsprung um etwa ein Jahr machen und versuchen, die Veränderung in der Zeitkontur, mit der dieses Belastungsmaterial in die Stunde kam, darzustellen. Das scheint mir nicht einfach, weil Vitalitätsaffekte sehr komplexe Gebilde sind, die sich mit Worten nur begrenzt wiedergeben lassen. Es ist eine ähnliche Schwierigkeit wie der Versuch, ein Musikstück oder ein Bild in Worte zu fassen.

In diesem Jahr therapeutischer Arbeit hatte es sich bewährt, das der Patientin verloren gegangene Vertrauen in die eigenen Wahrnehmungen dadurch zu fördern, dass die Art und Weise, wie Belastungsmaterial in die Stunde kam, viel Raum und Aufmerksamkeit bekam und dabei die Wahrnehmungen der Patientin und meine eigenen vielfältig abgeglichen wurden, bis Körperreaktionen, Bilder, Gedanken, Worte sich zu einem Ganzen zusammenfügten und stimmig anfühlten. Die Patientin brachte mehrfach von den in der stationären Therapie gemalten Bildern ein ausgewähltes mit in die Stunde, breitete es auf dem Boden aus, was heftige Auswirkungen hatte. Es war, wie wenn die Patientin am Rande eines Abgrunds stünde, dann in diese Bilder gleichsam hineinfiel, einen rasenden Sturz in innere Bilder erlebte, alle ohne Ordnung, ohne Sinn und ohne Zusammenhang, in diesem Sturz wie losgerissen von sich selbst, ohne Gefühl für ihren Körper und ihre Person. Dies waren die Abstürze, unter denen sie seit Jahren gelitten hatte. Die Bedrohlichkeit eines solchen Absturzes, der sich innerhalb von Sekunden aufbaute, war unmittelbar spürbar. Es hat sich dann bewährt, für den Absturz, der sich gerade eben ereignet hatte, Worte zu finden und den Kontakt zu sich und ihren Wahrnehmungen, zum Behandlungsraum und zum therapeutischen Dialog wiederherzustellen. Sie fand heraus, dass es ihr half, aufzustehen und ein wenig umherzugehen. Sie schaute aus dem Fenster, auf Fluss und Bäume und bemerkte dann, wie sie ihren Körper wieder spürte, den Raum wieder wahrnahm, kehrte langsam zu ihrem Sessel zurück, um mit mir über das eben stattgefundene Geschehen zu sprechen.

Die Affektkontur war nach meinem Eindruck ein plötzlicher Sturz in ein Nichts aus Grauen und ohne Kontakt zu sich selbst, dann langsame Wiederkehr in die Gegenwart.

Solche Zustände sind nicht nur außerhalb, sondern auch innerhalb der Therapiestunde traumatisch, deshalb bewährte es sich sehr, die Intensität des Belastungsmaterials aktiv so zu regulieren, dass keine Abstürze auftraten. Sie erkannte dann, dass die früher gemalten Bilder immer offen gelassen hatten, ob sie Phantasmen, Träume oder Wirkliches abbildeten, während es andererseits Erinnerungsbilder gab, an denen sie nicht zweifelte und die sie eindeutig als etwas Eigenes und Stimmiges einschätzte. Auch diese Erinnerungsbilder waren mit hoher Belastung verbunden und es brauchte sorgfältige Regulation der Belastung, diesen Erinnerungen so viel Raum in der Stunde zu geben, dass keine Abstürze eintraten, sondern sich vielmehr mit der Zeit ein weitgehend geschlossenes Bild einer traumatischen Episode in ihrer Kindheit zusammenfügte. Der männliche Täter, ein Verwandter, hatte es auf perfide Weise verstanden, das Kind für seine pädophilen sexuellen Vorlieben so zu missbrauchen, dass das Kind in den Missbrauchssituationen den Kontakt zu sich selbst und den eigenen Wahrnehmungen von Ekel, Angst und Scham verloren hatte, in ein inneres Nichts der Dissoziation gestürzt war und danach wieder auftauchte in die Leere des Glaubens an die Familienlegende von scheinbar harmlosen Spielszenen.

Die Zeitkontur, in dem solches Belastungsmaterial nun durch die Stunden ging, hatte sich sehr verändert. Die Patientin ging in der Stunde gleichsam langsam darauf zu und überprüfte in diesem kontrollierten Herangehen, ob und wie sie sich mit diesem Material in dieser Stunde beschäftigen wolle. Aus dem Absturz war also ein Andante geworden, ein Darauf-Zugehen. Dann wurde antizipiert, wie es ihr wohl ergehen würde, wenn sie sich näher mit diesem Belastungsmaterial beschäftigen würde. Das konnte inhaltlich beispielsweise ein Schuldgefühl sein, das im Alltag aufgetaucht war und seine Gefährlichkeit aus seinen Verbindungen zur traumatischen Situation bezog. Dieses Antizipieren stellte also einen Probekontakt zum Traumamaterial her. Sie konnte dann beispielsweise entscheiden, eine bestimmte Alltagsgeschichte zu erzählen und die Beschäftigung mit dieser Geschichte zu beenden, sollte die Belastung grenzwertig hoch werden. Die Anzeichen für kritisch hohe Belastungsstärke wurden jeweils noch kurz durchgegangen. Der kritische Punkt wäre stets der Kontaktverlust zur eigenen Person gewesen. Die Affektkontur hatte sich sehr verändert – vom plötzlichen Sturz und mühsamster Rückkehr hin zu etwas Langsamem, Schwingendem, in sich Geschlossenem, in dem nichts zerriss.

In diesem Fallbeispiel wird deutlich, wie der emotionale Vorgang, der Vitalitätsaffekt des Absturzes anzeigt, dass die Emotionsregulation versagt; die Emotionsstärke steigt in einen gefährlich hohen Bereich an, der Kontakt zu Positivem geht vollständig verloren. In diesem Moment ändert sich die emotionale Melodie der Therapiestunde auf eine dramatische Weise: Das Melodische geht im Zustand des Absturzes in etwas gleichsam bedrohlich Lautes über. Das Gewebe von Worten, Gedanken und Gefühlen, das sich in einem frei fließenden Gespräch bildet, wird plötzlich beiseite geschoben durch etwas Hartes, Lautes, Unmelodisches. Solche Änderungen in der emotionalen Melodie der Stunde, die natürlich nicht nur akustisch gehört, sondern vor allem emotional und leiblich gespürt werden, machen wahrnehmbar, dass sich hier gerade überstarkes affektives Material in die Stunde schiebt. Wir wissen dann, dass und wie es in die Stunde gekommen ist; natürlich wissen wir noch nicht, worum es sich genau handelt. Wir wissen von der Existenz, aber noch nicht von den Inhalten.

Grundgedanke dieses Buches ist, dass die Vorgänge der Resonanz zwischen Patient und Therapeut im Gegenwartsmoment der Stunde die Basis für alles Weitere bilden, dies gilt nach meiner Überzeugung auch für die Vorgänge der Gefühlskontur, die Vitalitätsaffekte. Der Therapeut ist hier nicht unbeteiligter Beobachter, sondern stellt gleichsam Resonanz nach innen zu sich selbst her, indem er überprüft, ob die Gefühlskontur, mit der ein Thema durch die Stunde und durch ihn selbst geht, etwas Traumatisches oder etwas Reguliertes hat. Diese Wahrnehmungen werden mit dem Patienten abgestimmt. Die Resonanz für solche Gegenwartsmomente schafft das Fundament für alle darauf aufbauenden Schritte der Regulation und Transformation.

Hier wird auch der Unterschied zwischen Resonanz und Empathie deutlich. Empathie fühlt mit, was der Patienten fühlt, Resonanz nutzt den gesamten inneren Wahrnehmungsapparat von Patient und Therapeut, um zu beurteilen, inwiefern die Begegnung mit emotionalem Material in der Stunde zu seelischem Wachstum führt.

9.1.4 Hologramme

Hologramme sind frei im Raum schwebende dreidimensionale Bilder, die aus der Interferenz von Laserstrahlen entstehen. Etwas Ähnliches beobachtet man in der Therapiestunde. In der Beschäftigung mit emotionalem Material, das ganz zur Gegenwart zu gehören scheint, taucht im Therapeuten wie eine Vision ein plastisches Bild auf, oft ganze Szenen, die frühere Episoden der Lebensgeschichte des Patienten abzubilden scheinen. Diese Bilder wird der Therapeut als etwas Eigenes, ihm selbst Zugehöriges erleben, sie entstehen aber aus dem Zusammenwirken, gleichsam der Interferenz zweier Psychen, der des Patienten und der des Therapeuten, sodass sie, wie Hologramme, nicht in einer Person, sondern im Zwischenraum, im intersubjektiven Raum, entstehen.

Es scheint so zu sein, dass Patienten mit ihrer Alltagserzählung emotionales Material aus früheren bedeutsamen Lebensepisoden berühren, gleichsam mitschwingen lassen. Der Gegenwartsgeschichte sind bedeutsame andere frühe Geschichten eingewoben und dieses Eingewobene will gehört werden und wird vom Therapeuten auch gehört in Gestalt von Hologrammen. Oder anders ausgedrückt: Frühes unbewusstes emotionales Material ist von der Lebensgegenwart und von der Gegenwart der Therapiestunde berührt, eine vom Patienten erzählte Geschichte aus der Lebensgegenwart ist dann wie ein Kunstwerk geeignet, Gegenwärtiges und Früheres miteinander verwoben darzustellen. Kunstwerke sind deshalb Kunst und nicht trivial, weil sie etwas Eingewobenes enthalten, das beim Betrachter aus der Tiefe kommende Bilder, Emotionen, Einfälle auslöst. Das Kunstwerk ist kein alleinstehendes Objekt, sondern entsteht in der Resonanz zum Betrachter (Warning, 1994).

Die Art von Bildern, die im Therapeuten auftauchen, scheint sehr zu variieren. Manche Therapeuten bemerken eher visuelle Bilder und Szenen, reagieren also auf der Repräsentanzebene der Symbole. Andere reagieren mit Körperrepräsentanzen und spüren dann beispielsweise einen Stein im Leib oder ein Würgen im Hals, begleitet von lebhaften Emotionen. Wichtig scheint mir, dass Therapeuten solche eigenen Reaktionen als Form der Resonanz auf etwas in der Erzählung des Patienten latent Enthaltenes erkennen.

Fallbeispiel

Die 39-jährige Frau E. (s. a. Kap. 7) hatte vor mehreren Jahren völlig unerwartet ihren Ehemann am plötzlichen Herztod verloren und war daraufhin in eine gefährliche Krise geraten. Die Bilder vom toten Ehemann, von der erfolglosen Reanimation, überfluteten sie Tag und Nacht und in ihr war anfangs kaum Überlebenswille, der sich dann aber schließlich doch bildete und durchsetzte, indem ihr klar wurde, dass ihr Elend nicht nur Folge eines Schicksalsschlags war, sondern auch einer Krankheit, einer schweren Traumafolgestörung. Während sie fast schon bereit gewesen war, ihrem verstorbenen Ehemann in den Tod zu folgen, war sie nicht willens, sich von einer Krankheit besiegen zu lassen, und machte sich an die Behandlungsarbeit – mit Erfolg. Während der Anfangszeit der Psychotherapie fiel mir immer wieder auf, dass sie in jeder Therapiestunde einen kleinen Stoffbären bei sich hatte, den sie im Arm hielt. Ich erfuhr, dass sie diesen Bären auch außerhalb der Therapiestunde ständig bei sich trug. Die Patientin mit dem Bärchen im Arm vor mir in der Therapiestunde zu sehen löste irgendetwas in mir aus, ein Suchen, ein Nachdenken, das sich nicht damit zufriedengab, dass dieses Stofftier eben ein Symbol für den verstorbenen Ehemann sei. Eine Kollegin, mit der ich hierüber sprach, machte die Bemerkung, ihr kämen die Patientin und ihr Bärchen vor wie Zwillinge. Der Gedanke ließ mich nicht mehr los und bei Gelegenheit habe ich diesen Gedanken auch ausgesprochen. Der Patientin ging es ähnlich, etwas fing in ihr an zu arbeiten und sie sprach darüber, dass zwischen ihr und ihrem verstorbenen Ehemann eine Verbundenheit wie zwischen Zwillingen bestanden habe.

Die Patientin und ihr Plüschbär und das Sprechen darüber haben also bei mir ebenso wie bei der Patientin noch keine visuellen oder körperlichen Hologramme ausgelöst, sondern Suchprozesse, Einfallsketten.

Dann kam die Patientin auf die Idee, ihre Mutter zu fragen, ob sie, die Patientin, vielleicht einen Zwilling gehabt habe, von dem sie nichts wisse. Die Mutter war äußerst verblüfft über diese Frage und erzählte, dass sie im Schwangerschaftsverlauf mit der Patientin eine heftige Blutung gehabt habe, von der sie selbst und der Arzt angenommen hatten, es sei ein Fruchtabgang gewesen, bis sich dann zeigte, dass eine Schwangerschaft fortbestand. Die Mutter berichtete, sie sei überzeugt, dass damals von zwei ungeborenen Kindern eines abgegangen sei, das andere, nämlich die Patientin, habe weitergelebt.

Die Patientin war damals von dieser Geschichte eher erleichtert als erschüttert gewesen, irgendetwas fügte sich in ihr stimmig zusammen. Allerdings hinterließ die Geschichte vom möglicherweise verlorenen intrauterinen Zwilling das Grundgefühl, dieses Ereignis sei innerlich noch nicht abgeschlossen.

Gleichwohl war die Patientin nach Auflösung dieser ersten Krise jahrelang in guter Verfassung und begann dann einen zweiten Abschnitt ambulanter Psychotherapie, weil sie sich beruflich in einer ausweglosen Situation fühlte. Sie war in einer sozialen Einrichtung tätig und beobachtete, dass die Leitung der Einrichtung ein zunehmendes Gewaltpotenzial gegen die Schützlinge entfaltete und sie selbst sich bis weit über ihre Grenzen hinaus dafür engagierte, den Schützlingen menschenwürdige Bedingungen zu schaffen. Sie löste schließlich im Verlauf dieses zweiten Abschnittes der Psychotherapie diese zweite Krise, indem sie die Arbeitsstelle verließ und sich beruflich veränderte. Gleichwohl hatte ich den Eindruck, dass noch vieles emotional unerledigt geblieben war, insbesondere ihre Anfälligkeit dafür, sich schuldig und verantwortlich zu fühlen, wo sie weder schuldig noch verantwortlich war.

Im Fortgang der Therapie kam es nun zu folgendem Ablauf: Die Patientin berichtete von den schweren gesundheitlichen Problemen einer nahen Verwandten, die von der Schulmedizin nicht genug Hilfe bekam. Die Patientin schilderte, wie sie sich aufs Äußerste bemühte, Hilfsmöglichkeiten zu recherchieren, ihren eigenen Lebensalltag weitgehend in den Dienst der Verwandten stellte und immer offenbarer werdende Anzeichen ihrer schweren Erschöpfung zu ignorieren versuchte. Dieses Erschöpfungsgefühl war nicht nur etwas Berichtetes, sondern etwas in der Therapiestunde sehr intensiv Spürbares: Schwere, Niedergedrücktheit, völlige Wehrlosigkeit der Überzeugung gegenüber, zum Helfen verpflichtet zu sein. Während über diese Erschöpfung und die auch in der Therapiestunde beobachtbare Tendenz der Patientin, darüber hinwegzugehen, gesprochen wurde, tauchte in mir das Bild zweier noch sehr kleiner ungeborener Kinder im Mutterleib auf, von denen eines krank ist. Das Bild war sehr plastisch und klar. Ich zögerte in der Stunde längere Zeit, diese Vision zur Sprache zu bringen. Wenn im Sprechen über die kranke Verwandte in der Patientin auch ihre Zwillingsgeschichte angerührt war und solche Bilder in mir hervorgerufen hatte, würde es nutzen oder schaden, dies auszusprechen?

Ich bin schließlich meinem Instinkt gefolgt, dass es möglich sei und habe erwähnt, dass im Sprechen über diese Dinge in mir Erinnerungen an die Zwillingsgeschichte aufgetaucht seien. Ich fragte, ob sie es für möglich halte, dass dies irgendwie eine Rolle für die Problematik mit der Verwandten spiele. Sie ließ den Gedanken eine kleine Weile auf sich wirken, schien sich dann zunehmend zu lösen, richtete sich auf, atmete durch. Der Gedanke habe etwas Befreiendes. Sie habe sich immer wieder Vorwürfe wegen ihrer Selbstüberforderung gemacht, sie halte es für gut möglich, dass das uralte Wurzeln habe, vielleicht bis zur Zwillingssituation. Das Befreiende liege darin, dass dieses Helfen zu ihrer Geschichte und zu ihrem Wesen gehöre: »So bin ich, und das ist gut so!«

Wahrscheinlich war die Patientin in der Beschäftigung mit der kranken Verwandten hauptsächlich durch eigene Schuldgefühle belastet, durch die

Frage, ob sie sich an der schlechten Verfassung der Verwandten schuldig mache, wenn sie auch auf sich selbst Rücksicht nehme und wahrscheinlich hat dies bereits eine ihr noch unbewusste Beschäftigung mit der eigenen Zwillingsbiografie ausgelöst, was zu meiner Vision führte. Das Sprechen über diese frühe traumatische Situation, das Herstellen der Verknüpfung, hat die Belastung in der Therapiestunde offenbar nicht erhöht, sondern einen bereitliegenden Lösungsschritt erleichtert mit einer besser werdenden Regulation und Eingrenzung der Schuldgefühle.[14]

Bisher haben wir in diesem Abschnitt betrachtet, wie im Therapeuten als Resonanz auf mitschwingendes unbewusstes emotionales Material des Patienten hologrammartige Bilder entstehen können. Derselbe Vorgang existiert auch in umgekehrter Richtung: Ein Therapeut kann, während er in seinen Äußerungen eher nahe an der konkreten Gegenwart bleibt, gleichzeitig an andere mit dem Gegenwärtigen verknüpfte bedeutungsvolle Themen denken, die in ihm selbst im Sprechen emotional gleichsam mitschwingen. Darauf wird im Patienten

14 Anmerkungen der Patientin hierzu: »Wieder leben zu wollen wäre nicht gelungen ohne neues Heilungsmaterial. Das bisherige war so tief verschüttet worden, dass ich von seiner Existenz nichts mehr ahnte. Das leise Heilungsmaterial ist, nicht wieder alleine zu sein im für mich notwendigen erneuten, detaillierten Durchschreiten des Traumas. Es sind Worte. Sachliche Worte für nicht beschreibbare innere Geschehen. Und Bilder, die entstehen. So sind Schuldgefühle kurzzeitig gut, um nicht die im Trauma sehr dünne, graue, gläserne Wand zum Wahnsinn durchbrechen zu müssen. Passende Bilder entstehen nur in einem ›Raum‹ der Sicherheit. Worte und Bilder kann man in die Hand nehmen und sie betrachten, das ist das Gegenteil vom Trauma. Schicksalsschläge geschehen, es ist gut, damit umgehen zu lernen. Mehr ist nicht möglich, aber auch nicht weniger. Zwillingshafter Einsatz für die Arbeit, für die Familie, für Freunde ist kein Fehler, man kann es auch einfach ehrliche Verantwortung nennen. Das Gefühl der Schuld am Tod des Zwillings entsteht schlicht, indem man der Überlebende ist. Möglicherweise wird das Ergebnis des jetzigen Teils der Therapie sein, dass ich meine Kraft gut aufteile, für die gelegentlich wichtigen Einsatzorte und für mich. Indem ich mich als Embryo freispreche, wie der erwachsene Verstand es ganz einfach kann. Für das Gefühl ist es aber nicht so einfach, da die Sehnsucht nach sehr nahen freien Beziehungen wohl schon im Mutterleib entstanden ist, und wenn sie im Mutterleib und in der Ehe schicksalshaft zerstört werden, ist es schwer zu begreifen, dass nirgends Schuld ist. Doch auch wenn ich noch nicht alle Erkenntnis in Handlung umsetzten konnte, die dafür notwendige Ruhe gewinnt an Raum. Seitdem ich von meinem Zwilling und seinem Tod weiß, musste der sich seit Beginn meiner Erinnerung ständig wiederholender Albtraum (von einer Explosion in einem sehr engen Raum mit meiner Schwester und darauf folgendem gleißenden Licht) nie wieder geträumt werden.«

Resonanz entstehen können, sei es in Gestalt von Einfällen, Erzählketten oder ebenfalls Hologrammen.

Häufig wird alles, was im Therapeuten in Reaktion auf das emotionale Material des Patienten entsteht, pauschal als Gegenübertragung bezeichnet. Ich halte es hingegen für besser, die Begriffe von Gegenübertragung und Übertragung nicht zu weit zu fassen, sondern sie für jenen Vorgang zu reservieren, in dem die Person des Gegenübers sich mit Personen aus der früheren Lebenserfahrung zu vermischen scheint. Übertragung ist in dieser Sichtweise und nach meiner Überzeugung eine Sonderform der Resonanz. Wir werden uns im nächsten Abschnitt genauer hiermit befassen.

9.1.5 Übertragung als Erzählung

Übertragung ist ein klassischer psychoanalytischer Begriff, der sich in den zurückliegenden 120 Jahren stark gewandelt hat. Der Begriff wurde von Freud Anfang des 20. Jahrhunderts entwickelt und galt im ursprünglichen Konzept als Abwehr – ein Mechanismus, der das Ich vor dem Erinnern schützt: »Der Patient überträgt seine introjizierten frühen Objekterfahrungen auf den Analytiker und wiederholt sie in der Beziehung mit ihm, anstatt sie als Erinnerung zu reproduzieren« (Bettighofer, 2016).

In dieser Logik wurde Übertragung negativ gesehen, als eine Verweigerung des Patienten, zu erinnern; stattdessen agiere der Patient seine unbewussten Fantasien in der Übertragung aus. Das gab behandlungstechnisch Anlass, Übertragung als etwas zu betrachten, was bekämpft und beendet werden muss. Freud vertrat dieser Auffassung gemäß, der analytische Sieg werde auf dem Felde der Übertragung gewonnen (Freud, 1912, S. 374).

Der Analytiker wurde dabei zunächst als nicht an der Entstehung von Übertragung beteiligt gesehen; vielmehr sah man sich als neutrale Oberfläche und die Übertragung als etwas, was ausschließlich im Patienten entsteht. Diese Sichtweise wurde dann unter dem Einfluss der Fortschritte der Erkenntnistheorie und der Systemtheorie und natürlich auch unter dem Einfluss der zunehmenden Behandlungserfahrungen erweitert und verändert. Man wurde sich darüber klar, dass auch ein Analytiker niemals objektiv sein kann, weil es keine objektive Realität gibt, sondern nur Entwürfe und Konstruktionen (von Glasersfeld, 1981). Umgekehrt wurde auch anerkannt, dass Äußerungen des Patienten über seinen Analytiker nicht nur verzerrte, subjektive Projektionen, sondern eben auch realitätsgerechte Beobachtungen sein könnten (Gill, 1982; Thomä, 1984a, 2001;

Herold, 1995). Dies wiederum machte komplizierte Überlegungen nötig, wie man das Ziel und die Bereitschaft, mit den Patienten auch in einen emotionalen Austausch zu treten, vereinbaren könnte mit dem Anspruch, dass am Ende eben doch die Psyche des Patienten gedeutet wird. Manchmal entstand daraus eine gewisse Ratlosigkeit, ob die offenbar enorme Komplexität des Geschehens in einer Therapiestunde überhaupt noch zu überblicken und zu handhaben sei.

Die moderne Emotionsforschung und ihre behandlungstechnischen Konsequenzen führen nun erfreulicherweise nicht zu einer weiteren Komplizierung der Situation, sondern im Gegenteil zu sehr einfachen Erkenntnissen: Das gegenwärtige, momentan zur Verarbeitung anstehende emotionale Material muss in einem ersten Schritt per Resonanz wahrgenommen werden, sodass damit in der Stunde gearbeitet werden kann. Wollte man also Freuds Satz vom Sieg auf dem Schlachtfeld der Übertragung neu formulieren, wäre es passender zu sagen: Psychotherapie beginnt im emotionalen Gegenwartsmoment, zu dem auch Übertragung gehört, oder sie beginnt nicht.

Der Begriff der Gegenübertragung hat eine ähnliche Geschichte wie der Übertragungsbegriff. Ursprünglich waren subjektive Reaktionen des Therapeuten ausschließlich als Störungen verstanden worden, Analytiker sollten reaktionslos neutral sein und diesen Zustand durch lange Lehranalysen erreichen. Sandor Ferenczi (1928, S. 382) formulierte das so:

> »Jeder, der gründlich analysiert wurde, der seine unvermeidlichen Schwächen und Charaktereigenheiten voll zu erkennen und beherrschen gelernt hat, wird bei der Betrachtung und Behandlung desselben psychischen Untersuchungsobjekts unvermeidlich zu denselben objektiven Feststellungen gelangen und logischerweise dieselben taktischen und technischen Maßnahmen ergreifen.«

Diese Hoffnung, Therapeuten könnten den Zustand der Neutralität und Objektivität durch Lehranalyse erreichen, ist allerdings eine Illusion und vergisst auch, dass Neutralität gar nicht wünschenswert ist. Folgt man den Annahmen, die den neueren Entwicklungen in der Psychotherapie zugrunde liegen, dann ist emotionale Resonanz die Grundvoraussetzung für Fortschritte in einer Psychotherapie und eben nicht Neutralität. Was aber durch Selbsterfahrung erreichbar ist, das ist ein Wissen und Bewusstsein für emotionale Prozesse in der eigenen Person und in der Stunde. Ein Therapeut kann lernen, sicher zu beurteilen, ob ein überflutender und blockierender emotionaler Zustand besteht, also eine Störung Emotionsregulation. Ein Therapeut kann lernen, welche Momente in der Stunde sich bedeutsam anfühlten, also mit emotionaler Resonanz verbunden waren und ob kreative, transformative Momente in der Stunde entstanden sind. Kurzum: Ein Therapeut kann ein Prozesswissen über die Vorgänge in der Stunde per Selbsterfahrung, Ausbildung und Berufserfahrung erwerben. Das Wissen, welche seelischen Inhalte zur Verarbeitung anstehen, also das Inhaltswissen, wird hingegen immer den Charakter von vorsichtigen Annäherungen, von Entwürfen, behalten und mit reichlich Irrtümern einhergehen. Das gilt auch und insbesondere für solche Inhalte, die sich auf dem Wege der Übertragung mitteilen.

Je mehr in der Therapieforschung die Wechselwirkung zwischen Patient und Therapeut erkannt und anerkannt wurde, desto mehr veränderte sich auch der Übertragungsbegriff. In der Therapiestunde auftretende Kommunikationsmuster wurden nun den Übertragungsprozessen zugeordnet (Sullivan, 1980 [1953], S. 409; Thomä, 1991, S. 426). Bestimmte im Patienten früh entstandene und fixierte Schemata, so nahm man an, übertrugen sich auf Therapiestunde und Therapeuten und wiederholten sich auf diese Weise. Es wurde anerkannt, dass die Aktivierung eines Schemas, eines *Musters*, wie schon Sullivan es ausdrückte, auch mit den Eigenschaften der gegenwärtigen therapeutischen Situation zusammenhängt, auch mit den Eigenschaften des Therapeuten, die als Auslöser fungieren können. Beibehalten wurde in dieser Sichtweise allerdings die Überzeugung, dass Übertragung etwas Behandlungsbedürftiges sei, aus dem sich Gesundes erst noch entwickeln müsse, und zwar vor allem dadurch, dass Übertragung vom Analytiker bewusst gemacht werde.

Je mehr die Erkenntnisse über komplexe, sich selbst organisierende Systeme einbezogen wurden, zum Beispiel die Forschungen von Systemtheoretikern (Maturana, 1985), desto mehr wurde allerdings anerkannt, dass Musterbildung in der therapeutischen Kommunikation etwas Selbstverständliches, Notwendiges und deshalb Normales ist (Bettighofer, 2016, S. 47). Worin liegt dann aber das Besondere und Typische von Übertragung? Wofür wird der Begriff noch gebraucht, wo findet er seinen Platz in einer Arbeitsweise, die sich aus den Erkenntnissen der modernen Emotionsforschung und Behandlungsforschung ergibt?

Ich möchte folgende Verwendung des Übertragungsbegriffs bevorzugen: Als Übertragung wird der Vorgang verstanden, mit dem tief unbewusstes emotionales Material einer anderen Person gezielt mitgeteilt wird, aus der Notwendigkeit heraus, dieses Material, dieses komplexe Muster in die Gegenwart zu bringen und dort Verarbeitungsprozesse möglich zu machen. Ich verstehe Übertragung als einen Mitteilungsversuch von tief Unbewusstem im Dienst der Selbstheilung. Charakteristisch für Übertragung ist dabei die Veränderung, die Einfärbung des Gegenwärtigen durch das Unbewusste. Der Therapeut und die Therapiestunde werden mit einer veränderten emotionalen Färbung wahrgenommen, die Bedeutung des Geschehens in der Stunde scheint sich zu verändern, die Person des Therapeuten scheint sich ebenfalls zu verändern. Kurzum: Die Realitätskonstrukte verändern sich unter dem Einfluss der Übertragung.

Nun könnte man argumentieren, dass Übertragung ja dann so etwas wie ein Wahn sei, in dem ja auch unter dem Einfluss starker unbewusster Emotionen ein verändertes Realitätskonstrukt entsteht. Der entscheidende Unterschied zwischen Wahn und Übertragung liegt allerdings darin, dass ein Wahn keine Verbindung zu einem Gegenüber sucht, sondern im Gegenteil Verbindung abbricht. In seinem Wahn ist der Patient alleine und möchte es sein. Ganz anders verhält es sich bei der Übertragung. Unter geeigneten Umständen, wie in einer Psychotherapie, sind auch weit unbewusste und sehr starke emotionale Komplexe berührt, suchen nach Ausdruck und Resonanz und beginnen, die Realität, besser gesagt das Realitätskonstrukt, zu verfärben. Diese Verfärbung zeigt an, dass die aktivierten unbewussten Komplexe sehr starke Emotionen enthalten und der ganze Komplex, der sich jetzt bemerkbar macht, nie mit der Alltagsrealität zu einem Ganzen zusammengewachsen ist, nie integriert werden konnte.

So irritierend das Auftauchen desintegrierter Erlebniskomplexe für Patient und Therapeut auch sein kann, bin ich doch überzeugt, dass ein Leben mit energievollen, aber desintegrierten emotionalen Komplexen immer als krankhaft empfunden wird und deshalb die betroffene Person Gelegenheiten sucht, aus Stücken ein Ganzes zu machen. Ich möchte das am Beispiel der Arbeit mit Frau U. verdeutlichen.

Fallbeispiel

Unter dem Aspekt der Affektkontur hatten wir gesehen, wie die Patientin darunter litt, innerlich gleichsam abzustürzen in Zustände von extremer emotionaler Belastung, die anscheinend dadurch entstanden, dass die Patientin gleichsam von sich selbst weggerissen wurde von allem, was ihr Orientierung und Sicherheit gab, auch von ihrem eigenen Körper, der sich in diesen Abstürzen fremd und tot anfühlte.

Zu diesen Zuständen gehörte aber auch noch ein Weiteres: Ihr Bild von mir als Therapeut änderte sich währenddessen schlagartig: Ich war kein Therapeut mehr, sondern irgendetwas namenloses Bedrohliches, das ihr schaden wollte.

Das erste Ereignis dieser Art war, für mich völlig unerwartet, eine Szene in einer der ersten Therapiestunden. Die Patientin hatte mein Behandlungszimmer betreten, ging zu ihrem Sessel, ich schloss erst die äußere, dann die innere Tür. Eine Doppeltür ist in meinem Behandlungsraum notwendig, damit das Gesprochene nicht außerhalb des Raums gehört werden kann. Für mich ist dieses Schließen erst der äußeren, dann der inneren Tür eine Routine, meine Aufmerksamkeit ist dabei mit dem Beginn der Stunde beschäftigt. Wie ich also Platz nehme und zur Patientin blicke, sehe ich ihren panisch erregten Gesichtsausdruck, der Blick irgendwie verschleiert, auf etwas Inneres gerichtet, die Körperhaltung erstarrt, flache Atmung. Ich schaute sie fragend und überlegend an und hörte abgehackte, gehetzte Worte: »Ist da eine Doppeltür?« Ich bestätigte das. »Haben Sie die Tür abgeschlossen?« Ich verneinte, beide Türen seien normal geschlossen. Die Doppeltür sei als Schallschutz nötig. Während meiner Antworten schien sich etwas zu ändern, sie atmete etwas ruhiger, der Blick schien wieder mehr ins Jetzt gerichtet. Ich fragte: »Wäre es gut, wenn sie sich von der Doppeltür einen eigenen Eindruck verschaffen würden?« Sie dachte kurz nach, fand die Möglichkeit nützlich. Der Dialog begann sich also zu normalisieren, sie hatte auf eine Überlegung von mir mit einer eigenen Überlegung geantwortet. Nachdenken und Perspektivwechsel waren anscheinend wieder möglich. Sie entschied dann, diese Idee zu realisieren, stimmte sich mit einem kurzen fragenden Blick mit mir ab, auf den ich mit einer einladenden Geste antwortete. Sie öffnete und schloss beide Blätter der Doppeltür, schien sich etwas verwundert zu sammeln, was da gerade passiert war, und kehrte zu ihrem Sitzplatz zurück.

Auf meine Frage, ob sie etwas darüber sagen wolle, was sich gerade ereignet hatte, erfuhr ich, ihr sei im Moment, als ich die innere Tür geschlossen hatte, schlagartig so gewesen, wie wenn sie in den schmalen Raum zwischen beiden Türen eingeschlossen werden solle, sie habe im gleichen Moment panische Angst vor mir gehabt. Was sie allerdings wundere sei, dass sie darüber sprechen könne. Später wurde noch verdeutlicht, dass sie bei diesem und bei ähnlichen Ereignissen hoch erregt ist. Alles, was ich sage und mache, scheint einen gefährlichen Hintersinn zu haben.

Obwohl ich beim geschilderten Ereignis überrascht, überrumpelt war, so war ich doch, wie mir auffiel, kaum beunruhigt. Warum nicht? Das Ereignis war durch die Stunde gegangen wie ein kurzes Unwetter und hatte bei mir nicht Unruhe, sondern Interesse, Nachdenklichkeit ausgelöst, auch Respekt vor der Kraft dessen, was hier durch die Stunde gegangen war, und ebenso Respekt vor der Patientin, die einen Weg gefunden hatte, extremes Belastungsmaterial, von dem noch fast nichts bekannt war, in die Stunde zu bringen und konstruktiv damit umzugehen.

In traditioneller Auffassung würde man den geschilderten Ablauf wahrscheinlich nicht als Übertragung klassifizieren, sondern als dissoziativen Zustand, der – warum auch immer – in diesem Moment angetriggert worden sei. Das beschreibt allerdings nur einen Teil des Geschehens. Die Patientin beginnt die Therapie bei mir als Mann und sie weiß wenig darüber, wie ich arbeite, was ich kann; sie weiß auch nicht, ob ich Täterseiten habe. Sie reagiert auf mehreren Ebenen auf mich, nimmt meine Art zu denken, zu sprechen, mit ihr zu kommunizieren wahr und zugleich werden aus einem traumatischen Bereich Erwartungen wach, in meiner Person einem Täter begegnet zu sein. Zu klären war also, ob der Therapeut, mit dem sie arbeitet, im Moment der heftigen Übertragung und somit in der Begegnung mit dem Traumamaterial Therapeut bleiben oder zum Täter mutieren würde.

Charakteristisch für das geschilderte Ereignis ist seine kurze Dauer. Meist wird Übertragung als ein Geschehen in langen Zeiträumen von Monaten und Jahren in Langzeittherapien gesehen. Übertragungsvorgänge können jedoch eine sehr verschiedene Verlaufsgestalt und Affektkontur haben, sie können wie hier den Charakter von jähem Sturz haben, wie ein Anfall, gefolgt von mühsamer Wiederkehr, können aber auch eine Art Hintergrund, wie ein Grundton in Behandlungen sein, immer anwesend, immer hörbar, gleichsam auf seine Zeit wartend, in der dann Bewegung in das Ruhige kommen wird.

Immer gilt, dass die emotionalen Komplexe, die sich auf dem Wege der Übertragung mitteilen, sorgfältigen Umgang verlangen, sorgfältige Dosierung der Intensität. Nicht das Aufdecken, Freilegen dieses Materials ist das Ziel, sondern zunächst die Wahrnehmung, dass Übertragung stattfindet, dann die Regulation der aktiv gewordenen Emotionen, erst dann wird Transformation, also Verarbeitung möglich.

9.1.6 Träume

An den wissenschaftlichen Arbeiten über Träume fällt auf, dass Träume meist unter dem Blickwinkel der Behandlungstechnik betrachtet werden, also gleichsam rückwärts. Ich halte es aber für sinnvoll, zunächst zu überlegen, wie und warum Träume überhaupt entstehen. Diese Fragen könnten nur dann übersprungen werden, wenn das Wesen von Träumen vollkommen geklärt wäre, ein Punkt, an dem wir allerdings noch nicht angekommen sind. Eine zweite Auffälligkeit ist, dass fast immer von *dem Traum* gesprochen wird, tatsächlich werden aber mittlerweile eine ganze Anzahl von Traumtypen unterschieden. Zum Dritten fällt auf, dass es zwar eine *intersubjektive Theorie des Träumens* gibt, die Bedeutung der Emotionen für das Träumen, für das Traumerinnern, das Traumerzählen und für die Arbeit mit einem Traum in der Stunde wird aber nur von einigen Autoren untersucht.

Beginnen wir also am Anfang mit dem ersten wissenschaftlichen Modell des Täumens. Meltzer (1988) hat in seiner Würdigung von Freuds Traumtheorie (Freud, 1900) sehr klar herausgearbeitet, wie Freud sich im Jahr 1900 das Träumen erklärte (Meltzer, 1988). In der Gegenwart, meist am Vortag, entstehe eine Vorstellung, angeregt durch Tagesereignisse. Sie verbinde sich mit den eigentlich wichtigen unbewussten infantilen Vorstellungen. Dadurch entstehe eine Art Spannung im System, eine Triebspannung, die irgendwie gelöst werden müsse, damit der Schlaf nicht gestört werde. Die infantilen Vorstellungen würden deshalb so zensiert, dass sie nicht mehr stören, und das Ergebnis müsse dann noch einer sekundären Bearbeitung unterzogen werden, um ausreichend plausibel zu erscheinen. In diesem Modell erfüllt der Traum also die Funktion eines *Hüters des Schlafs* (Meltzer, 1988, S. 19).

Freuds klassisches Modell des Traums und des Träumens ist an mehreren Stellen mit moderneren Auffassungen jedoch nicht vereinbar. Meltzer (ebd.) weist auf die drei Hauptkritikpunkte hin:

- Freud versteht Emotionen im Traum nur als Abkömmlinge von Vorstellungsinhalten (Meltzer, ebd., S. 12). Dem liege Freuds Überzeugung zugrunde, dass ursprünglich bewusste Vorstellungen ins Unbewusste abgedrängt worden seien und dort den Traum erzeugen. Affekte seien für Freud also etwas Sekundäres, Symbole für Vorstellungen; das Primäre seien die Vorstellungen selbst, der Affekt nur deren Ausdruck und Darstellung. Dies ist mit den Ergebnissen der modernen Emotionsforschung nicht kompatibel.
- Als Hüter des Schlafs verstanden komme dem Träumen auch nichts Kreatives zu, Träume verhinderten nur, dass ein unbewusster, anstößiger Vorstellungsinhalt bewusst werde und den Schlaf störe. Das Interesse des Analytikers richtet sich Freuds Auffassung gemäß deshalb nicht auf den Traum selbst, sondern nur darauf, die Verschlüsselungen, die der Traum in der Traumarbeit vornimmt, zu entschlüsseln, also den latenten Traumgedanken aufzuspüren und bewusst zu machen. Dass der Traum selbst ein Ereignis sei, das Gefühle und Gedanken enthält, Mitteilungen macht, kommt in dieser klassischen Traumtheorie nicht vor.
- Der Trauminhalt gilt als ausschließlich von infantilem Problemmaterial gestaltet, andere Faktoren wirken an seiner Entstehung gemäß dieser klassischen Traumtheorie nicht mit, insbesondere gilt der Traum nicht als

> Bestandteil eines therapeutischen Dialogs. Das Träumen wird also aus einer Ein-Personen-Psychologie heraus erklärt, der Therapeut bleibt unbeteiligter Beobachter. Hier fehlen die modernen Erkenntnisse über Intersubjektivität und Bindung.

Der große Beitrag des Träumens zur Erlebnisverarbeitung – und dies steht im Gegensatz zur klassischen Traumtheorie – wird unter anderem dadurch klar, dass langfristiger Traumentzug durch Aufwecken zu schweren seelischen Störungen wie Angst, Reizbarkeit und sogar Halluzinationen führt (Dement, 1960).

In der experimentellen Traumforschung wurde ebenso wie von praktizierenden Analytikern (Klauber, 1969; Lewin, 1953; Rangell, 1956; Rappaport, 1959) die kommunikative Funktion des Traums früh beschrieben (Dement, 1960). Becker stellt fest, dass Träume grundsätzlich eine konfliktlösende Funktion hätten: »[…] und, falls diese Träume in der Analyse berichtet werden, dass das Ich des Träumers eine besondere Form der Kommunikation zum Analytiker-Objekt herzustellen versucht hat« (Becker, 1972, S. 692).

Die kommunikative Funktion des Träumens zeigt sich auch in dem merkwürdigen Phänomen, dass sich Patienten in ihren Träumen an der Traumtheorie ihrer Analytiker orientieren (Blass, 1993). Blass sieht die Traumtheorie des Therapeuten wie jede Theorie als *begriffliches Prisma*, durch das der Therapeut den Patienten und seine Träume betrachtet. Tauchen dann in den Träumen beispielsweise libidinöse Wünsche auf, dann erfüllt das nach ihrer Beobachtung die Erwartung des Therapeuten: »Somit wäre der Traum ein komplexes Zusammenspiel von Erfahrung, Theorie und sowohl individueller als kultureller Theorie« (ebd., S. 8).

Die Beobachtung, dass die Träume der Patienten sich auf die Traumtheorie des Analytikers einstellen, ist nur im ersten Moment überraschend. Offenbar sind Träume eine Form der Sprache und selbstverständlich stellt sich die Sprache des Patienten auf das Gegenüber ein, ebenso wie die Sprache des Therapeuten sich auf die des Patienten einstellt. Dies gilt nicht nur für die gemeinsame Arbeit an Träumen, sondern sicherlich für jeden Moment in der Stunde. Welche Form der Sprache auch immer verwendet wird, so wird es doch stets eine intuitive Abstimmung zwischen Patient und Therapeut geben, eine *semiotische Koordination*, um eine gemeinsame Sprache zu finden.

Die Funktion von Träumen als Erzählform wird auch von Hartmann (2012) herausgearbeitet. Er sieht ein Kontinuum zwischen verschiedenen Formen des psychischen Funktionierens, bei dem auf dem einen Ende das logische Denken des Wachzustands steht und auf dem anderen Ende das nächtliche Träumen, in dem das Denken eher einem Netzwerk von assoziativen Verknüpfungen gleicht.

Nach seiner Auffassung sind die Verbindungen und Assoziationen, die in den Träumen getroffen werden, nicht beliebig, vielmehr werden sie von den Affekten geleitet. Hartmann ist im Kern überzeugt, dass Träume die Affekte des Träumers bearbeiten. Insbesondere bei überwältigenden traumatisch starken Affekten bauen nach seiner Auffassung Träume die Intensität der Affekte ab und helfen auf diese Weise, traumatische Angst in regulierbare Angst umzuwandeln.

Eine ähnliche Auffassung vertreten auch Kächele und Deserno (2009). Sie beschreiben, wie in Traumserien der traumatische Affekt von einem Traum zum nächsten abgemildert wird, nehmen also eine adaptive, der Emotionsregulation dienende Funktion des Traums an. Auch Moser und von Zeppelin (1996b) gehen davon aus, dass die Traumbilder durch emotionale Aktivität entstehen und diesen Emotionen Bildern geben. Falls die dargestellten Emotionen allerdings überwältigend stark sind, wird nach ihrer Auffassung der Traum abgebrochen. Diese Regulationsprozesse in der Traumorganisation legen deshalb nahe, dass Therapeuten systematisch zwischen den Inhalten der Träume und den Regulationsprozessen unterscheiden: Wo kommt es zu unerwarteten Veränderungen der Traumszenerie? Wo kommt es zu Abbrüchen von Traumszenen bzw. zur Beendigung des ganzen Traums (Hau, 2018)?

Mit dem Traum als Erzählform und der Rolle der Emotionen für die Traumentstehung hat sich auch Leikert befasst. Er sieht Träume als »Briefpost aus dem unbewussten Erleben des Analysanden« (Leikert, 2008, S. 229), eine an den Analytiker gerichtete kreative Botschaft: In Träumen lasse sich immer ein Bezug zum gegenwärtigen Geschehen in der Therapie finden, und zwar kein distanzierter intellektueller Kommentar, sondern eine energievolle, emotionale Botschaft. Leikert nennt diese Energie *kinetisch*, also leibnah aus den emotionalen Fundamenten der Person stammend. Die Traumbilder und Geschichten sind deshalb in seiner Begrifflichkeit *kinetische Metaphern*: »Ein rätselhaftes und paradoxes Bild, das die volle körpernahe Besetzung mit aggressiven und libidinösen Energien enthält. Ein Bild, um mit Freud zu sprechen, in dem die Schlachten der Liebe und der Freundschaften noch nachzittern« (ebd., S. 235). Diese kinetische Energie, also den emotionalen Gehalt des Träumens zu entfalten, bezeichnet er als *Musik des Sprechens* und sieht darin die Aufgabe von Psychotherapie. Nach meiner Überzeugung gilt das nicht nur für die Arbeit an Träumen, sondern für die Arbeit mit allen Erzählungen; sie sind wie Träume ebenfalls kinetische Metaphern, deren emotionale Musik sich in der Stunde entfalten und zu Resonanz werden möchte.

Der intensive emotionale Gehalt von Träumen macht eine erste Unterscheidung zwischen dem *Traumgefühl* oder der *Traumstimmung*, der *Aufwachstimmung* und der *Erzählstimmung* notwendig. Diese drei Gefühlszustände werden meist weder erfragt noch differenziert. Beim Träumen kann aber beispielsweise ein Zorn den Grundton geben, im Aufwachen dann eine Erleichterung und im Erzählen ein Erstaunen. Wir werden auf diese Unterscheidung im elften Kapitel über die Behandlungsmethodik genauer eingehen.

Unterschieden werden muss auch zwischen dem *geträumten Traum*, dem *erinnerten Traum* und dem *erzählten Traum*. Nur ein kleiner Teil dessen, was geträumt wurde, wird während des Träumens bewusst, nur ein kleiner Teil dessen, was bewusst wurde, wird im Aufwachen erinnert und beim Erinnern und Erzählen wird wiederum aus den Stücken des Erinnerten eine neue Geschichte, der erzählte Traum. Er ist eine Schöpfung, die den kreativen Vorgang des Träumens fortsetzt. Eine weitere Version des Traumes ist dann das vom Therapeuten *Niedergeschriebene*. Nur diese letzte Version wird meist als *der Traum* angesehen, wie ein Original, während tatsächlich niemand den geträumten Traum kennt, sondern nur die daraus entstandenen Erzählungen. Das ist allerdings kein Nachteil. Das Seelische erzeugt immer bewegte, keine stehenden Bilder. Schließlich gibt es noch das *Albträumen*, das merkwürdig wenig Aufmerksamkeit erfährt, obwohl Albträume für Patienten eine Qual sind wie wenig anderes. Albträume sind Zustände, in denen die Begegnung mit überwältigend starken negativen Emotionen erlebt und bildhaft ausgestaltet wird. Gerade Albträume verdeutlichen, dass Träume Bilder und Geschichten zu Emotionen sind (Hau, 2018).

Letztlich folgt aus diesen Beobachtungen, dass das Träumen sich in seinem Wesen nicht von allen anderen Vorgängen des Erlebens, Darstellens, Mitteilens und Verarbeitens unterscheidet. Träumen scheint nicht mystischer oder geheimnisvoller zu sein als alle anderen seelischen Ausdrucksformen.

Wie können wir also das Phänomen des Träumens in Einklang mit den klinischen und neurobiologischen Befunden verstehen und beschreiben? Vielleicht so: Der Mensch verfügt über mehrere Repräsentanz erzeugende Systeme, die nacheinander im Verlauf der Evolution entstanden sind. Sie erzeugen Abbilder, Repräsentanzen, für Ereignisse aus der Welt außerhalb und innerhalb des eigenen Organismus. Alle Sinnesorgane sind Repräsentanz erzeugende Systeme für Vorgänge innerhalb und außerhalb des eigenen Organismus. Zu den Sinnesorganen gehören die propriozeptive Wahrnehmung des Körpers, das Sehen, Hören, Riechen, Schmecken, Tasten. Dazu kommt als evolutionär jüngstes Repräsentanz erzeugendes System das Bewusstsein. Es erzeugt eine neue Klasse von Repräsentanzen, Worte, Sätze, Bilder; sie sind ebenfalls Abbilder dessen, was wahrgenommen und erlebt wird. Alle Repräsentanzsysteme werden sowohl von außen wie von innen angeregt, der Blick des Menschen in die Außenwelt ruft ebenso Bilder hervor wie der Blick in die Innenwelt. Im Traum können also alle Sinnesorgane von innen her durch Emotionen angeregt werden. Der Traum schafft Bilder zu den im Schlaf aktiven Emotionen, damit sie gedacht, mitgeteilt und verarbeitet werden können. Bewusst und damit erinnerbar werden Träume dann, wenn das Bewusstsein bei der Verarbeitung mitwirken soll durch Nachdenken, Sprechen, Mitteilen.

Ich fasse zusammen: Träumen ist wie alle anderen Ausdrucksformen etwas Gegenwärtiges, der Traum wird in der Gegenwart geträumt und in der Gegenwart erzählt. Die klassische Traumtheorie hat angenommen, dieses Gegenwärtige sei bedeutungslos, wichtig sei nur das darin verschlüsselte Vergangene. Weiterentwickelte moderne Traumkonzepte vertreten aber die Auffassung, dass der gegenwärtige Traum eine eigenständige Form des Erlebens, des Verarbeitens und des Mitteilens ist. Der Traum ist *kommunikativ und transformativ*. Er sucht als Erstes emotionale Resonanz, die dann zur Transformation und in deren Rahmen dann zu den infantilen Wurzeln der emotionalen Themen führen wird.

Eben diese Neugewichtung des Gegenwärtigen hat uns die moderne Emotionsforschung gezeigt. Das Mitteilen und Verarbeiten von Emotionen findet in der Gegenwart, im Gegenwartsmoment, statt. Es gibt deshalb keinen grundsätzlichen Unterschied zwischen Träumen als Erzählform oder beliebigen anderen Erzählungsformen. Stets ist unbewusste und bewusste Emotion eingewoben, wird im Erzählen lebendiger, führt zu Resonanz und Verarbeitung.

9.2 Emotionale Regulation

Emotionale Resonanz ist ein Geschehen im Gegenwartsmoment der Stunde; durch Resonanz wird wahrgenommen, was jetzt im Augenblick der Stunde emotional aktiv ist. Damit ist die Grundlage für die Regulationsprozesse gelegt, die für eine erfolgreiche Emotionsverarbeitung unbedingt notwendig sind (s. Kap. 8.2).

Bevor wir diese Regulationsprozesse im Einzelnen betrachten, sind noch einige Vorbemerkungen sinnvoll:

- Welche Wahrnehmungsinstrumente stehen einem Therapeuten zur Verfügung, um die emotionalen Inhalte und die emotionalen Regulationsvorgänge zu erkennen?
- Welche Anforderungen stellt die Therapiestunde an die Selbstregulation des Therapeuten?
- Bedeutet Regulation ein Abschwächen, Verdünnen? Nimmt Regulation möglicherweise der Therapiestunde ihre Kraft und ihre Dynamik?
- Welchen Nutzen haben Informationen, die der Therapeut dem Patienten über die Notwendigkeit der Selbstregulation gibt?

Beginnen wir mit den Wahrnehmungsinstrumenten. Sie sind die Grundlage für alle Vorgänge der Resonanz und der Regulation. Wir haben im Abschnitt über Resonanz (Kap. 9.1) einige Möglichkeiten betrachtet, wie Emotionales in Sprache eingewoben sein kann. Damit das in Sprache Eingewobene oder das auf andere Weise in der Stunde Enthaltene wahrgenommen werden kann, sind Wahrnehmungsinstrumente aufseiten des Therapeuten erforderlich. Auch wenn noch nicht endgültig geklärt ist, worauf diese Fähigkeit zur Emotionswahrnehmung, also zur Resonanz, beruht, können wir doch sicher sagen, dass diese Fähigkeit existiert. Insbesondere die Säuglingsforschung hat die Vorgänge der Affektabstimmung und Affektresonanz genau erforscht und beschrieben.

Was wir ebenfalls sicher sagen können, ist, dass es die eigenen emotionalen Systeme des Therapeuten sind, die als Wahrnehmungsinstrumente fungieren und sowohl die Inhalte des Gefühlten wie auch dessen momentane Regulierbarkeit zugänglich machen. Die Wahrnehmungsvorgänge beruhen also ebenfalls auf etwas Emotionalem, einem eigenen Gefühl, wofür wir dann in einem zweiten Schritt Bewusstsein, Sprache und Begriffe entwickeln können. Das Denken folgt der emotionalen Wahrnehmung nach.

Die Wahrnehmung emotionaler Inhalte haben wir als *Affektresonanz* bezeichnet, die Wahrnehmung der Regulationsvorgänge als *Prozessresonanz*. Mit diesen Regulationsvorgängen beschäftigt sich nun der folgende Abschnitt.

9.2.1 Die Kernprozesse

Beobachtet man die emotionalen Prozesse in der Stunde, so kristallisieren sich vier Regulationsprozesse heraus, die das emotionale Material offenbar benötigt, um verarbeitet, transformiert, zu werden (Plassmann, 2016b).

Grundsätzlich auffällig an den Kernprozessen ist deren rhythmische Arbeitsweise. Dieser schwingende Charakter leitet sich wahrscheinlich aus der allgemeinen Tatsache ab, dass das menschliche Gehirn ein selbstorganisatorisches System ist, in dem sich Musterbildung und Musterveränderung überall in rhythmischen Regulationsvorgängen vollziehen. Wir können den Erfolg einer Therapiestunde sehr genau daran ablesen, ob diese Schwingungen stattfinden. Es ist offenbar die gemeinsame Regulation der therapeutischen Rhythmen, die zum Transformationsprozess führt. Die nach meinem Dafürhalten wichtigsten Kernprozesse sind:

- *Regulation der Emotionsstärke:* Das Ziel dieses Regulationsvorgangs ist es, die Emotionsstärke in einem mittleren Bereich zu halten, weil zu hohe und zu niedrige Emotionsstärke den Transformationsprozess blockieren. Dieser Regulationsprozess hält die Emotionsstärke im Toleranzfenster.

- *Bipolarität:* Damit Transformationsprozesse möglich werden, ist ein stabiler Kontakt nicht nur zu den negativen, sondern auch zu positiven emotionalen Komplexen erforderlich.
- *Mentalisierung:* Emotionale Inhalte verlangen nach Integration mit den Inhalten aller wichtigen Repräsentanzebenen, also mit Körperrepräsentanzen und kognitiv expliziten Repräsentanzen, damit sich psychische Ganzheiten bilden können.
- *kommunikative Regulation:* Die koordinierte Kommunikation umfasst die interaktive Abstimmung der Rhythmen von Aufmerksamkeit und Sprechaktivität. Dies ist Merkmal von sicheren Bindungen. In solchen Momenten und Episoden in der Therapiestunde besteht intersubjektive Emotionsregulation als Voraussetzung für Transformation.

9.2.2 Der wichtigste Kernprozess: Regulation der Emotionsstärke

Im emotionalen System lassen sich zwei Kernprozesse von besonders starkem Einfluss auf den seelischen Transformationsprozess beobachten: die *Regulation der Emotionsstärke* und die *Regulation der Emotionsqualität.*

Beide Vorgänge werden, wie die Säuglingsforschung und die neueren Arbeiten der Bindungsforschung gezeigt haben, interaktiv zwischen Mutter und Kind in sicheren Bindungen erworben und befähigen das Kind, seine eigenen Emotionen zu regulieren, zu nutzen und zu integrieren (Fonagy et al., 2006; Beebe et al., 2002; Stern et al., 2012; Sroufe & Waters, 1977).

Die *Regulation der Emotionsstärke* als erster dieser emotionalen Kernprozesse hat zum Ziel, die Emotionsstärke in einem mittleren Bereich zu halten, den man *Toleranzfenster* (Ogden & Minton, 2000) nennen kann, weil die Unter- oder Überschreitung dieses Fensters den Transformationsprozess blockiert.

Emotionen als mächtige Organisatoren des mentalen Geschehens bewirken, dass zu schwache Emotion nichts bewegt, es kommt keine Transformation in Gang, die Stunde fühlt sich leblos an. Umgekehrt sehen wir an Patienten mit traumatisch starkem negativem emotionalem Material, wie ein Zuviel an Emotionsstärke den gesamten davon berührten Bereich der Persönlichkeit an normaler Weiterentwicklung hindert, bis in die aktuelle Stunde hinein (Le Doux, 2001). Ferro schreibt hierzu: »Wir haben Angst, wenn wir allein sind und nicht ausreichend ausgerüstet für allzu intensive emotionelle Protoerfahrungen (Ferro, 2012,

S. 184). Es ist deshalb besonders während der Arbeit an traumatisch starkem Material nützlich, sich in jedem Moment über die Stärke der aktuell erlebten Affekte im Klaren zu sein und das Verlassen des Toleranzfensters nach oben oder nach unten zu bemerken. Dies kann gut mit dem Patienten, gemeinsam stattfinden, indem regelmäßig von den Inhalten auf die Prozessebene gewechselt und gemeinsam reflektiert wird, wie sich die Emotionsstärke im Moment und im Verlauf der Therapiestunde verhalten hat.

Auch emotionale Minuszustände mit zu schwacher Emotionsstärke können bei Traumatisierten häufig vorkommen, nicht nur durch Dissoziation, sondern auch durch die Wahl eines emotional unbesetzten Themas, vielleicht aus Angst vor der Begegnung mit überstarken Affekten. Im Wechsel auf die Prozessebene können Patient und Therapeut reflektieren, warum in diesem Abschnitt der Stunde keine transformative Entwicklung stattgefunden hat, können überlegen, ob ein Mehr oder Weniger an emotional bedeutsamem Material dem transformativen Fluss helfen würde.

Fallbeispiel

Der 25-jährige Herr M. ist Student. Er hat sich schon mehrfach mit Vermietern überworfen, weil er in den gemieteten Zimmern ihn empörende Missstände feststellte, vor allem Belästigung durch Straßenlärm oder durch Geräusche anderer Hausbewohner. Er empfand das als direkt gegen ihn gerichtete Aggression. Seine letzte Wohnung hatte er deshalb in höchster Erregung fristlos gekündigt und war zu seinen Eltern in sein früheres Kinderzimmer zurückgekehrt. Dadurch waren einige Therapiestunden ausgefallen. Als er wieder Wohnraum gefunden hatte, meldete er sich zur nächsten Therapiestunde an.

Er wirkt angespannt, unruhig, erzählt die Ereignisse und es kommt mir vor wie ein Neustart, nicht nur in der Wohnsituation, sondern auch in der Therapie, wie wenn mit den Vermietern etwas verhandelt würde, was auch für mich gilt: wütendes Davonstürmen und Wiederkehr mit gleichsam zusammengebissenen Zähnen.

Nachdem er über diese Vorgänge berichtet hatte und in mir solche Gedanken entstanden, sagte er ganz plötzlich, wie ein Schuss aus der Hüfte, einen Satz in meine Richtung: »Können Sie künftig etwas aktiver sein? Ich spreche hier ja mit einer Wand!«

Mein spontaner Impuls war heftiger Zorn, weil mein Selbstbild nicht das einer leblosen Wand ist. Hätte ich diesem Zorn nachgegeben, wäre das eine scharfe Entgegnung gewesen. Es hat in der Therapiestunde eine ganze

Weile gedauert, bis meine Impulse, verbal zurückzuschlagen, abgeklungen waren, ich mich also selbst wieder reguliert hatte.

Der emotionale Inhalt ist in diesem Beispiel wie meistens eine Mischung. Ganz im Vordergrund steht wütender Zorn auf beiden Seiten, beim Patienten ebenso wie mir. Erst im Verlauf der Stunde wurde spürbar, dass noch etwas anderes beigemischt, unterlegt war: ein Bindungsbedürfnis. Der Patient hatte seine Therapiestunden vermisst und wünschte sich deshalb von mir Präsenz und Aktivität. Ich selbst konnte merken, wie mein eigener Zorn abklang, und ich überlegte, ob tatsächlich Pausen der Nachdenklichkeit, die mir ein Bedürfnis sind, für diesen Patienten eine unnötige Überforderung sein könnten. Etwas in mir antwortete auf sein Bindungsbedürfnis.

Man nimmt aber nicht nur die jeweiligen Inhalte wahr, sondern auch deren Stärke und Regulierbarkeit, also Eigenschaften auf Prozessebene. Diese Wahrnehmungen entstehen sowohl durch Resonanz nach innen, indem der Therapeut seine eigenen emotionalen Reaktionen spürt, wie auch durch Resonanz auf die emotionalen Prozesse des Patienten. Beides geht fließend ineinander über. In diesem Fall war die Heftigkeit des emotionalen Impulses evident, sowohl bei mir wie beim Patienten. In solchen kurzen Momenten sehr starker Affekte kommt die Regulationsfähigkeit in den Grenzbereich, in diesem Fall eher meine eigene als die des Patienten, der diesen Schuss gar nicht als Angriff zu empfinden schien.

Überstarke unregulierbare Affekte lähmen die Verarbeitungsvorgänge ebenso wie zu schwache Affekte. Die Regulation der Emotionsstärke in einen mittleren Bereich dient deshalb nicht dem Komfort beider Beteiligten, sondern ist eine Notwendigkeit. Der Mittelbereich ist die Wachstumszone der seelischen Transformationsprozesse. Mit diesem Kernprozess der *Regulation der Emotionsstärke* werden wir uns genauer beschäftigen, er ist in jeder Psychotherapie von entscheidender Bedeutung.

Das kleine Fallbeispiel berührt noch eine weitere der eingangs gestellten Fragen: Welche Anforderungen stellt die Therapiestunde an die emotionale Selbstregulation des Therapeuten? Die Antwort ist einfach. Diese Fähigkeit muss durch Ausbildung und Berufserfahrung immer besser lernt werden. Angenommen, in einer vergleichbaren Szene wie der geschilderten, hätte der Therapeut impulsiv und scharf entgegnet: »Dann suchen Sie sich eben jemand anderen, wenn es Ihnen nicht passt!« Dann wäre der Umgang mit dem gerade aktiven emotionalen Material dadurch nicht besser geworden, sondern schlechter, der Schlagabtausch hätte sich wahrscheinlich noch einige Sätze lang fortgesetzt, es wären weitere wechselseitige emotionale Verletzungen entstanden. Solche Sequenzen kommen vor, sie haben den Charakter eines Therapieunfalls und im besten Fall können beide Beteiligten daraus lernen, im schlechtesten Fall verstricken sie sich immer tiefer in unregulierte Emotionen wechselseitiger Angriffe. In den Begriffen der Bindungsforschung wäre das dann ein Zustand *unsicher-verstrickter Bindung*, die den seelischen Wachstumsprozess nicht fördert.

Prozessresonanz ist keineswegs ein einseitiger Vorgang. Patienten spüren sehr genau, wie es um die emotionale Regulationsfähigkeit des Therapeuten bestellt ist, und können gut unterscheiden, ob der Therapeut dem in der Stunde aktiven emotionalen Material gewachsen ist und somit ein Zustand der sicheren Bindung in der Stunde besteht.

Auch emotionale Überregulation des Therapeuten stellt keinen wachstumsförderlichen Zustand her. Würde sich ein Therapeut um äußerste emotionslose Sachlichkeit bemühen, so würde die Resonanz als Basis aller seelischen Wachstumsvorgänge fehlen, es wäre ein Zustand vom Typ der *unsicher-vermeidenden Bindung*.

Die emotionale Selbstregulation des Therapeuten ist immer dann besonders gefordert, wenn die Selbstregulation des Patienten versagt. Der Therapeut geht dann mit seiner eigenen Regulationsfähigkeit im Geschehen der Stunde gleichsam voran. Diese Feststellung gilt für alle emotionalen Regulationsprozesse, mit denen wir uns in diesem Abschnitt befassen werden.

Welchen Nutzen hat es, mit den Patienten über die grundsätzliche Bedeutung emotionaler Regulationsvorgänge zu sprechen, die eigene Haltung zu verdeutlichen, Informationen zu geben? Unmittelbar einleuchtend ist, dass sich dadurch das Prozesswissen, das Heilungswissen des Patienten vertieft und sich das Arbeitsbündnis verbessert. Der Therapeut legt offen, was der eigenen Arbeitsweise in der Stunde zugrunde liegt und kann mit dem Patienten klären, ob ihm diese Prinzipien plausibel sind und ob sie mit konkreten Erfahrungen übereinstimmen. Ich halte es dabei für richtig, solche Prozessinformationen aus jeweils gegebenem Anlass und zur aktuellen Behandlungssituation passend zu geben, nicht in einem großen Vortrag.

Fallbeispiel

Frau G. beginnt die Stunde damit, es gehe ihr gut, sie habe vieles früher Schwierige mit ihrem Sohn geklärt. Was sie heute allerdings in die Stunde bringen wolle, sei eine Sache, die auch beim letzten Besuch bei ihrem Sohn wieder vorgekommen sei. Sie habe das schon lange, habe noch nie mit jemandem darüber gesprochen. Sie wolle vor dieser Sache aber nicht weiter ausweichen und Angst davor haben, sondern in der Gegenwart leben und dieses Gespenst, wie schon so viele andere vorher, entmachten. Sie schaute dabei fragend zu mir, ob ich einverstanden sei und sie damit beginnen könne.

Ich weiß von ihr, dass tatsächlich schon viel traumatisches Material die Macht von Gespenstern aus der Vergangenheit gehabt hatte und auf eine solche Weise in die Stunde gebracht worden war, dass diese Macht abgenommen hatte oder verschwunden war. Stets aber hatte die Gefahr bestanden, mit enormem Tempo in einen Sog der Überflutung hineinzugeraten. Was sich jeweils bewährt hatte, war planvolles Vorgehen, Dosieren des Materials, Absprechen der Anzeichen für eine Überflutung, also Sicherheitsvorkehrungen, wie man sie beim Umgang mit Feuer treffen würde.

Die Patientin weiß um die Notwendigkeit, auf Selbstregulation zu achten. War es also notwendig, sich vor dem Start in das noch unbekannte Problematische diese Prinzipien erneut zu vergegenwärtigen? Ich meine ja. Das Sprechen über die Frage, wie stark sie das – mir noch unbekannte – Problemmaterial einschätzt, und welche Herangehensweise sich infolgedessen empfiehlt, ist nicht etwa emotionsloses Benennen von Prinzipien, sondern ein emotionaler Probekontakt zum Traumamaterial. Die Patientin überprüft dann innerlich, wie mächtig sich das Material anfühlt, an was sie denkt, sie kann sich orientieren und ihr Vorgehen daran ausrichten. Es ist, wie wenn vor dem Feuermachen die Brennbarkeit des Materials überprüft würde.

Auch mir gibt dieses Innehalten und Abstimmen über das Vorgehen wichtige Informationen. Hält sie inne, prüft sie, reguliert sie sich also in diesem Moment oder stürzt sie ohne Anhalten in den Sog des Materials?

Ich fragte die Patientin also, welcher Umgang mit dieser Sache wohl der richtige sei, wie detailliert, wie ausführlich. Sie dachte kurz nach, blickte gleichsam nach innen, verlangsamte ganz offenbar ihr inneres Tempo und meinte nachdenklich und sehr ruhig: Am liebsten wäre ihr, sie könnte die Sache mit einem einzigen Wort bezeichnen und dann meine fachliche Meinung dazu hören. Offenbar gab es bei ihr ein Gefühl, maximale emotionale Distanz sei richtig und notwendig. Eine solche Einschätzung ist unbedingt zu beachten und darf nicht als Widerstand abgetan werden. Also wurde ein sehr vorsichtiges Herangehen in aller nötigen inneren Distanz vereinbart.

Sie habe manchmal Fantasien, so begann sie, aus dem Fenster zu springen. Ob das Suizidgedanken seien, ob das noch normal sei oder krankhaft. Bereits kleine Verständnisfragen von meiner Seite erhöhten jeweils die emotionale Spannung enorm, Fragen wie diese: Ob sie ein Beispiel erzählen könne, ob sie äußere Umstände kenne, in denen solche Vorstellungen bevorzugt aufträten?

Das folgende Sprechen über diese »Sache« war ein ständiges achtsames und durchaus riskantes Sich-Bewegen im Grenzbereich der Belastbarkeit, dazu gehörte auch die von ihr gewünschte und von mir gegebene fachliche Sichtweise, wie sich normale, fast alltägliche Bilder dieser Art von problematischen unterscheiden, nämlich in der Regulierbarkeit.

Die Sequenz endete mit einem bewussten und aktiven Abschließen der Beschäftigung mit dieser Angelegenheit, gefolgt von einem Bilanzieren der Therapiestunde. Der Rückblick auf das Geschehen der Stunde ist stets ein Sich-Lösen aus dem Material, ein Betrachten der Vorgänge auf Prozessebene in Bezug auf den gelungenen oder schwierigen Umgang mit den Themen. Die Patientin resümierte zurückblickend, es sei noch viel härter gewesen, als sie erwartet habe, und die Idee, sich auf einen Begriff zu beschränken, sei nicht umsetzbar gewesen, die Sache habe nicht mit einem Wort bezeichnet werden können. Trotzdem sei das durch mein Nachfragen bewirkte nähere Draufzugehen richtig gewesen, weil sie erlebt habe, dass jemand diese Sache nicht abtut, sondern hören möchte. Sie wirkte bei dieser Bilanz präsent und ruhig und die Stunde konnte beendet werden.

9.2.3 Regulation der Emotionsqualität (bipolare Regulation)

Ebenfalls im emotionalen System beobachtet man die Regulation der Emotionsqualität, also die Balancebildung zwischen negativen und positiven Emotionen.

Dieser Aspekt der Emotionsregulation findet wissenschaftlich deutlich weniger Aufmerksamkeit, obwohl er klinisch sehr auffällig ist. Insbesondere bindungstheoretische Autoren betonen allerdings, dass nicht die positiven Emotionen die guten seien und die negativen Emotionen die schlechten, sondern dass erfolgreiche Affektregulierung eine notwendige Balance zwischen beiden Emotionsklassen herstellt (Fonagy et al., 2006, S. 100; Gross, 1999).

Wie schon bei den Regulierungsvorgängen der Emotionsstärke fallen auch hier rhythmische Phänomene auf. Der Transformationsprozess benötigt anscheinend einen jeweils optimalen Eigenrhythmus im oszillierenden Wechsel zwischen negativem und positivem emotionalem Material. Die Aufmerksamkeit des Therapeuten kann sich deshalb auf den Wechsel der Präsenz von Positivem und Negativem fokussieren und sich die Vorgänge in der bipolaren Emotionsregulation bewusst machen, im Patienten ebenso wie in sich selbst. Die emotionale Selbstregulation des Therapeuten geht meist der des Patienten voraus.

Sehr häufige Störungen dieser bipolaren Emotionsregulation entstehen bei Traumatisierten durch eine Dysbalance zwischen emotional negativem und positivem Material. Die Patienten neigen dazu, ihre Aufmerksamkeit übermäßig auf das negative emotionale Material des Traumschemas zu richten, sodass im Verlauf der Stunde die innere Verbindung zu emotional positivem Material zurück- oder verlorengeht. Wenn dann wahrgenommen wird, dass der transformative Prozess der Stunde stockt, wird die Patientin vielleicht versuchen, durch noch mehr Fokussierung auf das negative Traumamaterial einen Fortschritt in die Stunde zu bekommen, was aber so nicht gelingen kann, weil der Transformationsprozess bereits durch ein Übergewicht an emotional negativem Material blockiert ist.

Fallbeispiel

Frau E. ist eine lebendige, herzliche Frau Anfang 50, jedoch seit einigen Monaten derart kraftlos, dass sie ihrer Arbeit nicht mehr nachgehen kann. Sie beschreibt ihren Zustand als völlige Lähmung, ein Verlust von allem, was ihr Halt gibt, äußerlich wie innerlich, auch ein Verlust des Kontaktes zu sich selbst: »Es fühlt sich an wie ein ewiges panisches Fallen.« Auch der Körper ist in Aufruhr mit schweren Durchfällen und starkem Gewichtsverlust. Alle medizinischen Untersuchungen haben allerdings keine Ursache feststellen können.

Sie arbeitet als Kinderkrankenschwester und liebt ihren Beruf, insbesondere den Umgang mit den ganz kleinen Neugeborenen. Als sie zum ersten Mal in einer Therapiestunde davon spricht, geht etwas wie eine Welle der Lebendigkeit durch sie hindurch. Sie strahlt auf, als sie erzählt, wie sie mit einem wenige Wochen alten Kind Blickkontakt hielt, mehrere Minuten lang, ein Moment, in dem das Heilende dieser Verbundenheit intensiv spürbar war. Ich benannte die Intensität dieses Momentes von liebevoller Verbindung und sie fügte hinzu, das Kind sei ein Schreikind gewesen und habe sich in diesem Moment vollständig beruhigt. Etwas Ähnliches hatte sich im Gegenwartsmoment der Therapiestunde ereignet. Sie hatte sich mit dem, was ihr wichtig war, mitgeteilt und sich dabei lebendig gefühlt und beruhigt. Ich hatte den Eindruck, dass dieser Moment wie ein Heilungskeim in der Stunde aufgetaucht war, und habe noch hinzugefügt, sie habe diesem Baby wahrscheinlich aus einer großen eigenen Sicherheit und Erfahrung heraus genau das gegeben, was es gebraucht habe, und ich fände es richtig, dass dieser Moment auch in der Therapiestunde lebendig geworden sei.

Nach meinem Eindruck hatte sie nicht nur verdeutlicht, was jenes Baby gebraucht hatte, sondern auch, was sie selbst zum Leben braucht, jedoch verloren hatte, wodurch sie ins panische Fallen geraten war: Bindungen.

Was war geschehen? Der Arzt, bei dem sie viele Jahre gearbeitet hatte, war in Ruhestand gegangen, sie hatte die Praxis gewechselt und war nun auf eine völlig neue Art der Medizin gestoßen. Die Helferinnen und Angestellten der Praxis feindeten sich untereinander an, jede suchte ihren eigenen Vorteil, der Praxisinhaber war unerreichbar und, wie sie vermutete, mehr mit der ökonomischen Leistungsfähigkeit der Praxis beschäftigt als mit den Kindern. Ihre eigene Arbeit mit den Kindern hatte eben das verloren, was ihr wertvoll war, die Betreuung der Kinder war nach Minuten und Leitlinien getaktet.

Diese Erzählung enthielt nach meinem Eindruck mehr als den Bericht über verschlechterte Arbeitsbedingungen. Ich hörte die Geschichte eines Kindes, das die lebensnotwendige emotionale Verbindung verliert, nicht aufbegehrt, sondern verzweifelt aufgibt und panisch ins emotionale Nichts fällt.

Das Sprechen der Patientin über diese Dinge war aber, so zeigte sich, nicht nur belastend. Langsam wurde ihr spürbarer, wie sehr sie die Verhältnisse am Arbeitsplatz ethisch und sachlich ablehnte. Was erst Hilflosigkeit, dann Missbilligung war, wurde zu energievollem Zorn. Dann kam ein Moment, in dem sie sich damit beschäftigte, wie sich das Verhalten einzelner Personen an der Arbeitsstelle auf die Teamkultur auswirkte. Es wurde ihr klar, wie diese Personen die Moral im Munde führten und sich dabei intrigant verhielten, und es entstand ein energievoller Moment, indem sie ihren Zorn auf diese Bigotterie spürte. Dabei war sie zwar aufgewühlt, aber kraftvoll, ganz frei von Lähmung. Sie beschrieb erstaunt, wie körperlich die immer vorhandene Angstspannung im Bauch und die immer verkrampfte Atmung sich gelöst hatten.[15]

---

15 Anmerkung der Patientin: »Ich war zunächst befremdet und konnte mich gar nicht damit befassen. Heute, am ersten Tag, an dem ich ganz bei mir sein konnte, habe ich mich darauf eingelassen und mich tief angesprochen und berührt gefühlt … In der Reflexion scheint es die Wiederholung des von Ihnen beschriebenen Wechselspiels der negativen und positiven Emotionen zu sein, mit der zunächst dominierenden negativen Seite, die mich lähmt und dann, wenn ich ganz bei mir bin, an Dominanz verliert, sich auflösen kann und mich wieder handlungsfähig macht … Dass beide, negative und positive Emotionen, ihre Berechtigung haben, und das Herausarbeiten des Heilungspotenzials in der Gegenüberstellung und dessen Würdigung haben mich gestärkt.«

Dieses Fallbeispiel kann zeigen, wie Inseln der Vitalität und Lebendigkeit in der Therapiestunde auftauchen, positive Gegenwartsmomente, die bemerkt werden wollen, bemerkt werden müssen. In diesem Fall war es der unterdrückte Zorn, der in der Stunde gewagt wurde, reguliert werden konnte und zu einem kraftvollen inneren Zustand führte. Die Verletzlichkeit der Patientin diesem eigenen Zornesaffekt gegenüber hatte wie meist einen tiefgestaffelten Hintergrund bis hin zu frühen Erfahrungen mit einer Mutter, auf die nie ein Zorn erlaubt war, obwohl er gefühlt wurde. Das Gefühl des Fallens war schon damals der innere Zustand des Kindes gewesen, wenn die Bindung zur Mutter abbrach.

Wir werden diese Vorgänge im Kapitel über die Emotionsdynamik der Depression (10.1) noch weiter differenzieren.

9.2.4 Mentalisierung

Damit die Persönlichkeit wächst, scheint ständige Integration der wichtigsten psychischen Repräsentanzklassen erforderlich, also Körperrepräsentanzen, Emotionen und der explizite Bereich der Sprache (Damasio, 2000). Der Wachstumsvorgang besteht offenbar daraus, dass diese drei inneren Welten, die des Körpers, die der Emotionen und die der Sprache, in einem permanenten rhythmischen Geschehen miteinander verknüpft werden. Dadurch wird die innere Welt nicht nur farbig und lebendig, sondern es geschieht etwas ganz Besonderes, was kein Tier, sondern nur der Mensch kann: Wir bilden aus allem, was wir fühlen und denken, eine Geschichte unserer selbst, ein autobiografisches Narrativ. Dieses autobiografische Narrativ ist für das Gefühl, eine Person zu sein, ein Selbst zu sein, von größter Bedeutung.

In der Behandlung traumatisierter Patienten lässt sich gut beobachten, wie der Mentalisierungsprozess durch die Wirkungen des Traumamateriales gestört wird. Beispielsweise ist bei psychosomatischen Symptomen als Traumafolge ein Komplex von Körperrepräsentanzen äußerst aktiv, sehr häufig einhergehend mit Schmerzen, kann aber nicht mit den zugehörigen Emotionen und auch nicht mit dem bewussten Denken und Sprechen verknüpft werden, es handelt sich also um eine Körperdissoziation. Sehr häufig ist auch ein Kontaktverlust zu den eigenen Emotionen, sodass innere Vorgänge nur in abstrakten Worten in die Stunde kommen, aber ohne Emotion und ohne Körperlichkeit.

Die Arbeit in der Stunde hat dann die Aufgabe, solche Störungen des Mentalisierungsprozesses zu erkennen, zu reflektieren und zu den jeweils fehlenden Repräsentanzebenen wieder eine Verbindung herzustellen. Dies scheint eine der

Kernvoraussetzungen für die Transformation des jeweils aktiven Materials und für die Bildung eines kohärenten Persönlichkeitsgefühls, das den traumatischen Komplex integriert.

Fonagy et al (2006, S. 21) vertreten die Auffassung, man könne die gesamte psychotherapeutische Arbeit weitgehend als eine Aktivität konzeptualisieren, die speziell auf die Wiederherstellung der Mentalisierungsfähigkeit zielt.

Fallbeispiel[16]

Die 39-jährige Frau F. war im Ausland in einer sozialen Institution tätig gewesen, wo sie sich um Heiminsassen zu kümmern hatte.

Über viele Jahre der Berufstätigkeit bezog sie Freude und Anerkennung aus ihrem Beruf, sie war ungewöhnlich engagiert, weit über ihre Verpflichtungen hinaus, weil sie wahrnahm, dass die Heimleitung sich um vieles nicht zu kümmern schien, was aber wichtig und notwendig gewesen wäre.

Sie war sowohl bei den im Heim Untergebrachten wie auch im Kollegenteam anerkannt, beliebt und respektiert. Dann wurde ihr klarer, dass ihr Arbeitseinsatz jedes normale Maß zu übersteigen begann und sich gleichzeitig ihre emotionale Verfassung kontinuierlich verschlechterte und dass sie seit Längerem versucht hatte, etwas zu ignorieren, was sich nicht mehr ignorieren ließ.

Die Heimleitung zeigte nämlich zunehmende Tendenzen zu immer offenerer Gewaltausübung den Insassen gegenüber. Die Heimleitung schien beispielsweise bestimmte unliebsame Insassen gezielt der körperlichen Gewalt durch andere Heimbewohner auszusetzen. Die Patientin hatte den Eindruck, dass die Gewalt gegen Insassen von Jahr zu Jahr zunahm und sich eine Art totalitäres Herrschaftssystem gebildet hatte, mit der Heimleitung und ihren Helfern an der Spitze.

Sie beschrieb, wie sie jetzt in häufiger werdenden Situationen mit einem mentalen Schockzustand reagierte, bestehend aus unendlicher Hilflosigkeit, starker Suizidalität und multiplen psychosomatischen Reaktionen in Gestalt von Blutdruckkrisen, schwersten Kopfschmerzen und Bauchschmerzen. Sie spürte, dass sie in dieser äußeren und inneren Situation zugrunde gehen würde, kündigte die Arbeitsstelle und begann ein Aufbaustudium, während dessen sie sich durch räumliche und emotionale Distanz zunehmend erholte.

---

16 Erstveröffentlichung in Plassmann (2016b).

Im vergangenen Winter war mehrere Wochen Therapiepause, weil sie sich eine ausgedehnte Reise in die südlichen Länder gönnte. Dann kam ein Anruf von ihr, sie sei zurück, es gehe ihr recht gut, aber sie wünsche sich dringend die nächste Stunde.

Die Therapiestunde: Sie erzählte zunächst sehr kurz von ihrer Reise, der Besserung ihrer Bauchschmerzen und wie sie nach der Rückkehr eine ganz normale Erkältung bekommen habe. Dies sei neu, sonst habe sie nur die ernsten und schweren Krankheiten bekommen, jetzt hingegen etwas ganz Normales.

Ich habe an dieser Stelle überlegt und ausgesprochen, dass die Stunde mit etwas Positivem begann und zwar der Fähigkeit des ganzen Organismus, normale Belastungen von traumatischen zu unterscheiden, und schlug vor, diese Fähigkeit auch in der Stunde zu nutzen.

Die Patientin dachte über diese Gedanken nach und fuhr dann fort, in der Zeit nach ihrem Ausscheiden aus dem Arbeitsverhältnis seien zwei Heiminsassen gestorben – nach allem, was darüber bekannt wurde, durch Mitverschulden der Institutionsleitung. Nun versuchten wiederholt noch dort beschäftigte ehemalige Kollegen, mit ihr zu sprechen und ihr von den Vorgängen zu erzählen.

Es war deutlich wahrnehmbar, dass die Spannung beim Berühren dieser Themen sehr stark anstieg, allerdings noch nicht in den kritischen Bereich hinein. Ich habe diesen starken emotionalen Belastungsanstieg lediglich registriert, aber noch nicht ausgesprochen. Dann folgte ein Moment des scharfen, plötzlichen Spannungsanstiegs: Sie sprach darüber, wie ihr erzählt worden war, die verantwortliche Person habe sich mit zynischem Grinsen über den Tod eines der Insassen geäußert, offenbar gefreut. Bei der Benennung des Grinsens schien die Belastung auf einem Maximum zu sein. Die Patientin beugte sich vornüber, atmete flach, der Kontakt zur Stunde und zu mir schien gefährdet, ein emotionaler Ausnahmezustand begann sich aufzubauen.

Während ich gerade ansetzte, um eben diesen Vorgang des maximalen Belastungsanstiegs zu beschreiben und mit ihr zu reflektieren, fing sich die Patientin von selbst wieder. Sie wandte sich mir zu und erklärte mir, im selben Moment, als sie vom zynischen Grinsen über den Tod des Insassen gehört hatte, habe sich damals eine tödliche Schockstarre in ihr aufbauen wollen, die sich aber sofort wieder zu legen begann und dem klaren Gedanken Platz gemacht habe, dass sie die nächste Therapiestunde nutzen werde, um sich innerlich wieder zu ordnen.

Dies schien mir ein guter Moment für eine kleine Verschnaufpause, das heißt für einen Wechsel auf die Prozessebene. Ich habe ihr, durchaus anerkennend, zusammengefasst, wie sie im gerade abgelaufenen Moment ebenso wie in der Originalsituation wahrscheinlich Elementen eines Traumaschemas begegnet war und sofort für Regulation, für Abstand, für Versprachlichung und in der Stunde für Kommunikation sorgen konnte und dadurch der Überflutung durch das Traumaschema erfolgreich begegnete.

Die Inhalte des Traumaschemas habe ich noch nicht versucht zu benennen. Es schien mir weniger wichtig, dass ich meine Sprache für das Traumatische finde, sondern eher, dass die Patientin ihre eigene findet. Ich hatte den Eindruck, ihr zu früh meine Worte über denkbare Inhalte dieses Traumaschemas zu geben, hätte ihre eigene Fähigkeit zu mentalisieren und zu symbolisieren beeinträchtigt.

Nun begannen ruhige, sehr ernsthafte Gedanken darüber, was Therapie für sie bedeute: Sprache finden, die emotionalen Strudel mit Sachlichkeit erkennen. Ich war mir währenddessen weiterhin nicht sicher, ob jetzt eine Inhaltsdeutung an der Zeit wäre. Wann, so meine Frage, muss das Mörderische, das Grausame, das Tötende, dem sie äußerlich und innerlich begegnet war, benannt werden?

Ich habe diese Frage nicht allein entschieden, sondern mit ihr diskutiert, indem ich sie fragte, ob in ihr wohl ein Suchprozess im Gange sei, für das Traumatische in dieser Geschichte Worte zu finden. Sie bestätigte das unmittelbar und präzisierte, was sie suche, seien nicht die vielen Worte, sondern die wenigen, die das, was sie in dieser Geschichte fast krank gemacht hätte, auf den Punkt bringen: »Das Zeug soll im Wort seinen Platz finden, nicht in meinem Bauch!«

Die Stunde hatte nun eine ruhige und entschlossene Stimmung, die Patientin konnte offenbar ebenso wie ich auch deutlich spüren, wie gut es für sie sein würde, das Traumamaterial aus dem Bauch, also den Körperrepräsentanzen, in die Welt passender, eigener Worte zu überführen. Mein Drang, die Inhalte in meiner Sprache zu benennen, hatte zu diesem Zeitpunkt der Stunde, wie mir auffiel, stark nachgelassen und einem neugierigen Abwarten, welche Worte sich wohl bei ihr bilden würden, Platz gemacht. Sie schloss die Stunde mit der Feststellung, einer der besten Momente sei gewesen, als sie intensiv ihren Wunsch gespürt habe, Worte zu finden. Sie habe sie zwar noch nicht, es sei ihr aber gewiss, dass sie finden werde. Es gehe ihr gut.

In diesem Beispiel kann deutlich werden, dass sich emotionales Material stets in allen Gestalten zeigt, als Körpergefühle und Körperreaktionen, als emotionale Empfindungen und in Gestalt von Bildern und Worten. Zu den seelischen Verarbeitungs- und Wachstumsvorgängen gehört, dass sich diese auf verschiedener Ebene entstandenen Repräsentanzen zu einem Ganzen verbinden. Dies ist eine natürliche Tendenz, die von der therapeutischen Methodik gefördert werden muss, indem der Therapeut sich, wenn die Mentalisierung im Patienten stockt, weiterhin für die körperlichen Vorgänge ebenso interessiert wie für alles andere. Dem stehen allerdings einige Traditionen der Psychotherapie im Wege, vor allem die in Kapitel 5 geschilderte Vorstellung, der endgültige Mensch sei der bewusste Mensch, Körperliches und Emotionales seien zu überwindende Vorstufen. Löst man sich von dieser (widerlegten) Vorstellung, dann ändert sich die Arbeitsweise in der Stunde. Die Resonanz des Therapeuten für das Geschehen in der Stunde, für emotionale Momente, für Regulationsvorgänge, bezieht dann die Wahrnehmung körperlicher Vorgänge ein, beim Patienten ebenso, wie bei sich selbst. Wahrscheinlich hat jeder Mensch seine eigene, individuelle Weise, auf Emotionales körperlich zu reagieren, eine Art Sprache des eigenen Körpers, die mit der Zeit erlernt wird. Die Intensität der eigenen Körpersignale scheint individuell ebenfalls sehr verschieden, bei Patienten wie Therapeuten. Manche Therapeuten erleben heftige eigene Körperreaktionen auf das emotionale Material der Stunde, zum Beispiel Brustdruck, Bauchschmerzen, Muskelverspannungen, die auch mit den beschriebenen Hologrammen verbunden sein können, also lebhaften bildhaften und szenischen Vorstellungen. Sobald diese eigenen Reaktionen als Gestalten der emotionalen Themen anerkannt werden und dem Therapeuten die Emotionsregulation gelingt, verschwinden diese Reaktionen. Sie sind deshalb keine Krankheiten, sondern Signale.

Andere Therapeuten, zu denen auch ich gehöre, berichten eher subtile, aber deutliche Körperreaktionen, die aber genau anzeigen, wann in der Stunde emotional Bedeutsames berührt ist. Manchmal besteht die eigene Resonanz fast nur aus solchen leisen körperlichen Signalen, die aber gehört, angenommen und integriert werden müssen.

Fallbeispiel

Herr F. ist Anfang 60, als selbstständiger Rechtsanwalt voll berufstätig. Er leidet seit der Kindheit an Bronchialasthma, was sich in der letzten Zeit verschlechtert hat. Aus diesem Grund hat er sich zur Psychotherapie angemeldet. Er hat irgendwie das Gefühl, dass die Verschlechterung seines Asthma mit emotionalen Belastungen zu tun hat und in den ersten zwei

Therapiestunden versucht er zu erklären, wie diese Vermutung entsteht. Ich beobachte bei mir, dass ich keineswegs von einer psychischen Ursache überzeugt bin und gehe mit ihm ausführlich auch denkbare körperliche Faktoren durch, Allergien, Medikamente, Infekte etc. An keiner Stelle dieses Suchvorgangs im Emotionalen und im Körperlichen findet sich irgendetwas, was die Verschlechterung der Symptomatik schlüssig erklären könnte. Er ist sich aber vollkommen sicher, dass er die Therapiestunden braucht und weiterhin kommen wird.

Zu Beginn der aktuellen Therapiestunde fiel mir an ihm eine leicht heisere Stimme auf. Meine Nachfrage ergab, das sei erst heute aufgetreten.[17] Er führe das darauf zurück, dass nach einer durchgemachten Grippe jetzt ein leichter Infekt in den Atemwegen wieder aufgeflackert sei. In seinem Rachen, er schaue sich das selbst im Spiegel an, seien Schleimspuren und dieser Schleim lege sich auf die Stimmbänder.

Mir fiel auf, dass ich über die Tatsache des Auftretens der Heiserkeit am Tag der Therapie viel mehr ins Nachdenken geriet, als dass mich die von ihm gegebene Erklärung überzeugt hätte. Vielleicht, so fuhr er fort, sei da auch so etwas wie eine Spannung im Hals.[18]

Im Fortgang der Therapiestunde war er sehr bemüht, Dinge zur Sprache zu bringen, die ein Problem sein könnten: eine wütende impulsive Reaktion von ihm seiner Frau gegenüber, ein Besuch im Ort seiner Kindheit mit unangenehmen Erfahrungen verbunden, sein Jähzornproblem, das ihn zu Erinnerungen an seinen gewalttätigen Vater anregte.[19] Während dieser Schilderungen entstand bei mir in keinem Moment jenes Evidenzgefühl, das durch die Begegnung mit dem präsenten und wichtigen emotionalen Thema entsteht, sodass der Suchprozess, was in der Stunde und vielleicht über die Stunde hinaus einen Zusammenhang mit seiner Heiserkeit und

17 Kommentar des Patienten, nachdem er den Text gegengelesen hat: »Das war eine sehr wichtige Intervention von Ihnen, mich diesem Symptom zuzuwenden. Es hat mich seit Jahren immer wieder mal gestört. Aber ich hatte es bis zum Zeitpunkt Ihrer Intervention erstaunlicherweise abgewehrt bzw. vermieden, es in den Zusammenhang mit meinem Asthma zu stellen. Erstaunlich!«

18 Kommentar des Patienten: »Ja, denn mir kam die rein somatische Erklärung selbst merkwürdig flach vor«.

19 Kommentar des Patienten: »Das war sicherlich Ausdruck meiner gewohnten Haltung, zuerst Einfälle von früher heranzuholen statt beim Gegenwärtigen zu bleiben. Eben der übliche Modus, Genetisches einzubeziehen. Sehr hilfreich für mich, das hier jetzt noch mal gespiegelt zu bekommen.«

seiner Asthmaproblematik haben könnte, unvermindert anhielt. Etwas anderes stellte sich aber zunehmend deutlich bei mir ein: Ich konnte eine hintergründige Gespanntheit wahrnehmen, ein Bemühtsein des Patienten, was ich begann, selbst auch körperlich zu spüren. Als ich noch hierüber nachdachte, holte Herr F. sein Smartphone hervor und fragte, ob er mir einige Bilder seines Geburtsortes und seiner Familie zeigen könne. Ich habe der Szene ihren Lauf gelassen, er zeigte mir Bilder seines Geburtshauses, die Umgebung, den Garten und dann ein Foto seiner gesamten Familie, indem er sich neben mich stellte, mir das Smartphone in die Hand gab und selber die Bilder auf dem Bildschirm weiter schob.

Ich sprach nun meinen Gedanken aus, dass ich im Verlauf der Stunde damit beschäftigt gewesen sei, mir ein Bild davon zu machen, was die Themen dieser Stunde seien, und durch die Fotos werde dieses Sich-ein-Bild-Machen nun sehr buchstäblich. Der Suchvorgang in mir sei aber noch unabgeschlossen, noch im Gange.

Meine Äußerung entspricht einer Prozessdeutung, äußert sich also zu Vorgängen auf Prozessebene, in diesem Fall einem Suchvorgang; die Äußerung war direkt auf das Geschehen in der Stunde fokussiert.

Nach kurzer Nachdenklichkeit sagte Herr F. in fast beiläufigem Ton, als er gestern an die heutige längere Fahrt gedacht habe, habe er gespürt, mit welcher Anstrengung das auch verbunden sei, und ich konnte in diesem Moment sein Angestrengtsein wie eine auf mir ruhende Last körperlich spüren. Gleichzeitig war ich hellwach, mein eigener innerer Suchvorgang wich der Gewissheit, dem begegnet zu sein, was das Thema der Stunde war. Ich sagte ihm das: Dass er seine eigene Angestrengtheit wahrgenommen habe, schiene mir spontan wichtig, ich sei am überlegen, warum. Er erzählte daraufhin, sich zunehmend lösend, er habe seit einiger Zeit immer stärker das Bedürfnis, abends zu Hause zu sein, während seine 17 Jahre jüngere Ehefrau gerne Reisen unternehme. Natürlich fahre er auch mit, aber nicht seinem, sondern ihrem Bedürfnis folgend. Daran schlossen sich viele Gedanken an über sein Verpflichtungsgefühl, ein guter Vater und ein guter Ehemann zu sein, andererseits beobachte er seit einiger Zeit eine zunehmende Reizbarkeit in sich, wann immer Anforderungen an ihn gestellt würden. So erkläre er sich auch seinen Wutausbruch seiner Frau gegenüber. Ich fragte ihn noch, ob nach seiner Wahrnehmung diese aus der übermäßigen Anstrengung resultierende Anspannung auch einen Zusammenhang mit seiner Heiserkeit haben könnte. Er fühlte im Körper nach und fand, dass sein Hals und Kehlkopf, anders als zu Beginn der Stunde, im Begriff waren, sich zu lösen.

Das Körperliche ist in diesem Fallbeispiel an zwei wichtigen Stellen enthalten: das Heiserkeitssymptom des Patienten, das er allerdings zunächst als unbedeutend abtat, und die in der Stunde körperlich spürbare Last. Diese Körpersignale, bei ihm ebenso wie bei mir wahrnehmbar, haben Resonanz ausgelöst, und zwar mehr, als die große Menge der gesprochenen Worte. Das Thema dieser Stunde war das Gefühl des Patienten, dass er sich mit den weiten Fahrten zur Psychotherapiestunde sehr viel Anstrengung abverlange, also auch eine Botschaft an mich. Seine Atmungsorgane drückten diesen Anspannungszustand, der das emotionale Thema enthielt, aus. Dieser präsentische Vorgang in der Stunde ist auch in der Forderung enthalten, die er an sich stellt, seiner jüngeren Frau ein aktiver und leistungsfähiger Partner zu sein. Seine Versuche, mit großem Einsatz schwierige Themen in der Stunde zu bearbeiten, war ebenfalls Ausdruck dieser Haltung der Selbstüberforderung. Die Spannung in der Stunde löste sich erst, als er sein Angestrengtheits- und Überforderungsgefühl wahrnahm, annahm, die Signale seines Körpers also aufgriff und verstand. Für mich als Therapeut war eindrucksvoll, wie es das für mich körperlich spürbare Gefühl einer schweren Last gewesen war, die Resonanz meines eigenen Körpers, die mich mit seinem Thema in Kontakt gebracht hatte.[20]

Der Regulationsvorgang der Mentalisierung hatte in diesem Fallbeispiel gerade eben begonnen und war noch nicht abgeschlossen. Die Körperwahrnehmung begann sich zu verknüpfen mit einem eher traurigen Gefühl, dabei aber auch mit einer großen Erleichterung, indem er die Reaktion seines Körpers in einen Sinnzusammenhang bringen konnte, zunächst in der Stunde und dann darüber hinaus.

Aus der Notwendigkeit, die verschiedenen Erlebnisebenen zu integrieren, ergibt sich auch, dass Therapeuten die körperliche Dimension in ihr eigenes Denken und Fragen aufnehmen. Wenn Patienten von positiven oder negativen emotionalen Themen sprechen, dann kann und sollte es zur Beschäftigung mit diesen Themen gehören, auch danach zu fragen, wie der Organismus körperlich auf die Thematik reagiert. Das kann mit eben diesen Worten geschehen oder auch mit der Frage, ob ein bestimmtes Gefühl auch einen Ort im Körper hat. Die meisten Patienten können das ohne Weiteres wahrnehmen und beschreiben.

Natürlich ist der Körper der privateste Bereich eines Menschen, deshalb darf die Beschäftigung mit Körperlichem niemals die Grenzen des Privaten verlet-

20 Kommentar des Patienten: »Ja, das war so, so habe ich es gespürt, entscheidend, dass ich mich von Ihnen gesehen gefühlt habe mit meiner bis in die Stunde hinein ragenden Anspannung. Nun ändere ich vieles spontan, achte mehr auf mich.«

zen. Dies verlangt auch eine reflektierte Sprache, in der beispielsweise jegliche sexuelle Zweideutigkeit vermieden werden muss. Bei Frauen sollte deshalb nicht von *Brust*, sondern von *Brustkorb* gesprochen werden, generell eher vom *Leib* als vom *Bauch* (der Bauch ist auch der dicke Bauch), und nicht in Fremdworten wie *Abdomen* oder *Thorax*. Eine körperliche Berührung des Patienten ist in keiner Situation erforderlich. Auch für professionell durchgeführte Körperpsychotherapien und Psychotherapien mit Säuglingen und Kindern gilt, dass Berührung niemals die Privatheit verletzen darf. Wir werden den Eigenschaften einer therapeutischen Sprache in Kapitel 12 genauer nachgehen.

Diesen Schwierigkeiten der Körperintegration steht beim Gelingen eine starke Intensivierung des jeweiligen Erlebnismaterials gegenüber, eine Erdung in den Grundlagen unserer Personen und unserer inneren Welt.

Fallbeispiel

Die 58-jährige Frau C. plant einige Veränderungen in ihrem Leben, nach denen sie sich sehr sehnt, die sie aber auch fürchtet. Sie möchte sich aus ihrer mit vielen Zwängen und schlechter Bezahlung verbundenen Berufstätigkeit als Erzieherin lösen und ein eigenes kleines Unternehmen aufbauen, sie möchte aus der Enge des Dorfes, in dem sie geboren wurde und lebt, in die Freiheit einer Stadt ziehen und sie möchte räumliche und emotionale Distanz zu ihrer Herkunftsfamilie herstellen. Sie kommt in größeren Abständen zur Therapiestunde, auch wegen eines weiten Anfahrtsweges.

In der Therapiestunde, von der ich berichte, war sie farbig gekleidet und sprach bereits zu Beginn der Stunde den Wunsch an, sich innerlich zu zentrieren, damit sie genauer wahrnehmen könne, wie und auf welche Weise und auch ob sie diese geplanten Veränderungen angehe.

Im Verlauf der Stunde war dann von zahlreichen progressiven inneren und äußeren Bewegungen die Rede, sie fühlte und spürte alles, was jetzt war und was sie verändern wollte, und wie es sein könnte, in der Stunde durch. Dann kamen gegen Ende der Stunde direkt hintereinander mehrere Situationen zur Sprache, in denen sie Verletzungen ihrer persönlichen Grenzen wahrgenommen und sich erfolgreich geschützt hatte, und zwar auf eine angemessene, andere Personen nicht verletzende Weise. Ein Bekannter hatte ohne ihre Erlaubnis einen ihr gehörenden Abstellraum vollgestellt, eine Bekannte lag ihr stets mit eigenen Problemen in den Ohren und fühlte nicht, dass die Patientin mit sich selbst sehr beschäftigt war. Andere Bekannte hatten sie gut gemeint zu gemeinsamen Unternehmungen eingeladen und sie konnte wahrnehmen, dass sie ihre Energie und ihre Aufmerksamkeit bei sich behalten wollte, was sie diesen Bekannten höflich und eindeutig mitgeteilt hatte.

Von einer dieser Erzählungen bis zur nächsten nahm nach meinem Eindruck die innere Verbindung der Patientin zu sich selbst und zu ihren emotionalen und körperlichen Wurzeln zu. Sie war gut vertraut mit verschiedenen Varianten des EMDR, sodass ich ihr vorschlug, für diesen gerade eben fühlbar gewordenen Zustand des In-sich-Ruhens und In-Verbindung-mit-sich-Seins einen langsamen bilateralen Rhythmus der sogenannten Pads hinzuzufügen.[21]

Die Patientin fand ohne Schwierigkeiten einen passenden langsamen Rhythmus für diesen geerdeten Zustand und folgte dann ihren Wahrnehmungen, die sie auch aussprach: Sie fühle in ihrem inneren Raum ihr Herz, das Schutz brauche. Die Aura ihrer Persönlichkeit, die sie sich bislang (auf etwas spirituelle Weise) eher immateriell vorgestellt habe, werde jetzt fühlbar als etwas Festes, und zwar vor allem als etwas Lückenloses, durch das nichts eindringen könne. Sie spüre gleichzeitig, wie das Herz ruhiger werde, diese auraartige Hülle um sie herum sei von blauer Farbe. Im Brustkorb verändere sich die Spannung, sie atme ruhig und gelöst, was ich auch wahrnehmen konnte.

In dieser Sequenz Positiv-EMDR von maximal fünf Minuten Dauer hat eine Verbindung des Körperlichen mit Emotionalem und Gedanklichem stattgefunden, der Dialog mit mir setzte sich dabei ungestört fort und die Patientin beendete die Therapiestunde nach ihrer eigenen Einschätzung in guter, in sich ruhender Verfassung.[22]

In diesem Beispiel wird die Intensivierung des Geschehens durch das Einbeziehen des Körperlichen sehr deutlich. Die Patientin spürt ihr Herz, ihren Brustkorb und Leib, dadurch entstehen lebhafte bildhafte Vorstellungen und intensive, treffende Wortbilder. Die neuen Ganzheiten aus Körpergefühl, gefühlten Emotionen

---

21 Die Einzelheiten und die technische Durchführung einiger EMDR-Varianten werden in Kapitel 11 ausgeführt.

22 Kommentar der Patientin zu dieser Vignette: »Grundsätzlich einladend und heilsam empfinde ich den freundlichen Rahmen … gesehen zu werden … den Eindruck, Zeit zu haben und dem Fokus positiver Entwicklungen nachzuforschen. Sehr, sehr wichtig sind für mich die Worte und Bilder, die sich während der EMDR mit den Pads entwickeln und formulieren, die wie eine ganz neue Schicht und Dimension meiner Persönlichkeit und meines Erlebens aufscheinen und die deutlich nachwirken, auch nach den Therapiestunden.«

und Gedanken sind nichts Flüchtiges, sondern neue psychische Objekte, die sich innerlich bilden, erhalten bleiben und weiter wirken werden.

9.2.5 Koordinierte Kommunikation

Auch im kommunikativen System werden Regulationsvorgänge beobachtet, die anscheinend für Emotionsregulation und transformative Prozesse erforderlich sind.

In der Therapiestunde nimmt der aufmerksamkeitsregulierende mentale Apparat des Patienten regelmäßig und rhythmisch mit dem Therapeuten Kontakt auf, um den Kontakt gleich darauf wieder zu lösen und dann erneut herzustellen. Die Aufmerksamkeit schwingt von innen nach außen und wieder nach innen. Das Gleiche gilt umgekehrt auch für den Therapeuten, dessen Aufmerksamkeit zwischen Hören und Denken oszilliert. Gut untersucht ist ferner die Regulation stimmlicher Äußerungen. Sichere Bindung und mentales Wachstum sind dann zu erwarten, wenn die Regulation von Aufmerksamkeit und Sprachaktivität koordiniert geschieht (Beebe et al., 2002; Beebe & Lachmann, 2004). Es ist die Co-Regulation, die im Moment der Stunde zur Co-Kreativität, also zum Fortschreiten des seelischen Transformationsprozesses führt, und zwar bei beiden Beteiligten (Schore, 2009, S. 54, 67).

In der Arbeit mit traumatisierten Patienten sind die Störungen der kommunikativen Regulation sehr offensichtlich. Ein Patient, der unter dem Einfluss des Traumaschemas in der Stunde in eine Übererregung gerät, kann beispielsweise dazu neigen, mit höchstem Tempo zu denken und zu sprechen, von einem Inhalt assoziativ zum nächsten zu springen. Die interaktive Regulation von Sprechen, Hören und Denken ist in diesem Moment aufgehoben. Der Patient kann nicht mehr abwarten und wahrnehmen, ob seine Worte gehört, aufgenommen, verstanden, beantwortet werden, sondern gerät in einen übererregten Monolog. Das Gegenteil wäre die Lähmung, das Erstarren und das Verstummen des Patienten, vielleicht gefolgt von einseitiger Redeaktivität des Therapeuten. Auch hier wäre die interaktive Regulation des Sprechens aufgehoben, es bestünde ein asynchroner Zustand, keine sichere Bindung.

Die interaktive Regulierung von Sprechaktivität und Aufmerksamkeit scheint von großem Einfluss auf seelische Wachstumsprozesse im Sinne eines Kernprozesses. Wenn die kommunikative Regulation abgebrochen ist, bricht auch der Kontakt zwischen den emotionalen Regulationssystemen von Patient und Therapeut ab. Zu einer gelingenden Emotionsregulation in der Stunde gehört es deshalb, die Störungen der interaktiven Regulation zu bemerken, zu benennen und zu beheben.

Fallbeispiel

Die bereits in vorangegangen Kapiteln erwähnte Frau E. leidet seit einiger Zeit an einer Autoimmunerkrankung, die zu Gelenkentzündungen mit sehr starken Schmerzen führt.

In der letzten Stunde hatte sie berichtet, wie Behandler, ebenso auch Freunde von ihr, mehr oder weniger direkt angedeutet hatten, es müsse wohl irgendetwas in ihrem eigenen Verhalten nicht stimmen, was diese Erkrankung begünstige. Ihr Protest gegen diese Sichtweise war in der Therapiestunde sehr deutlich, allerdings nicht von wirklicher Überzeugung getragen. Während sie begründete, dass an ihrem Verhalten absolut nichts zu finden sei, womit sie sich selbst schade, war gleichzeitig ihr Zweifel spürbar, ob sie vielleicht doch eine eigene Schuld am Krankheitsverlauf habe.

Diese Gedanken waren zugleich auch eine Frage an mich, ob ich der Meinung sei, dass emotionale Probleme die Ursache ihrer Autoimmunerkrankung seien. Sie hat diese Frage nicht direkt an mich gestellt, es war mir aber klar, dass diese Frage im Raum stand. Ich habe sie in folgender Weise beantwortet: Es sei sicherlich so, dass unaufgelöstes emotionales Belastungsmaterial bei ihr existiere und sicherlich sei es so, dass Emotionales und Körperliches stets in Wechselwirkung zueinander stünden; emotionale Belastungen allerdings als Ursache ihrer Erkrankung anzusehen, scheine mir sehr spekulativ.

Die Patientin hatte hierauf sehr entlastet reagiert. Sie kam nun zur Folgestunde und es war auf den ersten Blick zu sehen, dass es ihr viel besser ging, sie trug Kleidung in lebendigen Farben und bewegte sich völlig frei, offenbar ohne nennenswerte Schmerzen. Sie eröffnete die Stunde damit, es sei ihr nach der letzten Stunde völlig klar geworden, dass sie nicht die Schuldige an ihrer Autoimmunerkrankung sei. Sie habe sich von einer Behandlerin gelöst, die ihr ständig diesen Vorwurf gemacht habe, sei zu einer bekannten Akupunkturärztin gegangen und habe zu ihrem Erstaunen festgestellt, dass sie dieser Ärztin nicht nur gut vertrauen könne, sondern die Akupunktur auch für mehrere Stunden Schmerzfreiheit bewirke. Sie war dem Rat dieser Akupunkturärztin gefolgt und hatte sich an einen bestimmten Rheumatologen gewandt, demgegenüber sie selbstbewusst verdeutlicht hatte, was bei ihr an schulmedizinischen Behandlungsmaßnahmen der rheumatischen Erkrankung möglich sei und was wegen anderer bestehender Krankheiten eben nicht möglich sei. Dieser Rheumatologe hatte sich auf einen für sie akzeptablen Plan eingelassen, die neue Medikation wurde begonnen und führte innerhalb von weniger Stunden zu einer sehr starken Beruhigung im Immunsystem mit einem Rückgang der Schmerzen auf einen Bruchteil.

Die Schilderungen dieser Vorgänge waren alle von einem emotional positiven Grundton getragen, es waren Berichte über erfolgreiches Sich-Befreien, erfolgreiches Sich-Durchsetzen, erfolgreiches – wenn auch widerwilliges – Akzeptieren einer schulmedizinischen Behandlungsstrategie mit dem Ergebnis der Besserung.

Während dieser langen Erzählung, die ich aufmerksam gehört und begleitet habe, verließ mich nie das Gefühl, dass diese Erzählung auf etwas noch Ungeklärtes hin steuerte, von dem ich allerdings keine klare Vorstellung hatte. Schließlich, als die Therapiestunde zu etwa zwei Dritteln fortgeschritten war, schlug ich ihr vor, einen Moment innezuhalten und zu überprüfen, ob in dieser Stunde noch etwas Platz suche und berücksichtigt werden wolle, und was das sei. Sie zögerte kaum, wurde sofort ernst, der heitere Grundton verflog und stattdessen wurde spürbar, dass sie innerlich vor einer Herausforderung stand, eine bestimmte Sache in die Stunde zu holen.

Sie schilderte detailliert folgende Szene: Sie hatte ein erstes ihr vom Rheumatologen verordnetes Medikament in Tablettenform genommen und sofortige Besserung gespürt. Ein zweites zytostatisches Medikament sollte sie sich selbst spritzen, worin sie auch erfahren und kompetent war. Nun schilderte sie, in welchen seelischen Aufruhr sie geraten war, als sie sich nur vorstellte, ihrem Körper dieses sehr starke und sehr nebenwirkungsreiche Medikament zu injizieren. Als sie an eben diesen Punkt dachte, was sie ihrem Körper mit dieser Injektion zumutete, war sie in der Stunde derartig erschüttert, dass sie über mehrere Minuten um Atem rang und nicht mehr sprechen konnte. Mir fiel an mir selbst auf, dass ich von der seelischen Leistung beeindruckt war, die sie gerade erbrachte, ich war jedoch nicht beunruhigt. Ich sagte ihr Folgendes: Was gerade in der Stunde geschehe, sei sicher sehr belastend, aber nach meinem Eindruck sei es trotzdem gut so. Sie hat hierauf nicht sprechend geantwortet, weil sie gerade nicht sprechen konnte, sondern körpersprachlich, mit einem leichten Nicken, mit einer Geste in meine Richtung, die besagte, es werde noch ein wenig dauern, bis sie wieder atmen und sprechen könne. Dann beruhigte sie sich etwas und ich fragte sie, ob sie zu dem Geschehen gerade etwas sagen wolle. Sie war wieder imstande zu sprechen und sagte, sie habe sich in den letzten Tagen immer wieder gesagt, dass sie sich bei ihrem Körper entschuldigen müsse und jetzt in höchstem Aufruhr sei; innerlich sei in ihr jetzt ein anderer, besserer Satz entstanden. Als sie ansetzte, diesen Satz auszusprechen, erneuerte sich die Erschütterung, sie beugte sich schwer atmend vornüber und machte wieder eine kleine Geste in meine Richtung, die um Geduld bat, bis sie wieder sprechen könne. Als sie sich ein wenig beruhigt hatte, fragte ich sie, ob sie diesen Satz aussprechen wolle. Es war der Satz: Um Entschuldigung bitten sei falsch, um Verzeihung bitten sei richtig, weil sie nun mal dem Körper diese gefährliche Substanz injiziert habe; das sein nun mal geschehen, aber der Körper könne ihr das vielleicht verzeihen. Indem sie den Satz ausgesprochen hatte, löste sich die Spannung, sie lehnte sich zurück, atmete ruhig durch. Ich fragte sie, ob der Körper auf die Frage, die ihr gerade in den Sinn gekommen sei, geantwortet habe. Sie war erstaunt und es fielen ihr in kurzer Folge zwei Antworten ein, zum einen hatte ihr Organismus die Injektion des immunsuppressiven Medikaments völlig nebenwirkungsfrei vertragen, es hatte keine Rebellion in Gestalt von Nebenwirkungen dagegen gegeben. Der zweite Gedanke war, dass der Organismus praktisch keine Schmerzen mehr habe, sei eigentlich auch eine Antwort: Der Körper signalisiere ihr, dass diese Beruhigung im Immunsystem gut sei, nicht nur für sie, sondern auch für ihn, den Körper.

Meine intuitive Überzeugung, den erschütternden emotionalen Aufruhr in dieser Stunde als etwas Sinnvolles, Kreatives zu sehen, war dadurch entstanden, dass die Kommunikation auch im Zustand äußerster Erschütterung niemals abgerissen war. Mit kleinen Gesten hatte sie um etwas Zeit gebeten, ich hatte daraufhin den Rhythmus meines Sprechens sehr stark verlangsamt, längere Pausen gemacht, ab und an etwas gesagt oder gefragt, worauf sie dann wiederum zunächst gestisch, dann sprachlich reagiert hatte. Solche Regulationsvorgänge der kommunikativen Abstimmung lassen sich so interpretieren, dass selbst in solchen Momenten der heftigsten Erschütterung eine sichere Bindung bestand.

Die kommunikative Regulation findet stets zwischen zwei Individuen statt, die in vielen Eigenarten ihres Kommunikationsstils verschieden sein können. Ich persönlich kommuniziere, wie ich weiß, überwiegend im Hören, ich nehme den Blickkontakt in besonders intensiven Momenten der Stunde hinzu. Ich schätze es sehr, immer aufmerksam und konzentriert zu hören, worüber meine Patienten sprechen, und manchmal zusätzlich Blickkontakt herzustellen. Zu anderen Zeiten ruht mein Blick auf meinem Block auf den Knien, ich notiere etwas oder auch nichts, bis sich der Blick das nächste Mal dem Patienten zuwendet. Zweifellos haben andere Menschen ganz andere Kommunikationsstile. Sie setzen Verbindung mit Blickkontakt gleich, sodass eine Abstimmung der Stile von Hören und Schauen für beide passend sein muss. Das Gleiche gilt für die Sprechaktivität. Die Patientinnen und Patienten wissen, dass mich ihre Themen und Erzählungen interessieren, weil jede Erzählung das emotionale Material enthält, das in die Stunde möchte. Das kann zu längeren Erzählbögen der Patienten führen – so wie auch im zuletzt geschilderten Beispiel –, in denen ich nicht viel spreche, hin und wieder eine klärende Nachfrage stelle und ansonsten nur mit einigen Geräuschen bestätige, dass ich präsent bin und folge. Sobald allerdings spürbar würde, dass meine sparsamen sprachlichen Äußerungen zum Bindungsabbruch führen würden, muss sich der Dialog verändern. Er wird symmetrischer, auf einige Sätze des Patienten kommen bald Sätze von mir, Rede und Gegenrede balancieren sich aus, dies stets mit dem Ziel, in der Stunde emotionalen Kontakt und Zustände sicherer Bindung aufrechtzuhalten.

Aus diesen Beobachtungen folgt, dass jedes starre Kommunikationsverhalten die kommunikative Koordination erschwert. Jeder weiß, dass es Therapeuten gibt, die maximale eigene Schweigsamkeit für das Optimum halten. Sie praktizieren also eine normativ starre Dialogstruktur, keine regulierte Kommunikation, ebenso wenig Therapeuten, die grundsätzlich lebhafte Sprechaktivität mit Kontakt gleichsetzen.

Nach meiner Überzeugung ist die kommunikative Regulation von Sprechaktivität und Aufmerksamkeit jedoch ein zuverlässiges frühes Zeichen dafür, ob die Zusammenarbeit zwischen diesem Therapeuten und diesem Patienten gelingen wird.

9.3 Emotionale Transformation

Der Begriff Transformation ist in vielen Zusammenhängen gebräuchlich und bedeutet von seinem lateinischen Wortstamm her *Umwandlung*.

Wir haben vielfältig gesehen, dass seelisches Wachstum auf Umwandlung durch Neuordnung der seelischen Inhalte beruht, das Vorhandene ordnet sich zu neuen Mustern. Welche Eigenschaften hat dieser Vorgang? Welchen Gesetzmäßigkeiten folgt er? Woran können wir in der Stunde Transformationsprozesse erkennen?

Unzweifelhaft ist, dass es im menschlichen Organismus, in jedem lebendigen Organismus, eine Fähigkeit zur Selbstregulation und Selbststeuerung geben muss. Vom Moment der Zeugung an findet jede einzelne Zelle des wachsenden

Organismus ihren Platz und ihre Funktion. Auf weitgehend unbekannten Wegen wird die Differenzierung in Organe und Organsysteme koordiniert. Dass die Gene dabei eine wichtige Funktion haben, ist fraglos richtig, sie sind aber nicht die alleinigen Koordinatoren. Die Vorstellung, dass es nur die Gene seien, die jene unvorstellbar zahlreichen Wachstumsvorgänge präzise steuern, reicht als Erklärung nicht. Die Gene sind in komplexe Aktivierungsprozesse eingebunden, sie werden aktiviert und deaktiviert, aktivieren oder deaktivieren dann ihrerseits andere Abläufe, dies alles bildet komplexe Regulationssysteme, von denen nur der kleinste Bruchteile erforscht ist. Wir müssen konstatieren, dass die Steuerung, die Selbstregulation der Lebens- und Wachstumsvorgänge nach wie vor ein Rätsel ist und wahrscheinlich immer eines bleiben wird.

An dieser Stelle ist ein kleiner Blick auf die von Darwin begründete Evolutionstheorie sinnvoll. Der Darwinismus ist der bekannteste Versuch, die Entwicklung der Tierarten (Darwin, 1859; Mayr, 1979) rational zu erklären, und zwar über die Faktoren Mutation und Selektion. Damit hatte die Wissenschaft eine Möglichkeit gefunden, Lebensvorgänge aus dem Erklärungsbereich von Mystik und Religion zu lösen und rational zu erklären. Darwin selbst hat allerdings nie behauptet, die Entstehung von Leben erklären zu können, sondern nur die Anpassung vorhandener Arten an die jeweiligen Lebensbedingungen. Das Bedürfnis der Menschheit nach einem rationalen Erklärungsmodell dafür, dass Leben ständig wächst und sich verändert, hat dem Darwinismus eine Rolle zugeschrieben, die dieser selbst nicht für sich in Anspruch genommen hat.

Die Kernvorstellung des Darwinismus ist, durch zufällige Mutation entstünden neue Lebensvarianten, von denen sich dann die besten per Selektion behaupten. So plausibel diese Erklärung auf Anhieb anmutet, so unwahrscheinlich ist es doch, dass durch spontane zufällige Mutationen hochkomplexe Organe oder Lebensformen neu entstehen können. Wie viele Zufälle sind nötig, damit so etwas Komplexes wie ein Auge entsteht? Der britische Mathematiker und Astronom Hoyle (1981) formulierte das so: Nehmen wir an, ein Tornado fegt über einen Schrottplatz und wirft dort alles durcheinander. Wie lange wird es dauern, bis dabei zufällig eine Boeing 745 entsteht? Nach seiner statistischen Berechnung sind Serien von Zufällen, aus denen etwas hochkomplexes Funktionsfähiges entsteht, so haarsträubend unwahrscheinlich, wie es das Gleichnis der Boeing auf dem Schrottplatz nahelegt.

Daraus folgt nun nicht, dass wir von der Wissenschaft zur Mystik zurückkehren müssten. Wenn es nicht der Zufall ist, welche Fähigkeit kann es dann sein, die es dem lebenden Organismus ermöglicht, seine eigenen Wachstumsvorgänge zu regulieren, zu optimieren, zu steuern?

Die unzähligen Selbstregulationsvorgänge im lebendigen Organismus laufen nicht nach starren, vor Jahrtausenden entstandenen genetischen Programmen ab, sondern sind auf unvorstellbar komplexe Weise in jedem Moment miteinander vernetzt, reagieren also flexibel, angepasst. Man könnte sagen, die einzelnen Organsysteme des lebenden Organismus, vom kleinsten Zellbestandteil bis zu großen Systemen wie dem Blutkreislauf, sind unentwegt damit beschäftigt, auf allen Systemebenen etwas zu erzeugen, das wir Wissen nennen können. Dieses Wissen hat nach den Vorstellungen der Neurobiologie den Charakter einer Emotion (Damasio, 2000). Ein lebendiger Organismus kann den Unterschied zwischen dem, was für das Lebendige nützlich oder schädlich ist, spüren und sich an diesem gefühlten Wissen orientieren, also gestörte Regulation von normaler Regulation unterscheiden und Korrekturimpulse erzeugen. Mit größter Wahrscheinlichkeit sind Emotionen, bewusste und unbewusste, also jener siebte Sinn, mit dem wir Vorgänge innerhalb und außerhalb unseres Organismus intuitiv und in kürzester Zeit darauf hin bewerten, ob sie nützlich oder schädlich sind.

In der Therapiestunde wird das direkt beobachtbar. Man spürt den Unterschied zwischen Momenten der Stagnation und Momenten des Wachstums, also der Transformation. Dieses Gefühl – man kann es *Transformationsgefühl* nennen – hat die Funktion eines Kompasses. Die Professionalität des Therapeuten entsteht dadurch, dass mit diesem Kompass systematisch gearbeitet wird – oder besser: Ein normales Gespräch wird dadurch zur Therapiestunde, dass beide Beteiligten sich daran orientieren, ob das Geschehen im Gespräch seelisches Wachstum begünstigt oder behindert.

Warum aber ist die Regulation von Emotionen so enorm wichtig, warum entscheidet erfolgreiche Emotionsregulation über Stagnation und Wachstum? Der Grund liegt darin, dass Emotionen eben nicht nur ein Wahrnehmungs- und Beurteilungsinstrument sind wie ein Kompass, sondern auch sehr mächtige Steuerungsinstrumente (Plassmann, 2014). Die Evolution hat die Steuerung von Energie und Erregung unseren emotionalen Systemen übertragen. Wird ein Ereignis emotional als bedeutsam klassifiziert, setzen die Emotionen eine ganze Kaskade von Vorgängen in Bewegung:

- Die Aufmerksamkeit wendet sich dem Ereignis zu.
- Die Emotion wird bewusst.
- Energie wird frei für das, was zu tun ist.

Die Fähigkeit der emotionalen Systeme, Störungen zu fühlen und Energie freizusetzen, ist von lebenswichtiger Bedeutung, damit der Mensch wachsen kann,

Hindernisse aus dem Weg räumt, seine Ziele erreicht. Das wäre einer Situation auf See vergleichbar. Eine Windböe fährt beispielsweise in die Segel eines Segelbootes und legt das Boot kräftig auf die Seite. Ein kleines Boot kann dadurch aus dem Ruder laufen oder sogar kentern. Das Schiff braucht deshalb eine kontrollierte Gegenbewegung des Ruders, um den Winddruck im Segel vom kritischen in den mittleren Bereich zu bringen und den Kurs zu halten. Das Auf-Kurs-Bleiben des Bootes ist kein starrer Zustand, sondern Ergebnis ständig stattfindender rhythmischer Regulationsvorgänge, genau wie im lebendigen Organismus. Wenn das Boot auf Kurs liegt, bewegt es sich gleichmäßig, rhythmisch und es kommt voran. Dieses Vorankommen entspricht dem Transformationsprozess in der Psychotherapiestunde: Es gibt eine Bewegung, eine Entwicklung, ein Vorwärtskommen.

Fallbeispiel

Frau L. ist in Ausbildung zur Ergotherapeutin und schimpft zu Beginn der Therapiestunde lange und ausführlich darüber, dass die Leitung ihres Ausbildungsinstituts den Studierenden die Ausbildungsgebühren deutlich erhöhen wollte, um gestiegene Kosten des Instituts abzudecken. Ihr Schimpfen beschäftigt sich mit Szenen aus einer Versammlung, von der sie immer wieder aufs Neue erzählt. Sie verwendet dabei eine etwas steife, förmliche Sprache, vielleicht wie in einer Anklageschrift. Auch die Sätze selbst neigen dazu, sich zu wiederholen, ebenso die Perspektiven, Gedankengänge und Argumente. Dabei fällt mir auf, dass mir dieses Schimpfen keinen Raum gibt, weder für mein Sprechen, noch für mein Denken. Wenn ich etwas sage, fällt sie mir ins Wort. Ich bemerke in mir selbst infolgedessen ein Bedürfnis, sie zum Schweigen zu bringen, getragen von Ärger.

In diesen ersten etwa 20 Minuten enthielt das Geschehen der Stunde bislang also offenbar keine Entwicklung, keinen Fortschritt, sondern stagnierte. Von den emotionalen Inhalten waren vor allem Zorn und Ärger wahrnehmbar, die Regulationsprozesse waren sämtlich gestört. Zorn, Ärger und Empörung waren so stark, dass sie sich nur in den immer gleichen Gedanken und Formulierungen wiederholen konnten, nicht hingegen verändern, entwickeln. Das Tempo des Sprechens und Denkens in der Stunde war hoch, gab dem Nachdenken keinen Raum; auch die Dialogstruktur war gestört, statt Dialog fand Monolog statt.

Ich überlegte an dieser Stelle der Stunde, ob ich die Szene, die sich hier herstellte, ansprechen sollte, ob ich irgendwie benennen sollte, dass ich in der Stunde ebenso wenig zu Wort käme wie die Studierenden in der Versammlung. Beim Erwägen dieser Möglichkeit wurde mir allerdings klar, dass ein solcher Hinweis von einem eigenen Ärger getragen gewesen wäre, vom Wunsch, zu kritisieren.

Ich bin diesem Impuls deshalb nicht gefolgt, sondern habe zunächst der Klarifizierung den Vorzug gegeben und die Frage an sie und mich gerichtet, was es eigentlich genau gewesen sei, wodurch Erregung, Zorn und Empörung ausgelöst worden seien. Diese Frage führte zu einer spürbaren Veränderung in der Stunde. Sie griff die Frage auf, dachte über sich und ihre Erregung nach, versuchte Worte zu finden und immer häufiger waren in das Sprechen kurze Pausen des Nachdenkens eingeschaltet. Auch die Kommunikation veränderte sich hin zum Dialog. Sie fand einen Aspekt nach dem anderen, der sie in Zorn versetzt hatte, und indem sie versuchte, diese Aspekte zu präzisieren, hatte ich Gelegenheit, das deutlicher Werdende und neu in die Stunde Kommende wahrzunehmen und zu benennen. Auf diese Weise kamen im zweiten Drittel der Stunde erst die Rücksichtslosigkeit der Institutsleitung zur Sprache, die sich nicht mit den Studierenden abgestimmt hatte, dann der Eigennutz der Verantwortlichen, denen ihre eigenen wirtschaftlichen Interessen wichtiger waren, als die wirtschaftlichen Probleme der Studierenden. An dieser Stelle wandelte sich das emotionale Klima der Stunde völlig. Eine Angst wurde fühlbar, diese Institution, an die sie sich gebunden hatte, könnte sich als gleichgültig und unzuverlässig erweisen, sich vielleicht auch auflösen, sie könnte dann hilflos sich selbst überlassen sein. Dies waren starke und anrührende emotionale Momente in der Stunde.

Jeden dieser neu in die Stunde gekommenen emotionalen Aspekte habe ich in meinen Worten aufgegriffen und schließlich fasste ich am Ende dieses zweiten Drittels der Stunde die ganze Abfolge der emotionalen Aspekte nochmals zusammen. Sie hörte dieser Zusammenfassung dessen, was ich gehört und wahrgenommen hatte, ruhig und sehr aufmerksam zu und knüpfte daran an. Sie sei überrascht, wie deutlich sie diese Angst am Schluss gefühlt habe, es erinnere sie an eine Kinderangst, das Gefühl eines Kindes, das seine Mutter verliert. Sie war in diesem Moment sehr berührt und nachdenklich, immer wieder kamen Gedanken und Aspekte auf, die sie vorher noch nicht gedacht hatte, Kreativität war deutlich wahrnehmbar, etwas war innerlich am Entstehen, dabei sich zu ordnen, zu wachsen. Tempo und Rhythmus der Stunde hatten sich völlig verändert, statt angespannt vornübergebeugt saß sie zurückgelehnt, atmete ruhig, im Wechsel sprechend, denkend und hörend.

> Zu diesem Wechsel des Charakters der Stunde habe ich mich geäußert, ich beschrieb die Veränderung und fragte, was sie selbst im Geschehen der Stunde wahrgenommen habe. Sie dachte eine ganze Weile nach, dann wurde ihr klar, dass es in der Stunde zu einem Wendepunkt gekommen sei, als ich die ganze Abfolge der in die Stunde gekommenen emotionalen Aspekte nochmals aus meiner Sicht und in meinen Worten nachgezeichnet hätte. Dann hielt sie inne und folgte offenbar einem ganz neuen Gedanken: Sie überlege, ob dieses Gehörfinden – sie verwendete selbst den Ausdruck Resonanz – genau das sei, was sie in den Auseinandersetzungen im Institut gesucht und vermisst habe. Damit endete die Stunde.

In diesem Beispiel wird deutlich, dass anfangs ein stagnativer Zustand bestand, in dem starkes emotionales Material im Geschehen der Stunde zu einer Blockierung führte. Meine eigene Reaktion war negativ, aversiv. Erfolgreich war dann die Regulation dieses negativen Affektes in mir selbst, indem mir klar wurde, dass ich es nicht in erster Linie mit einem Angriff auf mich zu tun hatte, sondern mit einem Wunsch, mit etwas Schwierigem in sich fertig zu werden. In dieser blockierten Situation war offenbar die Fähigkeit des Therapeuten zur Affektregulation ausschlaggebend. Die sich anschließende Abfolge differenzierter und gut spürbarer emotionaler Aspekte kann bereits als transformativer Vorgang verstanden werden: Die Perspektiven ergänzten und erweiterten sich, es wurden Worte gefunden, wo vorher nur gefühlte Erregung gewesen war, wechselseitige Perspektiven konnten ausgetauscht werden. Der Transformationsprozess fand für diese Stunde seinen Abschluss im Gefühl und Gedanken, dass im Kern des Geschehens der Wunsch nach Resonanz, also nach Bindung, gestanden haben könnte.

Gehen wir also davon aus, dass die Emotionen jenes Sinnesorgan sind, das wahrnimmt und anzeigt, dass ein Ereignis wichtig und ein Verarbeitungsprozess deshalb notwendig ist. In der Therapiestunde aktive Emotionen markieren ein Thema als bedeutsam. Ein Teil der Aufmerksamkeit des Therapeuten richtet sich dann auf das Thema selbst, also die Inhalte, ein anderer Teil wird beobachten, ob die Verarbeitung, also der Transformationsprozess, in der Stunde in Bewegung kommt. Erfahrene Therapeuten haben diese Aufmerksamkeit für die Ebene der Verarbeitungsprozesse verinnerlicht und werden dann Folgendes erleben: In manchen Momenten der Stunde spüren sie eine Freude, einen Moment positiver Faszination, oft, ohne sich gleich darüber bewusst zu werden, wie dieses Gefühl entsteht.

Diese Freude – Patienten empfinden sie natürlich ebenso wie ihre Therapeuten – ist der Ausgangspunkt. Sie entsteht in Momenten seelischen Wachstums, es ist eine Wachstumsfreude und es sind die eigenen Emotionen, sowohl des Patienten wie des Therapeuten, also das Transformationsgefühl, was darauf reagiert. Es ermöglicht, transformative Momente in der Stunde zu identifizieren.

Was wir darauf aufbauend dann benötigen, ist eine Systematik, die es erlaubt, verschiedene Aspekte des Transformationsprozesses zu differenzieren und zu benennen. Eine solche Systematik zu entwickeln, folgt nicht nur einem wissenschaftlichen Bedürfnis. Die Systematik erleichtert es auch dem Therapeuten, bei den Momenten des seelischen Wachstums innezuhalten, dann nachzudenken und Worte dafür zu finden, was gerade auf Prozessebene vor sich geht.

Wie emotionale Resonanz und emotionale Regulation beginnt auch der Transformationsprozess im Gegenwartsmoment der Stunde.

Fallbeispiel

Die 43-jährige Frau A. kommt ziemlich erschüttert in die Therapiestunde. Sie spüre, dass es an der Zeit sei, eine alte Sache zur Sprache zu bringen, die ihr Leben nicht mehr vergiften solle. Die Ernsthaftigkeit, der Wille, ist gut spürbar und es braucht dann einige Zeit, bis geklärt ist, auf welche Weise sie diese Sache in die Stunde bringen möchte: sturzflutartig? Nein, als Erzählung einer Geschichte mit einem Anfang und einem Ende und einem Ort in der Zeit.

Allein dieser innere Vorgang der Vorbereitung auf die Beschäftigung mit einem mir noch unbekannten Thema enthält bereits den Transformationsprozess: Worte finden, zeitlich ordnen, innere Erzähleinheiten bilden.

Wiederholt schwer erschüttert wurde in der Stunde dann die Geschichte widerwärtiger sexueller Übergriffe auf das Kind erzählt, wobei sie immer wieder verwundert innehielt und konstatierte, sie erzähle nicht nur, sondern sie erlebe genau, wie das Kind empfunden habe und zu ihrem Erstaunen sei sie sich dabei ihres jetzigen Erwachsenseins völlig gewiss, irgendwie ein Gefühl von Ganz-da-Sein.

Am Ende dieser Stunde fragte ich Frau A., ob es für sie von Nutzen sei, für den Problembereich, mit dem die Stunde sich beschäftigt hatte, einen Namen zu finden, mit dem der ganze Erinnerungskomplex kurz bezeichnet und dadurch handhabbarer werden könne, ob vielleicht die zwar harte, aber nüchterne Bezeichnung »sexueller Missbrauch« geeignet sei. Sie dachte intensiv nach, stellte fest, die Idee, für das bislang Diffuse einen konkreten Namen zu finden, sei gut, aber der von mir vorgeschlagene passe noch nicht. Dann kam ihr ein Gedanke: »Das richtige Wort ist sexueller Gebrauch!« Sie wisse genau, dass das keine übliche Formulierung sei, der

Ausdruck passe aber deshalb, weil darin enthalten sei, wie sie sich als Kind gefühlt hatte: gebraucht, benutzt, ohne zu wissen, wofür. Es ging ihr gut mit dieser Benennung.

Transformativ an diesem Moment ist, wie die Patientin eine von mir vorgeschlagene, durchaus gängige Bezeichnung nicht übernahm, sondern eigene Sprache gefunden und gestaltet hat, ein schöpferisches Geschehen. Hierzu habe ich mich in der Stunde auch geäußert: Ihr und auch mein Suchen nach einer geeigneten Bezeichnung scheine mir gerade ein kreativer Moment gewesen zu sein, am intensivsten, als sie in konzentriertem Nachdenken ihre eigene Sprache gefunden hatte.[23]

In diesem Fallbeispiel sind mehrere transformative Momente vorgekommen und bevor sie näher betrachtet und systematisiert werden, scheint es mir wichtig, eine zu wenig beachtete Eigenschaft von Transformationsprozessen zu verdeutlichen: das Rhythmische (siehe auch die Anmerkungen der Patientin zu dieser Therapiestunde in der Fußnote zum Fallbeispiel).

Vorgänge seelischen Wachstums könnte man sich als etwas Lineares vorstellen, vielleicht so, wie das körperliche Wachstum des Kindes, eine lineare Bewegung von einem Zustand hin zu einem anderen. Beobachtet man die Vorgänge in der Therapiestunde allerdings genauer, dann wird überall ein rhyth-

---

23 Anmerkungen der Patientin zur Vignette: »Ich habe Ihren Text inzwischen ein paar mal gelesen. Es war nicht ganz einfach, ich glaube, ich hatte Angst davor, mich irgendwie bewertet zu sehen, das war aber überhaupt nicht der Fall. Im Gegenteil. Die Lektüre war sehr spannend und hilfreich dabei, das, was ich in der Stunde erlebe, in einen allgemeineren Kontext einzuordnen.

Es gibt in diesem Zusammenhang zwei Punkte, die ich gerne aussprechen würde. Der eine betrifft die Regulierung meiner Emotionen. Und obwohl ich gerade in meiner Familie eine ziemliche Krise durchlebe, möchte ich das trotzdem tun, auf die Gefahr hin, dass mein Leben mich Lügen straft. Ich habe mich gefragt, was der Unterschied zu früher sei, und festgestellt, dass für mich im Moment die positivste Erfahrung in der Therapie die der Bewegung ist: Wo früher der Verlauf in all seiner dramatischen Intensität und Dauer wie festgeschrieben war, hat sich eine Bewegung eingestellt, die wie ein Pendel aus der Emotion heraus schwingt und mir erlaubt, Atem zu holen, sie zu betrachten. Der andere Punkt betrifft eher, wie ich zu mir selbst stehe. Als ich das Fallbeispiel zum zweiten Mal las, war meine Gefühlsreaktion viel stärker als beim ersten Mal. Es war mir viel klarer, dass von mir und meinem Leben die Rede war. Und es wurde mir auch klar, dass eine Entwicklung stattgefunden hat, sodass all die Beschäftigung mit den Themen meines Lebens es mir heute ermöglicht, eine konkrete Haltung dazu einzunehmen.«

misches, ein gleichsam musikalisches Element deutlich. Wir haben das schon bei den Regulationsprozessen gesehen: Jeder der Kernprozesse hat schwingenden Charakter. Die Emotionsstärke pendelt unentwegt mit wechselnden Ausschlägen um einen zur Verarbeitung geeigneten mittleren Bereich. Ebenso schwingt bei der bipolaren Emotionsregulation der innere Kontakt zwischen negativen und positiven Emotionen in einem Eigenrhythmus, der je nach emotionalem Temperament sehr verschieden sein kann. In der Regulation von Sprechaktivität und Aufmerksamkeit ist das Rhythmische ganz besonders offenbar im Wechsel von Sprechen und Hören, von Aufmerken nach außen und nach innen. Auch der Transformationsprozess hat seine Eigenrhythmen mit Wechseln zwischen Vorangehen, Innehalten, Stocken und Sich-Lösen. Zunehmend entwickeln sich deshalb auch therapeutische Hilfsmethoden, mit denen die Eigenrhythmen der Selbstregulation und der Transformation unterstützt werden, dazu zählen beispielsweise das EMDR (Plassmann, 2010a) und die Klopftechnik (Plassmann, 2014a).

Diese Rhythmen entstehen nicht nur im mentalen, psychischen System, sondern gleichzeitig auch im Körper, die Rhythmen der Regulation und Transformation sind Ganzheiten, die den Körper einbeziehen.

Fallbeispiel

Ein sehr erfahrener Therapeut schaute sich in einer Seminargruppe die Videoaufnahme einer Therapiestunde an, in der anfangs der Therapeut im Video konzentriert mithörte, dabei bis auf einige zustimmende Laute jedoch wenig sprach, während die Patientin sehr erschüttert von Momenten stärkster Schuldgefühle erzählte. Der Seminarteilnehmer kommentierte Folgendes: Man könne meinen, Therapeut und Patientin in der Videoaufnahme seien nicht in Resonanz, weil er wenig und sie viel sprach. Er beobachte allerdings etwas anderes: Der Atem der Patientin sei tief und frei, er empfinde sie nicht als blockiert, sondern in heilsamer Weise stark bewegt und er beobachte, dass sein eigener Atem sich beginne, mit dem Atem der Patientin abzustimmen, ebenso wie auch der Atem des Therapeuten im Video. Er sei sich deshalb sicher, dass die Koordination der Atemrhythmen die Bezogenheit der beiden enthalte und wiederspiegele (Leikert, persönliche Mitteilung, 2018).

Wir können also annehmen, dass die seelischen Verarbeitungsvorgänge etwas Ganzheitliches, aus rhythmischen mentalen, emotionalen und leiblichen Vorgängen Bestehendes, sind. Das Transformationsgefühl des Therapeuten, seine

Resonanz auf die seelischen Verarbeitungsvorgänge ist dann ebenfalls etwas Ganzheitliches, es nimmt auch körperliche Verarbeitungsrhythmen wahr und beantwortet sie körperlich.

Wie auch die Vorgänge von Resonanz und Regulation lässt sich nun der Transformationsprozess weiter differenzieren. Seine wichtigsten Elemente sind:

- Integration
- Perspektivwechsel
- Zeitordnung
- Sinnfindung
- Enactment

9.3.1 Integration

Wir haben in Kapitel 6.2.3 betrachtet, wie sich nach den Erkenntnissen der Neurobiologie das gesunde Selbst bildet.

Kurz zusammengefasst: Im Verlauf der Evolution hat sich die Fähigkeit des Organismus ständig weiterentwickelt, für die Vorgänge innerhalb und außerhalb des eigenen Organismus Zeichen zu bilden, Repräsentanzen. Dadurch entsteht ein zweifacher evolutionärer Vorteil. Die Repräsentanzen ermöglichen zum einen Selbstregulation. Indem äußerst komplexe Vorgänge mit einem einzigen Zeichen erfasst werden, wird rasche und gezielte Reaktion, also Regulation möglich.

Der zweite evolutionäre Vorteil entsteht dadurch, dass alle Repräsentanzen (Zeichen) die Information enthalten, ob das Bezeichnete dem Selbst oder Nichtselbst angehört, dem Inneren oder dem Äußeren. Zeichenbildung ermöglicht deshalb auch, dass ein *Selbst* entsteht, eine Kategorie von Zeichen, die in ihrer Gesamtheit die eigene Person und ihre Geschichte abbilden.

Emotionen spielen bei dieser Zeichenbildung eine entscheidende Rolle. Sie markieren alle inneren und äußeren Ereignisse danach, wie bedeutsam sie sind. Oder anders ausgedrückt: Die Fähigkeit des Organismus, etwas als bedeutsam zu markieren, nennen wir Emotion.

Die psychischen Repräsentanzen, die Zeichen, können nun drei Klassen zugeordnet werden, die sich im Laufe der Evolution nacheinander gebildet haben, aufeinander aufbauen und jeweils mit neuen Möglichkeiten der Regulation wie auch der Selbstbildung verbunden sind.

Das *Protoselbst* besteht aus unbewussten Repräsentanzen für die unvorstellbare Menge körperlicher Abläufe. Diese werden bewertet, abgebildet, werden dadurch handhabbar, das heißt regulierbar, und es entsteht eine basale Klasse von Repräsentanzen des eigenen leiblichen Selbst, das Protoselbst, bestehend aus Protoemotionen, die weit unterhalb der Bewusstseinsschwelle bleiben.

Das *Kernselbst* ist jene Klasse von Repräsentanzen, in der erstmals Bewusstsein entsteht. Das Bewusstsein beginnt mit der Fähigkeit, Emotionen zu *fühlen*, sie als Gefühle bewusst wahrzunehmen. Das ermöglicht neue Formen der bewussten Steuerung von Aufmerksamkeit, Energie und Denken. Im Kernselbst bilden sich vor allem Interaktionen mit der Umgebung ab, also alle Veränderungen, die durch Interaktion entstehen. Dadurch bildet sich ein Erfahrungswissen über Handlungsabläufe, die bereits einen bewussten Anteil haben. Ein Beispiel wären Bindungserfahrungen eines Kindes, das den Unterschied zwischen Alleinsein und sicherer Bindung genau spüren kann.

Das *autobiografische Selbst* entsteht aus einem Gefühl des Erkennens für die Geschichte der eigenen Person und durch eine ganze neue Klasse von komplexen Symbole für Sprache, Kunst, Moral.

Wir haben gesehen, dass Mentalisierung einer der wichtigsten emotionalen Regulationsprozesse ist. Das von Fonagy und seiner Arbeitsgruppe (Fonagy et al., 2006) entwickelte Mentalisierungsmodell sieht seelisches Wachstum als eine Art lineare Bewegung hin zu immer mehr Bewusstsein. Der endgültige Mensch wäre dann der bewusste Mensch. Das deckt sich allerdings weder mit den neurobiologischen Befunden wie oben geschildert noch mit den Erfahrungen in der Therapiestunde. Der Bereich des Bewussten wird auch beim reflektiertesten Menschen immer winzig sein im Vergleich zum Bereich des Unbewussten. Es ist nicht das Verschwinden des Unbewussten und sein Ersatz durch Bewusstheit, was den Transformationsprozess ausmacht, sondern es ist die Bildung neuer Ganzheiten aus Elementen aller Repräsentanzklassen. Das unbewusste Wissen über den Körper (Protoselbst) verbindet sich mit bewusst Gefühltem (Kernselbst) und lässt dann Bilder entstehen, ebenso Sprache und ein Narrativ der eigenen Person (autobiografisches Selbst). Dieser Vorgang verläuft nicht linear, sondern rhythmisch. Die Wahrnehmung schwingt in der Stunde von Gedanken und Sprache hin zu den Gefühlen, dann zu Leiblichem und wieder zurück. Dadurch können sich diese Repräsentanzebenen miteinander verbinden und neue Ganzheiten entstehen, in denen alle diese Bereiche des Selbst integriert sind. Diesen Vorgang können wir *semiotische Progression* nennen (Plassmann, 1993, 1996) oder einfacher: *Integration.* Durch Integration der Zeichenklassen entstehen neue psychische Objekte.

Im Beispiel von Frau A. sind der körperlich heftig spürbare Ekel, ihre Gefühle von Ekel und Abscheu und die erwachsene Fähigkeit zu denken und zu sprechen anfangs kaum verknüpft. Den transformativen Moment hat die Patientin selbst erstaunt bemerkt: Sie fühlte in der Stunde den Ekel des Kindes, es war ihr zum Brechen übel und zugleich konnte sie sprechen, sich mitteilen, im Dialog sein und als Erwachsene eigene Sprache für das Geschehen finden.

Die Entstehung neuer psychischer Objekte beginnt stets gleichsam von unten nach oben, also von den leiblichen Repräsentanzen des Protoselbst zu den emotionalen Repräsentanzen des Kernselbst zu den expliziten Symbolen des autobiografischen Selbst, also Sprache, Kunst.

Daraus folgt für die Vorgänge in der Therapiestunde, dass stets etwas Leibnahes, Emotionales den Ausgangspunkt bildet für alles Weitere. Der Gedanke des Patienten entsteht, nachdem und weil etwas gefühlt wurde, die Resonanz des Therapeuten bezieht sich auf emotionale Ereignisse im Patienten, der Gedanke des Therapeuten entsteht aus den eigenen leibnahen, emotionalen Ereignissen, die sein Denken anregen. Jede dieser Repräsentanzebenen hat ihre eigene Intelligenz, das heißt Fähigkeiten zur Regulation und Transformation, sodass Verarbeitungsvorgänge primärer Repräsentanzen auch ohne Bewusstsein und Sprache möglich sind. Sprache erweitert die Möglichkeiten von Regulation und Transformation, ermöglicht komplexere psychische Objekte wie zum Beispiel das autobiografische Narrativ, aber Sprache ist nicht identisch mit Verarbeitung, sie ist nicht ihre Voraussetzung. Transformationsprozesse in der Therapiestunde ereignen sich häufig ganz ähnlich wie das Träumen eines Traums. Im transformativen Zustand, bei Patient wie Therapeut, bildet sich ein Strom neuer leibnaher emotionaler Inhalte, oft in ähnlicher Geschwindigkeit und Intensität wie im Traum, und nur einige Elemente davon sind mit visuellen Bildern oder Sprache verbunden. Sprache ist genau, explizit, stellt durch die Semantik der Worte und die Syntax der Sätze neue Ordnungen her, sie ist jedoch langsam im Vergleich zur *transformativen Reverie*, sodass Sprechen den transformativen Prozess stets verlangsamt, dabei aber auch erweitert.

9.3.2 Perspektivität

Ein weiteres Merkmal transformativer Momente ist die neu entstehende Fähigkeit zum *Perspektivwechsel*. Die Welt mit den Augen eines anderen zu sehen, sie versuchsweise aus verschiedenen Blickwinkeln zu betrachten, ist eine Fähigkeit, die das Kind erst in seiner Entwicklung erlernt. Fonagy nennt dies die Fähigkeit zum *Als-ob-Modus* (Fonagy et al., 2006): Im Als-ob-Modus ist klar, dass es sich bei der eigenen Perspektive um eine Vorstellung handelt, die man überprüfen und mit anderen Perspektiven vergleichen kann; anders im sogenannten *Äquivalenzmodus*, in dem das eigene Erleben und das Erlebte nicht getrennt werden. Wütend zu sein bedeutet dann, dass die Welt böse ist.

Der Als-ob-Modus ist ein transformativer Zustand, er ermöglicht Lernen aus den Erfahrungen anderer, ermöglicht Abgleich von Perspektiven zwischen Therapeut und Patient, bei dem beide lernen.

Therapeuten entwickeln im Laufe der Zeit eine für transformative Vorgänge geeignete Sprache, sie hat die Eigenschaft, seelische Wachstumsvorgänge anzuregen, sie möglichst nicht zu behindern (Plassmann, 2019, s. Kap. 12).

Solche Sprachformen beschreiben nicht nur den Perspektivwechsel, sie enthalten ihn auch. Ein Therapeut könnte sagen: »Zu den Dingen, die gerade in die Stunde gekommen sind, könnte ich noch folgende Überlegung hingefügen: …«. Dann würde der Therapeut schildern, wie auch im letzten Beispiel von Frau A., dass im Suchen und Finden passender Sprache ein transformativer Moment wahrgenommen wurde. Solch eine Äußerung könnte dann abgeschlossen werden mit einer Frage des Therapeuten an den Patienten, wie dessen Eindruck war. Nach komplexeren Gedankengängen des Therapeuten wäre die Frage an den Patienten »Was halten Sie davon?« eine Einladung zum Perspektivwechsel. Der sprachliche Aufbau dieser Frage enthält, dass die Äußerungen des Therapeuten eine Sichtweise sind, keine Wahrheit. Häufig setzen die Patienten dieses Spiel mit Perspektiven dann fort, indem sie ihre Einfälle benennen, die von der Überlegung des Therapeuten ausgelöst wurden, und spinnen den Faden von Einfällen weiter hin zu komplexeren Zusammenhangen.

Im Beispiel der zornigen Frau L. ist am Anfang der Stunde die Einengung auf einige wenige Perspektiven sehr deutlich. Sie ist im Äquivalenzmodus, ist zornig und die Welt ist feindselig. Ich als Therapeut bin ebenfalls in Gefahr, in den Äquivalenzmodus zu geraten und mich innerlich auf eine Perspektive, die zornige, einzuengen. Dann ändert sich das Geschehen und es tauchen wie Perlen an einer Schnur neue Fühl- und Denkweisen auf. In solchen Momenten ist das Transformative sehr lebendig spürbar: ein Vorangehen, kreative Wechsel, Neues, dann ein erstauntes Ankommen in einer Perspektive, die weder die Patientin noch der Therapeut voraussehen konnten.

Zwei weitere Eigenschaften des Transformationsprozesses sind besonders in Traumatherapien sehr offensichtlich: die Entstehung einer neuen unbeschädigten inneren *Zeitordnung* und die Entstehung eines Gefühls von *Sinnhaftigkeit*. Beide Vorgänge zeigen die Wiederherstellung oder erstmalige Bildung eines unbeschädigten autobiografischen Narrativs an.

9.3.3 Zeitordnung

Für emotionales Traumamaterial ist charakteristisch, dass es nicht in die Geschichte der eigenen Person integriert ist. Es gibt wohl ein vages Wissen, dass in der Vergangenheit negative Dinge geschehen sind, diese Erinnerungen können aber jederzeit aus dem Zustand des Vergangenen ausbrechen und zur gefühlten Gegenwart werden. Der Zeitsinn ist dabei nichts Abstrakt-Digitales, sondern beruht auf intuitiver Sicherheit der Zeitwahrnehmung und Zeitordnung. Der Transformationsprozess restituiert deshalb nicht in erster Linie ein Wissen um Jahreszahlen, sondern ermöglicht ein Gefühl für den Ort in der Zeit, den die Ereignisse haben. Dadurch wird jene Empfindung möglich, die nahezu alle Patienten als sehr wichtiges Anzeichen ihrer seelischen Heilungsprozesse wahrnehmen, die Gewissheit: Es ist vorbei, es war damals. Diese Gewissheit ist mit tiefer Erleichterung verbunden und mit der Sicherheit, dass die gewesenen Ereignisse den Raum der Vergangenheit nicht eigenmächtig verlassen können.

In der geschilderten Therapiestunde mit Frau A. war das sehr eindrücklich. Sie konnte intensiv die Bilder des Erlebten erinnern, dabei den Ekel und die Scham spüren und sie war sich zugleich vollkommen sicher über den Platz dieser Ereignisse in der Vergangenheit und ihren eigenen Platz in der Gegenwart.

Die Wiederkehr der Zeitordnung ist nicht nur *Ergebnis* transformativer Prozesse, sondern zugleich deren Voraussetzung. Die zunehmend sichere Unterscheidung zwischen Jetzt und Damals macht es möglich, sich an Gefühltes zu erinnern, dabei bleibt das Erinnern heftiger, sehr belastender emotionaler Zustände immer Erinnerung. Es macht einen entscheidenden Unterschied, ob man sich an einen Orkan erinnert oder sich im Orkan glaubt.

Das langsame Wachsen einer verlässlichen inneren Zeitordnung zeigt sich oft auch im Umgang mit geläufigen Erinnerungssymbolen. Kisten mit Fotos aus der eigenen Kindheit werden durchgesehen, geordnet, aussortiert und an Orten verstaut, die dann Symbole sind für kontrolliert zugängliche Geschichte. Die Erinnerungen verlassen den ihnen zukommenden Ort so wenig wie die Fotos.

9.3.4 Sinnfindung

Wie schon in Kapitel 3 ausgeführt machen Patienten, und nicht nur sie, lange den Versuch, emotionales Belastungsmaterial aus ihrer Erinnerung, aus ihrer Geschichte, aus ihrem Leben zu entfernen, zu eliminieren. Dem liegt die Angst zugrunde, der Begegnung mit diesem traumatischen Material nicht gewachsen zu sein. Gelingt in der Therapiestunde dann der Regulationsprozess, so setzt ein innerer Richtungswechsel ein. Aus der Flucht vor dem Belastungsmaterial wird eine aktive Hinwendung. Dass diese Stelle des Seelischen leidet und Heilung braucht, wird gespürt und es wird gespürt, dass dies auch nötig ist. Die Therapie bekommt dadurch den Charakter einer Arbeit, die Sinn hat und geleistet werden kann.

Das Gefühl der *Sinnhaftigkeit* speist sich also aus dem positiven Sinn der Heilungsarbeit. Durch die Fortschritte dieser Heilungsarbeit werden dann die negativen Einflüsse auf das eigene Selbstgefühl schwächer. Es macht einen großen Unterschied, ob ein Patient sich bis in die Gegenwart als schmutziger, schuldiger Mensch fühlt oder ob er weiß, dass das Kind sich so gefühlt hat. Der heutige Erwachsene kann dann vielleicht erstmals den Zugang finden zu dem, was tatsächlich als positiver Wert und Sinn der eigenen Existenz empfunden wird. Deshalb halte ich es für richtig, bei solchen *transformativen Momenten der Sinnfindung* innezuhalten, in denen der Wert der eigenen Heilungsarbeit und der eigenen Person fühlbar werden. Es sind intensive Momente seelischen Wachstums.

9.3.5 Enactment

Der Begriff wurde 1986 von dem Analytiker T. Jacobs eingeführt und hatte lange zwei wesentliche Bedeutungen:

- Etwas Unbewusstes wird in unbewusstem Zusammenwirken von Patient und Therapeut in Szene gesetzt durch einen Handlungsdialog (ein Begriff von Klüwer, 1983).
- Enactments sind starke, turbulente, manchmal erschütternde Ereignisse. Damit sie therapeutischen Nutzen haben, müssen sie gedeutet werden.

Erst spät kam eine dritte Auffassung hinzu: Ein Enactment ist ein schöpferischer, ein transformativer Vorgang (Heisterkamp, 2004; Stern et al., 2002).

In diesem letzteren Sinne möchte ich den Begriff verwenden. Der sprachliche Bedeutungskern des Wortes Enactment kann übersetzt werden mit *Inkraftsetzung*, in Momenten oder Episoden des Enactment wird eine neue Wirklichkeit nicht nur gedacht oder gesprochen, sondern im Tun erzeugt, und zwar stets im Zusammenwirken von Patient und Therapeut.

Die Erfahrung der Therapiestunde zeigt, dass Enactment wie alle anderen transformativen Prozesse in kleinen Gegenwartsmomenten beginnt, nicht nur in großen erschütternden therapeutischen Ereignissen. Das Schöpferisch-Kreative ist in solchen Enactment-Momenten sehr gut spürbar. Sie sind besonders eindrucksvoll, weil in ihnen eine Wirklichkeit entsteht, die es vorher nicht gab und an deren Entstehen Patient und Therapeut gemeinsam beteiligt waren.

Momente des Enactment sind nie geplant, sie sind nicht planbar, sondern sie ereignen sich. Auf selbstorganisatorische Weise entsteht ein neues Muster. Es wird erst, nachdem es entstanden ist, wahrgenommen, wird erst im Rückblick bewusst und verstehbar. Das Verstehen ist dabei kein Bestandteil des Enactment, es folgt ihm nach und versprachlicht, was gerade geschehen ist.

Fallbeispiel

Herr A. spricht in der Therapiestunde zunächst von einigen Dingen, die gemeinsam haben, dass er sich lebendig und in gutem Kontakt mit sich selbst fühlt. Er möchte beruflich nicht weiter aufsteigen, sondern Zeit für andere Dinge im Leben haben, die derzeit zu kurz kommen, ihm aber ein Bedürfnis sind, wie zum Beispiel Sprachen lernen. Er möchte auch eine berufliche Veränderung, die mit sinnhafteren, befriedigenderen Inhalten verbunden ist.

Dann ändert sich sehr subtil die Atmosphäre in der Therapiestunde und er spricht von einer Beziehung zu einer Frau, in der ihm stets enge Verbundenheit in Aussicht gestellt wurde, jedoch immer an die Bedingung geknüpft, dass er ein anderer sein müsse, als er ist. Indem er hiervon spricht, kommt etwas in die Stunde, was ich in Worten noch nicht erfassen kann, allenfalls in Bildern. Es hat etwas Dunkles, Schnelles, Erregtes, Gespanntes. Ich bringe diesen Eindruck zur Sprache: Ich sei am Überlegen, was das für ein atmosphärischer Unterschied sei zwischen den Dingen am Anfang der Stunde und jetzt im Sprechen über diese Beziehung.

Die Atmosphäre in der Stunde verändert sich daraufhin nur wenig, er bleibt der Beschäftigung mit dieser Beziehung verhaftet, wirkt beherrscht davon, allerdings beginnt offenbar ein innerer Suchprozess nach dem Wesen dieser schwer fassbaren atmosphärischen Veränderung, bei ihm ebenso wie bei mir. Er trägt den Gedanken bei, kürzlich sei eine Tante von ihm verstorben und ihm falle eine Kindheitserinnerung ein, wie diese Tante im Spiel für ihn ein Bild gemalt habe, ihm herzlich zugewandt. Er folgt dieser Erinnerung eine Weile und konstatiert dann, in der Beziehung zu jener besagten Frau sei das anders, ihm würden Bedingungen gestellt. Ich meinerseits trage den Gedanken bei, nach meinem Eindruck sei das im Kern die Bedingung, ein anderer zu sein, als er ist. Daraufhin fällt ihm ein Bild für die atmosphärische Wirkung der Beschäftigung mit dieser Beziehung ein: Es sei wie ein Strudel, in den er nicht nur hineingezogen werde, sondern in den er sich auch hineinziehen lasse. Mir ist dieses Bild plausibel, es scheint etwas zu beschreiben, was in der Stunde stattgefunden hat. Ich sage ihm das und frage, ob er sich anfällig fühle, in dieser Beziehung, wo ihm die Bindung stets entgleitet, in einen inneren Strudel zu geraten, auch jetzt im Sprechen darüber. Daraufhin setzt sich sein Strom von Gedanken fort: Das sei so und das müsse etwas mit dem frühen Tod seiner Mutter zu tun haben. Sie sei es gewesen, mit der er solche Momente der bedingungslosen Verbundenheit gespürt habe, und es fällt ihm ein, wie er nach einem Insektenstich einen allergischen Schock und Todesangst gehabt hatte und die Mutter ihn beruhigt hatte. Dann erinnert er sich an seine Todesangst nach dem Tod der Mutter, wenn der Vater ohne Ankündigung nachts verschwunden war. Er habe gelernt, dass er dieses Gefühl nur durch Unterdrückung ertragen könne. Ich habe hinzugefügt, es sei nach meiner Überzeugung gut, dass er innerlichen Zugang zu diesem Gefühl habe, möglicherweise erkläre es seine heftige Reaktion auf die drohenden Bindungsabbrüche mit der Freundin.

Nun war es Zeit für einen Rückblick auf die Stunde. Er resümierte, die Stunde sei für ihn sehr überraschend verlaufen, unerwartet. Was ihn am meisten erstaune, sei dieses innere Fließen von Gefühlen und Gedanken im Dialog, etwas für ihn ganz Neues und Unbekanntes. Meine Fragen und Gedanken hätten einiges dazu beigetragen.

Ein Moment von sicherer Bindung war mit seltener Intensität spürbar.[24]

Im Rückblick betrachtet stellt dieser intensive Moment von sicherer Bindung eine Wirklichkeit dar, die in der Stunde entstanden ist, ein *Enactment.* Meine suchende Frage nach der atmosphärischen Veränderung in der Stunde und die Bereitschaft des Patienten, sich an dieser Suche zu beteiligen, machte den Anfang und setzte etwas in Gang, was diesen Moment intensiver sicherer Bindung entstehen ließ als eine Erfahrung, die in der Wirklichkeit seines Erwachsenenlebens bislang kaum vorgekommen war.

---

24 Anmerkung des Patienten zum Text: »Das Wesen der Therapiestunde war gleichsam neue Erkenntnis durch Emotion: Die unangenehme Emotion bzw. Stimmung zuzulassen und ihr gemeinsam im Dialog Raum und Deutung zu geben schuf einen unerwarteten Zugang zu anderen Erlebnissen, die mit einer ähnlichen emotionalen Situation behaftet waren und eine neue Verknüpfung zuließen, was letztlich das befriedigende Gefühl einer im Wechselspiel erarbeiteten Erkenntnis und ein Gefühl der Selbstfindung hinterließ.«

Wenn wir den Begriff des Enactment in diesem Sinne verwenden, dann wird deutlich, dass jeder transformative Moment dieses Element von neuer Wirklichkeit enthält. Transformation ist Neuorganisation, Musterveränderung, die innere Welt ist danach eine andere als vorher.

II
Krankheitsbilder und Methoden

10 Die Krankheitsbilder

In den emotionalen Vorgängen des Gegenwartsmoments, so der Grundgedanke dieses Buches, entscheidet sich, ob es in dieser Therapiestunde zu seelischem Wachstum kommen wird. Dieses Kapitel folgt nun der Frage, ob die Behandlung der Krankheiten, wegen derer die Patienten in unsere Praxen und Kliniken kommen, im Gegenwartsmoment der Stunde beginnen muss. Ich nehme die Antwort vorweg: Offenbar ist es so. Also ist es unsere Aufgabe als Therapeuten, jene emotionalen Muster zu erkennen und zu unterbrechen, mit denen wir, würden wir sie nicht bemerken, in der Stunde die Krankheiten erzeugen würden.

Diese Sichtweise wird dem Selbstbild von Therapeuten zunächst nicht entsprechen. Wir sind doch, so das Selbstbild, Helfer, nicht Krankmacher. Aber das Gegenteil von gut gemacht, so das Bonmot, ist gut gemeint. Der gute Wille zu helfen schützt nicht vor Verstrickung in ungesunde emotionale Muster, im Gegenteil. Gerade der Wunsch zu helfen kann auf Pfade purer Verstrickung führen.

Während die bisherigen Kapitel die Grundlage einer allgemeinen Psychotherapie der Emotionen dargelegt haben, eröffnet dieses Kapitel den speziellen Teil über ausgewählte Krankheitsbilder. Daran werden sich dann Kapitel über spezielle Methoden anschließen.

Ich habe einige der häufigsten Krankheiten ausgewählt, wegen derer Patientinnen und Patienten Behandlung suchen: Depression, Traumafolgestörung, Borderline-Störung. Auch Essstörungen, Angststörungen, Zwangserkrankungen und Süchte können auf ihre Emotionsdynamik hin untersucht werden; die ausgewählten Krankheitsbilder haben also exemplarischen Charakter.

10.1 Depression

Sollte man nicht eher vom depressiven Menschen als von der Depression sprechen, um zu verdeutlichen, dass man den Menschen sieht und nicht nur die Krankheit? Ein guter Grund, das Kapitel dennoch mit *Depression* zu überschreiben, ist folgender: Depression ist gerade nicht eine Eigenschaft der Person, sondern ein Muster, in dem sich nahezu jeder Mensch verfangen kann. Ein Angehen gegen Depression problematisiert deshalb nicht die Person, sondern depressionserzeugende Muster. Sie beginnen im Gegenwartsmoment nicht nur des Alltags, sondern auch der Therapiestunde und werden in der Therapiestunde wie jeder Gegenwartsmoment von beiden Beteiligten, Patient und Therapeut, erzeugt oder bemerkt und unterbrochen.

Wenn ich im Folgenden einige der für Depression charakteristischen emotionalen Muster beschreibe, dann behalte ich die in Kapitel 9 entwickelte Systematik bei: Welche Störungen der Resonanz und der emotionalen Regulation sind es, die Transformation, also seelisches Wachstum, verhindern und stattdessen Depression erzeugen?

Eine entscheidende Rolle kommt der *Aggressionsregulation* zu. Sie kann gelingen oder scheitern. Depression ist anscheinend eine Krankheit, die auf einem biologisch angelegten Schutzmechanismus beruht. Wenn eigene aggressive Impulse, die auf lebenswichtige Bindungspersonen gerichtet sind, als Gefahr empfunden werden, kann die eigene Aggressivität die Richtung wechseln und die eigene Person angreifen mit dem Ziel, alles Aggressive zu ersticken. Dies gelingt auch. Aus Aggressivität nach außen werden dann Selbstvorwürfe, Angriffe auf alle nur denkbaren Aspekte der eigenen Person. Das Ersticken erfasst allerdings nicht nur den aggressiven Affekt, sondern alles Vitale. Die Blockade des Bedürfnisses, anzugreifen, bleibt nicht auf die aggressiven Affekt beschränkt, sondern das gesamte Bindungssystem und das Explorationssystem werden blockiert. Daraus ergibt sich ein qualvoller Zustand von Selbsthass, Freudlosigkeit, Energielosigkeit und Isoliertheit.

Da anscheinend jeder Mensch, wenn auch in unterschiedlicher Ausprägung, über diesen Mechanismus verfügt, stellt sich die Frage nach dessen evolutionärem Sinn. Welche Vorteile, welchen Nutzen könnte dieses autoaggressive Muster haben, wenn es doch derart fatale Auswirkungen hat? Offenbar werden Lebendigkeit, seelisches Wachstum, Expansivität unter bestimmten Umständen als so bedrohlich empfunden, dass sie durch Depression blockiert werden müssen.

Nun ist der depressive Zustand nichts, was einmalig mit einer einzigen Handlung aktiviert wird, sondern er entsteht aus zahlreichen Momenten, in denen die Aggressionsregulation scheitert in einem komplexen Zusammenwirken von innerpsychischen und interaktionellen Vorgängen, im Alltag der Patienten ebenso wie in der Therapiestunde.

Wir betrachten in diesem Kapitel zunächst die Depressionsentstehung im Gegenwartsmoment der Therapiestunde. Hier lassen sich mehrere hochwirksame Prozesse unterscheiden.

Ein Phänomen ist der *depressive Strudel,* wie die Patientin, von der unten die Rede sein wird, das nannte. Ein aus beliebigem Anlass in der Stunde berührter aggressiver Affekt wird in einer sofortigen Richtungsumkehr auf die eigene Person gerichtet. Diese nun nach innen auf die eigene Person gerichtete Wut der Patientin verändert aber nicht nur ihre Richtung sondern auch ihre Stärke, sie ruft neue Aggressivität hervor. Die Patientin hätte nämlich allen Grund, sich vor solchen Selbstentwertungen zu schützen, sie zornig zurückzuweisen, aber auch dieser Zorn wird mit dem depressiven Mechanismus blockiert, noch bevor auch dieser Zorn gespürt wird, wird er ebenfalls nach innen umgeleitet. Auf diese Weise baut Depression den in der Stunde entstandenen aggressiven Affekt nicht ab, sondern erzeugt fortwährend neue Aggressivität. Dies ist eine fatale, gefährliche Eigenschaft des depressiven Musters. Depression verstärkt sich auf diese Weise eigengesetzlich selbst.

Ein weiterer depressionserzeugender und -verstärkender Mechanismus ist die *Generalisierung.* Die Generalisierungstendenz ist für den depressiven Zustand charakteristisch und hat großen Anteil am Gefühl der Patienten, ihrer Depression gegenüber hilflos zu sein. Die Selbstvorwürfe enthalten einen auf die eigene Person gerichteten Zorn, der sich aus den gerade geschilderten Gründen eigendynamisch verstärkt und sich dabei *generalisiert* vom Konkreten aufs Allgemeine. Nun macht es aber einen bedeutenden Unterschied, ob ein Patient sich mit einem konkreten Problem, dessen Lösung leistbar wäre, beschäftigt, oder aber seinen Charakter, seine gesamte Persönlichkeit, sein ganzes Leben problematisiert. Die Generalisierungen fordern etwas Übermenschliches und enthalten deshalb auch etwas Unmenschliches. Auch gegen die Generalisierungen wird sich deshalb ein Zorn, vielleicht ein Hass aufbauen, der die depressiven Mechanismen weiter verstärkt. Zu diesen intrapsychischen Prozessen kommen intersubjektive Prozesse zwischen Patient und Therapeut hinzu.

Depression quält nicht nur Patienten, sie verlangt auch dem Therapeuten ab, in schwierigen Momenten der Stunde einen guten Umgang mit seinen eigenen negativen Affekten zu finden. Diese Aufgabe darf nicht dem Patienten übertragen werden, sie muss selbst geleistet werden. *Unregulierte aversive Affekte ihres Therapeuten* wird eine depressive Patientin sofort spüren, sie wird ihren eigenen Ärger über die negativen Affekte ihres Therapeuten aber weder bewusst bemerken noch ausdrücken, sondern wird ihrem Ärger, noch bevor sie ihn spürt, eine andere Richtung geben. Sie wird vielleicht darüber klagen, dass ihr nichts mehr einfalle oder nur noch negative Dinge, dann mit einer generalisierten Attacke auf sich selbst fortfahren. Sie sei eben so und statt aus der Depression herauszukommen, sei sie immer wieder wie gelähmt, völlig hilflos diesen Zuständen gegenüber, unerträglich sei dieser Zustand, sie verzweifle deshalb am Leben. Die depressiven Selbstanklagen begannen sich zu generalisieren.

Diese Generalisierungstendenz kann nun leicht vom Denken des Therapeuten Besitz ergreifen. Wenn der Therapeut die immer weiter ins Generelle gehende und dabei immer größer werdende Problemlast der Patientin mitvollzieht, wird er entsprechend immer größere Ansprüche an sich selbst stellen, dahingehend, was er in dieser Therapie und in dieser Stunde leisten müsste: sämtliche Probleme der Patientin lösen, also Übermenschliches. Er kann nun den Ärger angesichts dieser Überforderung entweder auf sich selbst richten, also ebenfalls depressiv werden und an seinen Fähigkeiten in dieser Therapie oder an seinen Fähigkeiten als Therapeut verzweifeln; oder er richtet seinen Ärger auf die Patientin, die ihm diese depressive Qual zumutet. In beiden Fällen wird die Patientin die emotionale Veränderung des Therapeuten bemerken, seine Verstimmung oder seinen Ärger, und wird sich beides selbst zum Vorwurf machen.

Allen hier geschilderten Mechanismen ist gemeinsam, dass sie eine sich *selbst verstärkende Fokussierung auf emotional Negatives* bewirken, sodass eine Unterbrechung dieser Muster an eben dieser Stelle ansetzt, während Ratschläge, was die Patientin tun solle, Deutungen, was der infantile Urgrund sein könne, Trost, dass das alles nicht so schlimm sei, oder Diagnosen, dass noch sehr viel intensive Therapie nötig sein werde, keine musterunterbrechende Wirkung haben, weil sie nicht an der eigentlichen Depressionsquelle ansetzen, nämlich der Dynamik des Gegenwartsmoments. Die geschilderte Emotionsdynamik des Gegenwartsmoments beginnt mit dem Scheitern an der Regulation eines aggressiven Affektes, also kann die Verstrickung in den beiderseitigen depressiven Strudel nur durch gelungene Affektregulation im Jetzt der Stunde aufgelöst werden. Die Affektregulation, die der Patientin verloren gegangen ist, muss im Therapeuten neu beginnen, die Fähigkeit hierzu macht uns zu Therapeuten.

Der erste Schritt der Affektregulation ist die Wahrnehmung, dass sich in der Stunde gerade einer oder mehrere depressionserzeugende Mechanismen aufgebaut haben, in und zwischen beiden Beteiligten. Mit diesem zunächst gedanklichen Schritt der *Mustererkennung* wird ein *negativer Gegenwartsmoment* in seiner Schädlichkeit erkannt. Der Therapeut wird, indem er das Muster erkennt, bei sich beobachten, dass sein Ärger zugunsten einer interessierten Nachdenklichkeit nachlässt. Das hängt nicht nur mit dem Wechsel auf die Ebene der Prozesse und Muster zusammen, sondern auch mit der Normalisierung der Perspektive. Statt des gesamten Lebenselends der Patientin rücken nun Vorgänge in der Stunde in den Fokus, sie haben die Eigenschaft, beeinflussbar zu sein, die Aufgabe der Musterunterbrechung in der Stunde ist deshalb nichts Übermenschliches, sondern lösbar.

Schon dieser erste Schritt der Mustererkennung kann vom Therapeuten angesprochen werden. Er könnte sagen: »Es hat nach meiner Wahrnehmung im Verlauf der Stunde eine Veränderung gegeben. Ich überlege, wie das entstanden ist und wie man es nennen könnte. War das ein depressiver Strudel?« Ein solcher Wechsel auf die Ebene der Prozesse wird bereits musterunterbrechende Wirkung haben. Zum aggressiven Affekt, der die ganze Dynamik erzeugt hat, entsteht nun ein innerer Abstand, er wird dadurch leichter regulierbar.

Folgt der Therapeut nun seinem Interesse für die Entstehung dieses negativen Gegenwartsmomentes, dann wird ihm auffallen, dass im gerade stattgefundenen Geschehen jeder Kontakt zu emotional positiven Momenten verloren gegangen war, in der Patientin ebenso wie in ihm selbst. Allein dieser Suchprozess des Therapeuten danach, was es an unbemerkten emotional positiven Momenten in der Stunde gab und gibt, bewirkt eine Umfokussierung: Der Therapeut nimmt Verbindung auf zu spontanen positiven Momente in der Stunde, erinnert sie, fühlt sie. Damit ändert sich die für das depressogene Muster charakteristische Fixierung auf emotional Negatives. Der Therapeut verändert seine eigene Emotionsregulation, indem er das normale Schwingen zwischen beiden emotionalen Polen wiederbelebt.

Auch dieser Regulationsvorgang kann für Interventionen verwendet werden. Der Therapeut könnte benennen, dass er nachdenkt, was es in der Stunde an positiven Momenten gab, die trotz depressivem Strudel nicht übersehen werden sollten. Er kann anmerken, wann nach seiner Wahrnehmung in der Stunde etwas Vitales spürbar war oder sich etwas ordnete oder gute Begriffe gefunden wurden.

All das sind keine großartigen Dinge, sondern *positive Gegenwartsmomente*. Gerade die Wertschätzung des Kleinen, Gegenwärtigen hat allerdings erstaunlich starke Auswirkungen auf das Geschehen der Stunde. Wahrscheinlich haben genau diese Momente in den frühen Beziehungen eines heute depressiven Menschen gefehlt: die Freude, die emotionale Resonanz der Bindungspersonen an den kleinen vitalen Momenten, in denen das Kind lernt, wächst, Person wird.

Fallbeispiel

Frau H. ist Ende 40, ansprechend gekleidet, sie arbeitet in einer Versicherung. Sie vermittelt im Erstgespräch von Beginn an, dass sie ihre Berechtigung, Psychotherapie zu suchen, eigentlich infrage stellt. Sie habe schon einiges an Therapie gemacht und eigentlich müsse ihr es deshalb doch besser gehen.

Nach solchen Sätzen, die ihr eigenes Lebensrecht bezweifelten, nahm ihr Gesicht einen etwas veränderten Ausdruck an, der mir auffiel, und sie machte dann jeweils eine kaum merkliche Pause. Der Gesichtsausdruck und die Pause schienen irgendetwas Negatives auch von mir zu erwarten. Ich meinerseits spürte den Impuls, mich irgendwie gegen diese Erwartung zu verteidigen. Ein leiser Ärger kam in mir auf.

Dann ging der Moment vorüber und sie sprach von einer ganzen Anzahl von Beziehungen, in denen sie sich eher wie ein unwichtiges Requisit gefühlt hatte: eine Freundin, die ihr nicht zuhörte, sich nur für sich selbst interessierte, ein Freund, mit dem sie eine lockere Fernbeziehung unterhielt und der keine Verdichtung wollte. All das wurde erzählt in einem eher klagenden Grundton, den sie noch dadurch unterstrich, dass sie meinte, ihrer Depression gegenüber habe sie resigniert. Wahrscheinlich wäre es das Beste, bis zur Rente zu arbeiten und dann bald zu sterben.

Ich überlegte, ob dieser Persönlichkeit vielleicht das Klagen anstelle des Anklagens zum Charakter geworden sei und ob vielleicht tatsächlich die Lebens- und Entwicklungsenergie nicht ausreichen könnten, hieran etwas zu verändern. Kurzum: Ich hatte den Impuls, die gerade eben beginnende Bindung zu beenden. Der Rest des Erstgesprächs war für mich im Grunde ein Warten, ob mir irgendeine andere Seite ihrer Persönlichkeit oder irgendein anderes Muster im Umgang miteinander begegnen würde.

Zunächst war das nicht der Fall; vielmehr kamen weitere Elendsthemen in die Stunde: ein Vater, sehr herrisch und hart, den sie zehn Jahre bis zu seinem Tode gepflegt hatte, eine Tante, die sie ebenfalls bis zu deren Tod jahrelang betreut hatte, eine Schwester, die wahrscheinlich ebenfalls demnächst ein Pflegefall werden würde und dann von ihr gepflegt werden müsse, weil ihre beiden älteren Geschwister sich entziehen.

Ich beobachtete in mir, wie ich einerseits die Wirksamkeit dieser Belastungen und das Elend der Patientin in der Stunde spüren konnte und sich zum anderen meine Aufmerksamkeit zunehmend auf das richtete, was noch nicht in die Stunde gekommen war, was ich aber für möglich zu halten begann: irgendetwas Farbiges, Lebendiges, Bewegtes.

Ist es möglich, dass die Patientin diesen subtilen, von mir unausgesprochenen Vorgang bemerkte? Sie kam auf ihre eigenen Gefühle zu sprechen, die ziemlich heftig sein könnten, wie ein Geysir. Sie weinte dabei, ich wurde zunehmend aufmerksamer. Sie habe den Eindruck, dass zwischen ihr und ihren Gefühlen eine Art Deckel sei, der aber durchlässiger werde. Sie schaute mich nicht an, schien ein wenig atemlos zu warten, wie ich reagiere. Die Stimmung in der Stunde hatte sich spürbar verändert, hin zu etwas Lebendigen, Energievollem, wenn auch irgendwie Kompliziertem. Ich hatte selbst das Gefühl, genau das könnte ich ihr sagen und setzte diesen Gedanken um: Die Atmosphäre der Stunde habe sich in den letzten Minuten verändert, als sie von der Energie ihrer Gefühle gesprochen habe. Irgendwie sei mir das wie ein gesunder Moment in der Stunde vorgekommen.

Auf meine Frage am Ende des Erstgesprächs, ob sie einen zweiten Termin vereinbaren wolle, resümierte sie, sie habe eigentlich nicht erwartet, überhaupt ein Therapieangebot zu bekommen, sie wolle gerne eine zweite Stunde vereinbaren. Sprechen sei gut.

Sie nahm in der zweiten Stunde Bezug auf eine Äußerung von mir über den Umgang mit Gefühlen von Ärger. Ich hätte sinngemäß gesagt, dass Ärger etwas Normales und auch Lebensnotwendiges sei, was einem beim Selbstschutz und bei der Selbstbehauptung helfen könne. Sie habe das als Aufgabe verstanden, die ich ihr mit auf den Weg gegeben hätte, und habe sich in zwei Situationen, in denen sie ihren eigenen Ärger deutlich gespürt habe, anders verhalten: einmal im Büro, als eine Kollegin ihr eine Arbeit aufhalsen wollte, und zum anderen im Kontakt mit ihrer Schwester.

Ich nahm an dieser Schilderung zwei Dinge wahr, zum einen die große Verwunderung der Patientin, dass sich ein Affekt, den sie bisher ausschließlich als negativ gesehen hatte, nämlich Ärger, im Alltag als nutzbare Kraft erweisen könne und von mir auch so bewertet wurde. Ich selbst war ebenso wie die Patientin erstaunt, in dieser klagenden, selbstanklagenden Frau etwas Energievolles, Farbiges, Lebendiges wahrzunehmen. Zugleich aber blieb ich offenbar eine Bewertungsinstanz, die ihr Aufgaben gab, ihren Erfolg bewertete und bereit war, sie bei mangelndem Erfolg zu verurteilen. Sie sprach das offen aus: Die Stunde kam ihr auch wie eine Prüfung vor, ob sie ihre Hausaufgaben gemacht habe.

Die nächste Stunde war zum größten Teil von Depressionen gefüllt, ich sah mich unausweichlich in der Rolle dessen, der sie dafür verurteilt, und sie nahm das vorweg, indem sie sich selbst verurteilte – für ihr Erschöpftsein, für ihren schlechten Schlaf, überhaupt für ihr Depressivsein.

Dann, wie wenn irgendwo ein kleines Licht angeht, eine fast beiläufige Bemerkung, sie ärgere sich über ihre Depression. Ich wurde sofort deutlich wacher, wahrscheinlich weil dieser Satz anders als die vorherigen etwas Lebendiges, Energievolles enthielt. Konnte ich ihr das mitteilen, ohne in das Muster des Bewertens zu verfallen, auch wenn es eine positive Bewertung gewesen wäre? Ich entschied mich für den Versuch, das Bewertungs- und Entwertungsmuster dadurch zu verlassen, dass ich etwas sagte, mit dem ich nicht über sie, die Patientin, sondern über mich selbst sprach.

Ich sagte, sie hätte meiner Meinung nach allen Grund sich über die Depression zu ärgern, Depression habe nach meiner Überzeugung die äußerst unangenehme, fast heimtückische Eigenschaft, dem Menschen seine Energie zu rauben, sie sei ein Energiefresser. Mich traf ein sehr verwunderter, sehr direkter Blick, dann eine längere Schweigepause, dann sagte die Patientin: »Was für ein Gedanke! Die Depression als Energiefresser. Sie ist schuld, nicht ich!« Wieder hatte ich in diesem Moment das Gefühl, einer lebendigen, gesunden Energie zu begegnen, ich freute mich.

Solche kleinen Momente, in denen die Depression durch etwas Vitales unterbrochen wird, haben starke Wirkung auf mich. Es ist, wie wenn sich eine Tür aus der Krankheit geöffnet hätte, und es setzt ein Suchprozess ein, was es braucht, damit sich diese Momente mehren, ein Suchprozess in mir und zweifellos auch in der Patientin.

Nach wie vor war es so, dass die vitalen Elemente gleichsam eingehüllt waren in Depression. Sie klagte sich in der folgenden Stunde an, warum sie denn immer noch depressiv sei, sie sei in einer früheren stationären Therapie doch schon weiter gewesen. Nach den vorangegangenen Erfahrungen, wie gut zugänglich das Vitale in ihr eigentlich ist, fragte ich sie nach einem Ereignis in der stationären Behandlung, in der es ihr gut gegangen war. Die Erinnerung kam sofort: beim Malen eines Bildes, dabei damals in ihr viel Kraft, viel Energie, ein farbiges großes Bild, das sie selbst damals und heute sehr mochte. Beim Erzählen veränderten sich ihre Stimme und ihr Gesichtsausdruck, die Augen leuchteten. Später in der Stunde meinte sie nachdenklich, dieses Sich-selbst-Fertigmachen habe sich irgendwie verselbstständigt. Sie komme sich vor wie eine Übersetzerin, die jedes Wort, das ihr Gegenüber spricht, in etwas Anklagendes übersetze: »Mir scheint, das hat sich völlig eingeschliffen.« Sie schien in diesem Moment ganz außerhalb der Depression, die Depression und ihre Muster erstaunt betrachtend.

Nach meinem Eindruck war sie nicht nur innerlich aus dem depressiven Modus herausgetreten, sondern auch im Umgang mit mir war ein anderer Modus entstanden: anstelle des verurteilenden, entwertenden ein Modus, in dem normale, vielleicht kindliche emotionale Energien sich am Platze fühlten.

Wenn sie in der folgenden Stunde erzählte, wie die Schwester sie, die Zwölfjährige, damit gequält hatte, sie sei pummelig und sehe aus wie eine Schwangere, dann war jetzt spürbar, dass sie diese Verurteilung ungerecht fand und selbst auf ihrer eigenen Seite stand, nicht auf der ihrer anklagenden Schwester.

Es kam zu einem Moment in der Stunde, in dem sie offenbar eine Hemmung überwinden musste, um zu erzählen, was sie aber erzählen wollte: Die Geschichte ihrer ersten Verliebtheit und ihres ersten sexuellen Kontakts. Sie habe sich immer geschämt über die Umstände und dennoch war es eine einzigartige Erfahrung für sie gewesen, sie hatte sich damals begehrt gefühlt, erstmals in Ihrem Leben. Und sie erzählte noch einige Glücksmomente dieser ersten, kurzen Liebe.

Gegen Ende der Stunde resümierte sie verwundert, sie habe tatsächlich in der Stunde mehrfach so etwas wie Mut gespürt, ein Gefühl, das sie bei sich nicht für möglich gehalten hätte.

Wie sah nun im Rückblick auf diese fünf ersten Therapiestunden der Vorgang der Emotionsregulation und der Musterveränderung aus? Den Anfang machten die depressiven Angriffe der Patientin auf sich selbst, sie waren verbunden mit negativen Erwartungen an mich, was mich subtil verärgert hatte, was aber auch die Aufmerksamkeit für diese kleinen, aber bedeutungsvollen Momente geschärft hatte.

Daran schlossen sich Abschnitte an, in denen der emotionale Fokus ganz im Negativen lag, zunächst auf beiden Seiten. In diese depressiven Farben war aber immer wieder etwas eingestreut, was nicht ins Depressive passen wollte, etwas Junges, Vitales, mal Zorniges, mal Mutiges, mal Glückliches. Die Musterveränderung begann mit meiner Aufmerksamkeit für dieses Farbige und mit meiner Suche nach Sätzen und Worten, die das Interesse dafür enthielten und nicht den Angriff, nicht die Verurteilung. Die Momente, in denen Verbindung zu diesem vitalen Pol der Persönlichkeit entstand, fingen sich in den folgenden Stunden dann an zu vermehren, sie nahmen mehr Raum ein, sie wuchsen von kleinen Flecken gewissermaßen zu einer Fläche zusammen. Mittlerweile werden die Stunden gefüllt von vielen sich lösenden Tränen über die unerklärliche Härte beider Eltern ihr gegenüber und einer langsam auftauchenden Vision von Weichem, Herzlichem in den Eltern, was sie vermutet, auch wenn es den Eltern nicht möglich war, dies zu leben.

Ich fasse zusammen: Eine Psychotherapie der Depression beginnt in der Emotionsdynamik des Gegenwartsmoments. Das depressogene Muster kann im Hier und Jetzt der Sunde erkannt und dadurch auch beeinflusst und unterbrochen werden. Der *erste Schritt* ist also der Wechsel auf die Prozessebene mit Wahrnehmung und Identifikation des *negativen Gegenwartsmoments und seiner Muster*. Der *zweite Schritt* ist die Wiederbelebung der bipolaren Emotionsregulation, zunächst im Therapeuten, mit Fokussierung auf emotional *positive Gegenwartsmomente* der Stunde. Problematisches bekommt dadurch weiterhin Raum, verliert aber die Alleinherrschaft. Der *dritte Schritt* ist die *Integration der Geschichte*, des genetischen Aspekts. Meist werden sich die Patienten spontan erinnern, welche Momente blockierter Vitalität es in ihrer Entwicklung gab und werden beginnen, sie vom Heute her zu betrauern.

10.2 Die Borderline-Störung

Die Bezeichnung »Borderline« leitet sich ursprünglich davon ab, dass bestimmte Krankheitsbilder weder den Psychosen noch den Neurosen zugeordnet werden konnten, mit denen sie jeweils Ähnlichkeiten aufwiesen, jedoch auch Unterschiede. Diese Krankheitsbilder lagen irgendwie zwischen beiden diagnostischen Kategorien, auf der Grenze, der *Borderline*. Mehr sagt der Name über Charakteristika oder Entstehungsweise der Erkrankung nicht aus, hat sich aber allgemein durchgesetzt, auch außerhalb der Fachwelt. Das mag damit zusammenhängen, dass die Betroffenen als irgendwie anders, am Rande, auch außerhalb des Normalen erlebt werden, sich selbst auch so erleben. Die Diagnose *Borderline* hat einen bestimmten Beiklang, man denkt an Selbstverletzungen, Wutausbrüche, Impulsivität. Die fachliche Bezeichnung *emotional instabile Persönlichkeitsstörung* bezieht sich hingegen sinnvollerweise auf die offenbar irgendwie gestörte Fähigkeit zur Emotionsregulation.

In der Biografie von Borderline-Patienten finden sich extrem gehäuft Gewalterfahrungen: Schläge, sexueller Missbrauch, Bindungstraumata. All das sind Situationen, in denen das Kind nicht nur physische Misshandlung erlebt, sondern auch den emotionalen Kontrollverlust seiner erwachsenen Bindungspersonen: hemmungslos schreiende, haltlos weinende, mit Selbstmord drohende Eltern, Selbstmordversuche der Eltern, besinnungslose Betrunkenheit, oft verbunden mit Gewalt und Missbrauch des Kindes, überströmende Schuldgefühle der Eltern (Kernberg et al., 2000; Herman et al., 1989).

Das Kind wird vor solchen Exzessen nicht geschützt, es macht die Erfahrung, dass es von seinen Bindungspersonen nicht lernen kann, was den Kern sicherer Bindung ausmacht: Emotionsregulation. Spätere Borderline-Patienten lernen stattdessen, dass Momente der Bindung immer flüchtig sind, dass Momente der Bindung den unregulierten Gewaltimpulsen nicht standhalten. Auf Momente emotionalen Kontaktes, der Bindungssuche, folgt übergangslos der Schrei, der Schlag, die Verstoßung. Dadurch wird Bindung, eigentlich existenziell notwendig, zur Gefahr, sie macht verletzlich. Regelmäßig wird man finden, dass der Borderline-Wut ein Moment der gefühlten Schwäche vorausgeht, in dem emotionaler Kontakt gewünscht und gebraucht wurde, ein prekärer, gefährlicher Moment, der einen sofortigen Rückzug in das Stärkegefühl der Gewaltwelt auslöst. Die Borderline-Persönlichkeit kann deshalb als Versuch verstanden werden, sich im Zustand der Wut stark und sicher zu fühlen, Bindung nicht zu benötigen. Die Gewaltimpulse von Borderline-Patienten lassen sich als etwas Sekundäres erklären, ein untauglicher Versuch, eigene, normale und existenziell wichtige Emotionen zu regulieren. Der Verwendung von Gewalt als Mittel der Selbstregulation liegt dabei die illusionäre Vorstellung zugrunde, äußere oder innere Repräsentanzen eines unerträglichen Affektes könnten angegriffen und vernichtet werden und das eigene Leiden würde dadurch beendet.

Zwischen den Geschlechtern scheint es dabei einen Unterschied zu geben. Die Gewaltimpulse von männlichen Patienten richten sich eher auf äußere Repräsentanzen des Unerträglichen, auf andere Personen, auch auf den Therapeuten, während Borderline-Patientinnen eher zum Angriff auf innere Repräsentanzen unerträglicher Affekte neigen: den eigenen Körper, das eigene Geschlecht, zum Beispiel in dem bei Borderline-Patientinnen extrem häufigen selbstverletzenden Verhalten.

Die Bereitschaft, sich aus Bindungen zu lösen und ins Unbekannte zu stürzen, hat allerdings auch einen kreativen Aspekt. Borderline-Patientinnen und -Patienten sind imstande zu Veränderung und zu Unkonventionalität, dies allerdings wiederum übermäßig. Für einen Moment des Glücks würde alles gegeben, ebenso wie aus einem Gefühl der Schwäche heraus alles zerstört wird.[25]

Diese emotionsdynamische Sichtweise der Borderline-Störung lässt sich sowohl auf größere Lebensepisoden des Patienten anwenden wie auch, wie ich es in diesem Kapitel bevorzuge, auf den Gegenwartsmoment der Therapiestunde.

Für den Gegenwartsmoment der Stunde ist die Impulsivität charakteristisch. Der jetzt entstehende heftige emotionale Impuls soll die emotionale Situation des Patienten verbessern, das Gegenüber wird dabei als eigenständige Person mit

25 Diese Hoffnung auf Gewalt als Lösung findet sich nicht nur bei Individuen oder Familien, sondern dürfte auch ihren Anteil an der Entstehung von Kriegen haben, sofern diese hauptsächlich die psychische Ökonomie der Kriegsparteien stabilisieren sollen.

eigenen Bedürfnissen und eigenem Recht nicht mitgedacht, sondern eher als Gefäß für die eigenen unerträglichen Schwächegefühle benutzt.

Für den Gegenwartsmoment der Therapiestunde mit Borderline-Patienten ist deshalb ein Rollentausch charakteristisch, der in genau jenem Moment stattfindet, in dem im Patienten ein Schwächegefühl aufkommt. Die impulsive Reaktion des Patienten bewirkt eine emotionale Umkehr, der Patient fühlt sich stark und überlegen, der Therapeut bedroht und schwach. Das hat besonders heftige eigene Affekte beim Therapeuten zur Folge: sehr häufig Kränkungszorn und Hilflosigkeit, manchmal Verachtung, manchmal auch je nach Thema Ekel oder auch unkritische Begeisterung, Liebesgefühle. Die Problematik all dieser Affekte des Therapeuten liegt nicht in ihrer Existenz, sondern in ihrer Heftigkeit und Unreguliertheit. Der Therapeut ist stets in Gefahr, die unregulierten eigenen Affekte sofort in Handlung umzusetzen, am eigenen Nachdenken vorbei.

In Kapitel 9.2.2 (zur Regulation der Emotionsstärke) war das Beispiel des Studenten enthalten, der mich mit einem Satz wie mit einem Schuss aus der Hüfte angriff: »Ich spreche ja hier mit einer Wand.« In dieser Situation hätte nicht viel gefehlt, und mein heftiger zorniger Gegenimpuls wäre zu Handlung geworden, zu einem scharfen Gegenangriff. Im Moment des impulsiven Angriffs ist die emotionale Selbstregulation des Therapeuten gefordert, der erst dann reagieren darf, wenn seine eigene Selbstregulation wiederhergestellt ist. Moralische Kategorien, Appelle an die eigene Friedfertigkeit, helfen dem Therapeuten dabei nicht, sondern das eigene Prozessgefühl, das darüber informiert, dass in einem solchen Moment die Regulation der Emotionsstärke verloren gegangen ist, auch in der eigenen Person.

Charakteristisch für die emotionalen Vorgänge in Therapiestunden mit Borderline-Patienten ist die Heftigkeit der Attacken, die sich auf den Therapeuten oder auf die eigene Person richten und die das eigene Existenzrecht des Patienten oder das Existenzrecht des Therapeuten angreifen, um einen unerträglichen emotionalen Zustand zu beenden, der durch aufkommende Bindungswünsche entsteht. Nach der Erfahrung und Erwartung des Patienten können Bindungswünsche nur zu katastrophalen, vernichtenden Enttäuschungen führen.

Die Attacken des Borderline-Patienten haben insofern den Charakter einer Erzählung, als sie die erlebten Bindungstraumata wiederholen. Sie sind dabei stets ein Rollentausch, indem die ursprünglich passiv erlebte traumatische Erfahrung jetzt aktiv herbeigeführt und wiederholt wird, und sie sind ein untauglicher Versuch, die im Gegenwartsmoment der Therapiestunde erlebten Emotionen zu regulieren.

Für die Prognose ist entscheidend, welchen Platz die Destruktivität im Persönlichkeitsgefüge des Patienten einnimmt. Wenn in der Kindheit außer der charakteristischen traumatischen Borderline-Welt zumindest zeitweilig sichere Bindungen möglich waren, wird diese positive Erfahrung nie vergessen werden und kann zum Keim eines Heilungswillens werden, der die Therapie trägt. Je deutlicher die Patienten spüren, dass Gewalt und Bindung ein Gegensatzpaar bilden, nicht nur in der eigenen Erfahrungsgeschichte, sondern auch in der Gegenwart der Therapie, desto klarer wird erkannt, dass Gewaltmuster eben nicht die Lösung sind. Dies erfordert vom Therapeuten, sich auch in aggressiven Gewittern einer Therapiestunde in Resonanz zu halten mit dem bindungssuchenden Kind, das sich hinter dem vordergründigen destruktiven Lärm versteckt. Dazu muss der Therapeut auch zum Selbstschutz imstande sein und darf nicht zulassen, dass die eigenen Grenzen des Erträglichen überschritten werden. Die Grundformel der Borderline-Therapie, sowohl als Generalstrategie, wie auch für den Gegenwartsmoment der Therapiestunde, ließe sich also so formulieren: *Gewaltimpulse gewaltfrei begrenzen.*

Fallbeispiel[26]

Die 46-jährige Frau C. hat in ihrem Heimatland ab dem 30. Lebensjahr Blutmangelzustände gehabt, die nicht erklärt werden konnten. Sie siedelte dann nach Deutschland um, weil sie als Simulantin verdächtigt und mehrfach nicht mehr stationär aufgenommen worden war und sich deshalb wohl auch berechtigterweise in Lebensgefahr fühlte. In den Jahren vorher war sie bereits kaum zu zählende Male nach Deutschland gefahren, um sich in einer Universitätsklinik Bluttransfusionen geben zu lassen, von denen sie bis zum Beginn der Psychotherapie weit über 900 erhalten hatte. Während einer dort eingeleiteten stützenden Therapie von insgesamt 92 Sitzungen nahm die Häufigkeit von Anämien sehr stark ab, sodass diese nur noch alle fünf Monate vorkamen. An deren Stelle traten psychogene Schmerzzustände unter dem Bild der »Nierenkolik« auf, die einen Schmerzmittelmissbrauch nach sich zogen.

Gegen Ende der sich anschließenden, mehrere Monate dauernden stationären Psychotherapie[27] thematisierte sie die unerträgliche Einsamkeit der Wochenenden, an denen der Therapeut nicht anwesend ist, sprach von dem abgrundtiefen Hass auf ihre Mutter, die sie als Kleinkind zu Verwandten gegeben hatte und nach der Geburt der Patientin lange Zeit schwer

26 Erstveröffentlichung in Plassmann (1987).

27 In der Klinik am Hainberg, Bad Hersfeld.

depressiv, vielleicht auch offen psychotisch, gewesen sein muss. Sie reagierte aktuell auf diese Stimmung mit starken Selbstmordimpulsen und begann zwei Wochen vor dem geplanten Ende des stationären Aufenthaltes, stark Blut zu verlieren, und zwar an zwei aufeinanderfolgenden Nächten etwa die Hälfte ihres gesamten Blutvolumens, wie in den Laborkontrollen festzustellen war. In täglichen intensiven Gesprächen über ihre psychische, besonders nächtliche Verfassung war zunächst von einer Eigenbeteiligung am Blutverlust nichts bewusstseinsfähig. Dann tat sie zweierlei: Sie ließ einer Mitpatientin eine 20-Milliliter-Spritze zukommen, die diese an den Therapeuten weitergab, und sie sprach in den letzten Therapiesitzungen eingehender über einen nächtlichen Zustand, der sich, während sie Blut verliere, ereigne: Sie erlebe sich wie neben ihrem eigenen Körper befindlich, der auf dem Bett liegt, empfinde dabei ein tödliches Gefühl von Schwäche und Erschöpfung und beginne diesem ihrem Körper Blut abzusaugen. Während sie selbst glaubt, sich durch dieses Saugen zu stärken, wird naturgemäß die tatsächliche Schwächung durch den Aderlass immer stärker, da es sich ja um ihren eigenen Körper handelt. Wahrscheinlich muss dieser Vorgang dauern, bis das Schwächungsgefühl derart intensiv ist, dass sie es als etwas Eigenes erkennt, sich selbst wieder spürt und damit die Dissoziation vom eigenen Körper nachlässt.

Dies sind grauenvolle Inszenierungen; die Patientin wäre am Suizidimpuls oder an der artifiziellen Anämie beinahe gestorben, und sie wie auch der Therapeut haben lange gebraucht, um sich zu erholen. Das Vorkommen solcher dramatischen Ereignisse ist aber stets auch ein Versuch, sich dem Therapeuten mitzuteilen und diesem klarzumachen, was die Patientin gerade fühlt. Insofern ist es außerordentlich wichtig, den Zusammenhang zur Gegenwart herzustellen, hier also die bevorstehende Abreise und die Verlorenheitsgefühle nachts und am Wochenende zu thematisieren. Für diese Patientin war es besonders wichtig, sich mit der befürchteten Gefühlskälte ihres Therapeuten auseinanderzusetzen. Sie vermutete, dieser werde sie, wenn er sich von ihr überfordert fühlte, zum Beispiel durch eine erneute während der Behandlung vorkommende Anämie, verstoßen, vielleicht vernichten wollen, ohne trauern zu können. Als der Therapeut solche Impulse bei sich bemerkte, dem aber nicht nachgab, sondern mit der Patientin über seine eigene Überforderung, Erschöpfung und seine relative Ohnmacht sprach, was auch das Thema vieler nachfolgender ambulanter Sitzungen war, trat eine erstaunliche Veränderung in der Beziehung ein: Die Patientin wandte sich dem Therapeuten und ihrem eigenen Körper fast liebevoll

> mit spürbarer emotionaler Wärme zu, sie veränderte sich körperlich durch Gewichtsabnahme und wurde hübscher. Unter Auslassung der hier auch spürbaren erotischen Komponente hat sie, nachdem der Therapeut das wütende, schreiende und ohnmächtige Kind in sich und in ihr ertragen und verstanden hat, angefangen, sich zu lieben. Anämien sind nicht mehr vorgekommen, die Schmerzanfälle sind gewichen, ebenso der Medikamentenabusus. An deren Stelle sind leichtere Gelenkbeschwerden getreten, die manchmal mit dem Wunsch verbunden waren, sich operieren zu lassen, was sie einmal auch realisiert hat. Sie hat ihren Lebenspartner zu dessen tiefster Erschütterung ein großes Arsenal von Injektionsspritzen finden lassen, damit, so meine ich, auch er verstehen kann, wer die Anämien erzeugt, und damit er innerlich den gleichen Schritt vollzieht, dessen Möglichkeit sie zusammen mit dem Therapeuten erfahren hat.

Borderline-Behandlungen werden immer und notwendigerweise Momente kennen, in denen Therapeut und Patient nicht nur an die Grenzen, sondern über die Grenzen des Erträglichen kommen. Die Verteidigung und der Wiedergewinn der eigenen emotionalen Regulationsfähigkeit wird dann zur Aufgabe des Gegenwartsmoments in der Therapiestunde, wenn die gewalttätige emotionale Überflutung im Gegensatz zu Emotionsregulation und Nachdenklichkeit steht. Gerade die Verkleinerung der Perspektive, die Konzentration auf den Gegenwartsmoment stellt Aufgaben, die von beiden Beteiligten leistbar sind und in denen sich jedes Mal, wenn es gut geht, der Lebenswille und der Bindungswille durchsetzen.

10.3 Traumafolgestörungen

Die Krankheitsbilder dieser Gruppe haben die Traumagenese gemeinsam und sie weisen charakteristische Störungen der Emotionsregulation auf. Wir haben deshalb Traumafolgestörungen schon in mehreren Kapiteln besprochen. Die Unterschiede im Schweregrad und in den klinischen Erscheinungsformen sind allerdings erheblich.

Die unerkannten Traumafolgestörungen dürften die größte Untergruppe sein. In diesen Fällen ist weder den Patienten noch den Behandlern der Zusammenhang der Symptomatik mit unverarbeiteten Traumata bewusst. Beispielsweise hat eine ganze Generation von Teilnehmern des Zweiten Weltkriegs und von im Krieg Geborenen versucht, das seelisch Unerledigte als Vergangenheit zu behandeln und spätere Symptome nicht mit den unverarbeiteten Erlebnissen in

Verbindung gebracht, oft bis ins hohe Alter (Radebold, 2015). Dem liegt der Wunsch zugrunde, die Berührung des emotionalen Belastungsmaterials so weit wie möglich zu vermeiden und die Zeitspanne, in der die traumatischen Ereignisse vorgefallen sind, aus der eigenen Erinnerung so vollständig wie möglich auszulöschen. Den gleichen Versuch der Einkapselung und Auslöschung finden wir auch bei allen Formen von infantiler Traumatisierung.

Ein vollständiges Einkapseln soweit, dass diese Erlebnisse sich nicht mehr auswirken würden, gelingt allerdings nicht, sodass dann, oft in fortgeschrittenem Alter, unter dem Druck der unbezwingbaren Symptome eine Art innerer Kehrtwendung stattfindet und eine aktive Beschäftigung mit dem Traumamaterial beginnt.

Die Betroffenen berichten dann von einem lebenslang hohen Energieaufwand, mit dem sie versucht hatten, das Belastungsmaterial zurückzudrängen. Unvermeidliche Trigger an Krieg, Vertreibung, Misshandlung, Missbrauch waren allerdings immer gefährliche Pforten zu den traumatischen Erlebnissen und hatten deshalb Albträume ausgelöst, Flashbacks, körperliche Reaktionen. Die Erfahrung, dass die unverarbeiteten Erinnerungen die Macht haben, lebenslang wiederzukehren, führt zu einem ständigen untergründigen Bedrohungsgefühl. Was damals die Macht hatte, seelisch zu verletzen, scheint diese Macht auch in der Gegenwart noch immer zu haben (Weiss & Wagner, 1998). Klinische Folgen dieses Zustands sind sehr häufig Depressionen oder auch Substanzmissbrauch zur Selbstberuhigung.

Die Zusammenhänge zwischen frühen Traumata und späteren Erkrankungen wurden sehr sorgfältig in der Felitti-Studie untersucht (Felitti, 2002; Felitti et al., 1998; Dube et al., 2001). Bei der Untersuchung von 17.421 Erwachsenen zeigte sich in dieser in den USA durchgeführten Studie ein sehr klarer Zusammenhang von traumatischen Belastungen in der Kindheit mit körperlichen und seelischen Störungen im späteren Leben. Man untersuchte folgende Traumakategorien:

- Ein Haushaltsmitglied war im Gefängnis.
- Eie Mutter erfuhr körperliche Gewalt.
- Ein Familienmitglied war alkohol- oder drogenkrank.
- Ein Familienmitglied war chronisch depressiv, seelisch krank oder suizidal.
- Zumindest ein biologischer Elternteil wurde in der Kindheit verloren, unabhängig von der dazu führenden Ursache.

Das Durchschnittsalter der teilnehmenden Patienten war 57 Jahre, sie entstammten der sozialen Mittelschicht. Etwa die Hälfte hatte Belastungen in einer oder mehreren dieser Kategorien erlebt, etwa ein Viertel war zwei dieser Belastungsfaktoren ausgesetzt gewesen und ca. sechs Prozent vier Belastungsfaktoren.

Man verglich nun die späteren Gesundheitsstörungen mit den kindlichen Belastungsfaktoren, und fand:

- Der aktuelle Nikotinkonsum der Patienten stand in einer strengen Dosis-Wirkungs-Relation zu den Ereignissen in der jahrzehntelang zurückliegenden Kindheit.
- Die Beziehung zwischen intravenösem Drogenmissbrauch und den psychosozialen Belastungsfaktoren war hoch signifikant.
- Patienten mit kindlichen Belastungsfaktoren hatten ein um 40 Prozent höheres Risiko für Depressionen.
- Bei höheren Werten kindlicher Belastungsfaktoren (ACE-Werte, Adverse Childhood Experiences) steigt die Häufigkeit von Suizidversuchen auf das 30- bis 51-fache (Dube et al., 2001).
- Herzerkrankungen, Frakturen, Diabetes, Adipositas, unerwünschte Schwangerschaft (Dietz et al., 1999), sexuell übertragbare Krankheiten (Hillis et al., 2000) und Alkoholismus nahmen bei steigenden ACE-Werten signifikant zu. Die Autoren folgern daraus, dass unverarbeitete Kindheitstraumata der wichtigste Faktor sind, der Gesundheit und Wohlbefinden der Bevölkerung bestimmt.

Auch dissoziative Störungen können auf unverarbeitete Traumata zurückgeführt werden (Plassmann & Schickedanz, 2017; Eckhart-Henn & Hoffmann, 2004), insbesondere die dissoziative Identitätsstörung, bei der sich in bis zu 80 Prozent der Fälle körperliche Misshandlung und sexueller Missbrauch in der Vorgeschichte finden (Eckart-Henn & Hoffmann, 2004). Bei Patientinnen und Patienten mit dissoziativen Identitätsstörungen sind selbstverletzendes Verhalten, Suizidversuche, essgestörtes Verhalten, Substanzmissbrauch oder pathologische Sexualität extrem häufig. Diese Verhaltensweisen, aus denen zahlreiche Folgestörungen resultieren, können als gescheiterte Versuche der Emotionsregulation verstanden werden, sie sind also Negativmuster. Sie zeigen an, wie instabil der Versuch ist, das unverarbeitete seelische Belastungsmaterial mit dem Mittel der Dissoziation und mit den Strategien dieser Negativmuster zu betäuben.

Bei Patienten mit Monotraumata im Erwachsenenalter ist die Latenzzeit zwischen traumatischem Ereignis und Erkrankung kürzer, deshalb stehen nicht die Spätfolgen im Vordergrund, sondern die sofortigen Folgen in Gestalt einer posttraumatischen Belastungsstörung.

Charakteristischerweise ist eine emotionale Schocksituation zunächst von einem Intervall gefolgt, in dem die Patienten sich nicht wesentlich beeinträchtigt fühlen (Fischer & Riedesser, 1999). Es ist, wie wenn der Organismus alle emotionalen Verarbeitungsvorgänge der Not gehorchend zurückstellen würde, damit für die Dauer unmittelbar nach dem Schockereignis das an Handlungsfähigkeit besteht, was für das Überleben notwendig ist. Das war nicht nur in prähistorischen Zeiten des täglichen Kampfs ums physische Überleben sinnvoll. Auch unter heutigen Lebensverhältnissen wird unmittelbar nach einem lebensgefährlichen Ereignis, sei es im Krieg, sei es bei zivilen Einsatzkräften, oder sei es im Straßenverkehr, die Gefahr nicht sofort vorbei und Hilfe nicht sofort präsent sein. Die Betroffenen müssen, um sich in Sicherheit zu bringen, noch einige Stunden oder Tage handlungsfähig sein, wie wir das auch in der Geschichte der Notärztin (Kap. 6.4.) gesehen haben.

Fallbeispiel

Der 32-jährige Herr S. war mit zwei Freundinnen zu einer Mountainbike-Tour im Gebirge gestartet, alle drei sehr sportliche leidenschaftliche Biker, technisch und körperlich in bester Verfassung. Auf einer steilen Abwärtsstrecke, die für gute Fahrer geeignet und zugelassen war, führte Herr S. die Gruppe an und das nächste, woran er sich erinnert, ist das Bild, wie er am Fuß eines Abhangs, etwa sechs Meter unter dem Niveau des Weges, verwirrt auf dem Boden sitzt, das verbogene Rad neben ihm, sein Helm zersplittert und bei ihm eine der Freundinnen, die sich um ihn bemüht. Er war nicht bewusstlos gewesen, obwohl er dem Helm nach zu urteilen schwer mit dem Kopf aufgeschlagen sein muss. Es gab allerdings, wie sich in den späteren Therapiestunden zeigte, eine Erinnerungslücke für die Sekunden des Sturzflugs und Aufpralls und auch für den Augenblick, in dem er die Kontrolle über sein Rad verloren haben muss.

Er stellte dann fest, dass er aufstehen und sich bewegen konnte, er war körperlich unverletzt, was nach einem Sturz kopfüber einen sechs Meter tiefen, fast senkrechten Abhang hinunter an ein Wunder grenzt. Er stieg den steilen Abhang selbst empor, bog sein Rad noch notdürftig zurecht und fuhr daraufhin ins Tal.

In den folgenden Tagen fühlte er sich zunächst nicht auffällig beeinträchtigt, er kehrte nach Hause zurück und ging seinem Beruf nach. Dann besuchte ihn eine dieser Freundinnen, man sprach über den Urlaub und den Sturz und für ihn völlig unerwartet geriet er in einen extremen Ausnahmezustand: Ihm wurde speiübel, dabei heftigster Drehschwindel, gleich darauf ein lähmendes Erschöpfungsgefühl, sodass er das Gespräch mit der Freundin abbrechen musste. Solche Zustände häuften sich in den folgenden Wochen und weiteten sich aus auf alle Situationen der Reizüberflutung, beispielsweise in Einkaufszentren, in Menschengruppen und auch bei der Arbeit am Bildschirm, mittlerweile von einem immer deutlicher spürbaren panischen Angstgefühl begleitet.

Herr S. ist ein sehr rationaler, sehr intelligenter Mensch, er war immer und mit Grund stolz gewesen auf seine schnelle Auffassungsgabe, seine sichere Urteilsfähigkeit und seine enorme geistige und körperliche Belastbarkeit. Er fühlte sich jetzt als Invalider. Er interpretierte die auftretenden Störungen seiner rationalen Denkweise gemäß als körperlich bedingt, überlegte auch, ob er beim Sturz eine Hirnbeschädigung erlitten haben könnte, und ließ sich aufwändig medizinisch untersuchen, ohne dass irgendeine körperliche Störung gefunden werden konnte. Es wurde ihm allerdings empfohlen, auch die psychischen Folgen des Unfalls abklären zu lassen, was er etwa ein halbes Jahr nach dem Sturz umsetzte.

Er war zu diesem Zeitpunkt in außerordentlich schlechter Verfassung: chronisch schwer erschöpft, wie wenn er permanent innere Schwerstarbeit leisten würde, in bestimmten Auslösesituationen extreme Anfälle von starkem Brustdruck, Kopfschmerzen, Schwitzen, Schwindel, Übelkeit, Krämpfen in den Unterarmen. Er fühlte sich in keiner Weise mehr geistig aufnahmefähig, schon um die Mittagszeit völlig kraftlos.

Die Stärke der Emotionen, die in solchen Schocksituationen wirksam werden, darf nicht mit dem gleichgesetzt werden, was in Alltagssituationen vorkommt. Angst, Hass, Ohnmacht, Ekel, Scham und Entsetzen werden auch im Alltag erlebt, aber niemals mit jener Wucht gleichzeitig ausbrechender negative Affekte wie in traumatischen Schocksituationen. Man könnte das mit dem Unterschied zwischen einer gutartigen Rauferei und der Schlagkombination eines Schwergewichtlers vergleichen. In den Sekunden des Schockereignisses werden in überwältigender Heftigkeit gleichsam entfesselte Affekte erlebt, weil alle emotionalen Regulationsmechanismen überwältigt sind und versagen. Die Schocksituation ist gerade deshalb traumatisch, weil die Regulationsprozesse versagen und der Mensch den ungeheuren Energien seiner eigenen basalen Emotionen ungeschützt ausgesetzt ist.

Vor diesem Hintergrund lassen sich die emotionsdynamischen Vorgänge in Therapiestunden nun genauer betrachten. Zum Wesen der Traumafolgestörungen gehört zum einen die *Vermeidung*, also der Versuch, den Komplex der unregulierten traumatischen Emotion innerlich so wenig wie möglich zu berühren, indem vermieden wird, daran zu denken, sich daran zu erinnern oder darüber zu sprechen. Zur Vermeidung gehört auch die Flucht ins Vernünftige, in rationale Erklärungen, auch für körperliche Symptome. Was der eigene Körper von der emotionalen Schocksituation erzählt, bildet ebenso wie Bilder und Gefühle eine gefährliche emotionale Berührungszone mit dem traumatischen Material, sodass auch die Sprache des Körpers nicht mehr gehört und angenommen werden kann. Der Körper soll schweigen.

Im geschilderten Fall spürte der Patient bei jeder späteren emotionalen Annäherung an das Unfallereignis eine unangenehme Zunahme von Spannung in den Unterarmen. Sein Körper erinnerte sich anscheinend, wie er sich in der Todesangst des Sturzflugs an die Lenkergriffe seines Rades geklammert hatte. Diese Erinnerung erschloss sich allerdings erst in der Schlussphase der Traumaauflösung.

Die Vermeidung der emotionalen Begegnung mit dem Traumamaterial ist von ihrem Wesen her ein Selbstschutzversuch, von dem allerdings zahlreiche Folgestörungen ausgehen. In der Therapiestunde selbst kann sich beispielsweise eine vernünftige Konversation entwickeln, der aber das Wichtigste fehlt: Sie hat keine emotionale Bedeutung, sie enthält nichts von dem, woran der Patient krankt.

Auch auf Therapeutenseite ist eine Vermeidungshaltung denkbar, wenn ein Therapeut beispielsweise erleichtert ist, einigermaßen plausible Erklärungsformeln für die Krankheit seines Patienten gefunden zu haben, sich aber aus einem diffusen Unbehagen heraus bestimmten traumatischen Themen nicht zuwenden möchte. Auch diese Vermeidungshaltung eines Therapeuten dient dem Selbstschutz; der Therapeut tut richtig daran, sich nicht mit Traumatherapie zu befassen, wird aber auch nicht bei der Traumaauflösung helfen können.

Ein weiteres emotionsdynamisches Phänomen im Gegenwartsmoment der Therapiestunde ist die *Überflutung*, wie wir das in Kapitel 6.5.5 über Mentalisierung gesehen haben. Die Überflutung entsteht durch unkontrolliertes, ungewolltes Aktivieren von traumatischem Belastungsmaterial, ausgelöst durch Erinnerungen, Erzählungen oder im Behandlungszimmer zufällig vorhandene Triggerfaktoren. Auf Patientenseite gibt es zu Beginn der Behandlung regelmäßig die Vorstellung, Traumatherapie bedeute, sich schonungslos den eigenen negativen Erinnerungen auszusetzen und gerade aus der Bereitschaft heraus, aktiv an der eigenen Behandlung mitzuwirken, werden dann sehr schnell die Belastungsgrenzen weit überschritten. Ein weiterer sehr häufiger Auslöser für Überflutungen ist das gut gemeinte Interesse von Therapeuten für Aspekte des Traumamaterials. Das Fragen, das Wissen-Wollen, soll Empathie herstellen und ist als Hilfe gemeint, führt aber dann zur traumatischen Überflutung, wenn die Belastungsgrenzen in der Stunde nicht beachtet werden.

Die Überflutungssituation wiederholt das traumatische Ereignis in der Gegenwart der Stunde, wieder sind die negativen Affekte übermäßig stark und die

Regulationsmechanismen überwältigt; es findet, weil keine Regulation stattfindet, auch keine Verarbeitung, also Transformation statt.

Aus solchen Erfahrungen heraus ergibt sich, dass Therapeut und Patient in der Stunde lernen müssen, kontinuierlich auf die im Sprechen entstehende Belastungsstärke zu achten, also auf das Maß von Erregung, damit verbundenen Bildern und Körperreaktionen. Ferner müssen therapeutische Strategien zur Verfügung stehen, bei drohender oder schon eingetretener Überflutung gefährdete oder verloren gegangene Emotionsregulation wiederherzustellen. Wir werden dies in Kapitel 11 über Methoden im Einzelnen darstellen.

Herr S. hatte eine eher gering ausgeprägte Wahrnehmung für den eigenen emotionalen Belastungsgrad. Dies entsprach seiner rationalen Denkweise, die bisher in seinem Leben und auch in seinem Beruf sehr erfolgreich gewesen war. Er arbeitet in einem Beruf, in dem kühles und überlegtes Handeln auch in unübersichtlichen Situationen von großem Nutzen ist. Diese Fähigkeit entspricht nicht nur seinem Naturell, sondern war auch im Arbeitsumfeld gleichsam gefördert, ausgebaut worden. Jetzt angewandt auf sich selbst fiel es ihm allerdings eher schwer zu erkennen, wann die innere Erregung und Belastung im Ansteigen war, was überhaupt die Anzeichen dafür sind, und er sah zunächst keinen Grund, auf solche Anzeichen, die er als schwach und eher unbedeutend einschätzte, mit Sorgfalt zu achten. Dazu kam sein dringender Wunsch, aktiv an der Behandlung mitzuwirken, um seinen Krankheitszustand endlich zu bessern. Bei der Frage, ob es in der konkreten Situation der Therapiestunde denkbar und möglich sei, sich direkt mit dem Unfallereignis, dem Kontrollverlust, dem Sturz, dem Aufprall zu beschäftigen, konnte ich Folgendes beobachten: Er selbst war ohne Zögern dazu bereit, hielt das für möglich, in mir selbst spürte ich jedoch eine Spannung aufsteigen, eine Besorgnis, dann eine immer deutlicher werdende Angst, diese Konfrontation könnte Schaden anrichten, es könnte ein Überflutungsunfall entstehen. Wie ist diese eigene Reaktion zu erklären? Es ist eine Form der Resonanz auf einen dem Patienten noch unbewussten Angstaffekt, den er selbst zwar hat, aber bewusst nicht wahrnimmt, und die Deutlichkeit meiner eigener Reaktion zeigt die Stärke dieses unbewussten Affekts an.

Die behandlungstechnische Konsequenz daraus war, mit sehr kleinen Quanten an Belastungsmaterial zu beginnen, indem nur die Rahmensituation des Unfalls durchgegangen wurde: die Planung der Tour, die Teilnehmer, die Ausrüstung – immer mit Augenmerk auf positive Aspekte: die Schönheit der Landschaft, seine Liebe zu den Bergen. Dann, emotional scheinbar noch sicher entfernt vom Kern des traumatischen Ereignisses fiel ihm eine andere Fahrradtour ein, bei der er auf sehr schmalem Weg an haarsträubenden Abgründen entlanggefahren war, allerdings ohne, dass etwas passiert war. Dieser Einfall stellt eine Affektbrücke dar: Die ihm noch unbewusste Angst vor der Annäherung an das Traumamaterial in der Therapiestunde führte assoziativ zu einer anderen vorangegangenen Angstsituation. Auch bei dieser Erzählung waren dem Patienten keine Signale stark ansteigender Angstbelastung zugänglich, in mir hingegen schon fast eine Alarmreaktion, mit inneren Bildern, wie wenn der Patient in der Stunde am Rande eines Abgrunds stünde und zu stürzen drohte.

Ich habe ihn auf diese Kaskade von Angstsituationen aufmerksam gemacht, meine Einschätzung mitgeteilt, dass es genug sei, und vorgeschlagen, in der aktuellen Therapiestunde keine weitere Beschäftigung mit Belastungsmaterial vorzusehen, sondern Distanzierung und Selbstregulation zu unterstützen.

In der nächsten Stunde berichtete er, dass er nach dieser Therapiestunde in der Nacht stark geschwitzt habe, heftigen Durst empfunden habe, Brustdruck und Spannung in den Armen, ebenso in abgeschwächter Weise in den folgenden Nächten. Er sah keinerlei Zusammenhang mit den emotionalen Vorgängen in der vorausgegangenen Therapiestunde.

Der Patient hatte also einen vegetativen Erregungssturm erlebt, ausgelöst von ihm noch nicht bewusst wahrnehmbaren traumatisch starken Emotionen. Solche vegetativen Erregungsstürme sind Bestandteil der ursprünglichen traumatischen Situation, werden aber häufig sowohl von Patienten wie auch von Behandlern nicht dem Bereich der traumatischen Reaktionen zugeordnet, sodass dann das Risiko für unbemerkte traumatische Überflutungszustände in der Therapiestunde entsteht.

Eine weitere charakteristische Störung der Emotionsregulation in traumatherapeutischen Therapiestunden ist der *Verlust des Ressourcenkontaktes*. Auch dieses Phänomen wiederholt einen Aspekt der traumatischen Situation. In der traumatischen Situation geht die innere Verbindung zu emotional Positivem verloren, die gesamte innere Welt wird mit existenzieller Wucht von den negativen Emotionen, die in der Schocksituation freigesetzt werden, ausgefüllt. In der Therapiestunde ereignet sich bei der Beschäftigung mit dem Belastungsmaterial eine Wiederholung: Patient und eventuell auch Therapeut sind auf die Problemsituation fokussiert, die natürliche Schwingung zwischen negativen und positiven Emotionen, die bipolare Regulation (s. Kap. 9.2.3) ist aufgehoben. Dadurch wird die Verarbeitung des traumatischen Materials stark beeinträchtigt und es steigt auch das Risiko stark an, durch immer weitere und immer längere Fokussierung auf Belastungsmaterial in Überflutungssituationen zu geraten. Auch hier wird es zunächst meist der Therapeut sein, der in sich selbst ein stärker werdendes Bedürfnis empfindet, dem Belastungsmaterial ein aus dem positiven Bereich stammendes inneres Gegengewicht gegenüberzustellen. Diese zunächst emotionale und körperliche Reaktion des Therapeuten entsteht dadurch, dass die Gefahr einer inneren Blockierung wahrgenommen wird, vielleicht als diskreter körperlicher Spannungsanstieg, vielleicht auch schon in Gestalt von diskreten Störungen der Aufmerksamkeit und des Denkens. Es ist wie ein Bedürfnis nach einer Verschnaufpause, das immer und überall dann normal ist, wenn schwere Arbeit geleistet wird. Man könnte das mit der hoch konzentrierten Aufmerksamkeit eines Forschers am Mikroskop vergleichen, der alle paar Minuten das Bedürfnis entwickelt, sich vom Okular zu lösen, durchzuatmen, zu lächeln, ein paar Schritte zu gehen. Patienten sind in der Regel erst erstaunt und dann sehr erleichtert, wenn dieses Pausenbedürfnis mit Kontakt zu Positivem wahrgenommen, anerkannt und in der Stunde realisiert wird. Es ist dabei nicht nur nützlich, sondern notwendig, sich über die Wahrnehmungen im Gegenwartsmoment der Stunde mit dem Patienten auszutauschen, die Wahrnehmungen abzugleichen und auf diese Weise auf beiden Seiten die Sinne für emotionale Regulationsstörungen zu schärfen.

Wie diese seelische Verschnaufpause mit Kontakt zum emotional positiven Pol methodisch vor sich gehen kann, werden wir in Kapitel 11 genauer betrachten und dabei verschiedene Strategien der Ressourcenorganisation und der bipolaren Arbeitsweise kennenlernen.

Die bipolare Arbeitsweise stellt beide elementaren emotionalen Regulationsprozesse sicher, die Regulation der Emotionsstärke und den kontinuierlichen Ressourcenkontakt. In der Behandlung von Herrn S. wurde dies in folgender Weise realisiert:

> Es zeigte sich, dass Herr S. eine ausgeprägte visuelle Begabung hat, mit der er innere Szenarien bildhaft entwerfen und dabei auch lebhaft emotional spüren konnte. Diese Fähigkeit hatte sich zunächst im Bereich der Ressourcenorganisation mit lebhafter Imagination von Situationen gezeigt, in denen es ihm gut gegangen war.
>
> Dadurch entstand die Möglichkeit, die Begegnung mit der traumatischen Situation in der bildhaften Fantasie so umzugestalten, dass keine

Überflutung in der Stunde auftreten würde. Herr S., ohne genau zu wissen, wie das gehen könnte, ließ sich gleich drauf ein, sich die Unfallsituation in umgekehrter Reihenfolge vorzustellen, also nicht als rasende Fahrt bergab, sondern als langsamen Aufstieg bergauf, sein Fahrrad den Weg hinaufschiebend. Diese Umwandlung der Situation hatte den Vorteil der vollen Kontrolle über Geschwindigkeit und Ausmaß der Annäherung an die Unfallstelle und damit an das Unfallereignis. Es zeigte sich, dass es für den Patienten am besten war, in seiner Fantasie in der Therapiestunde diesen Weg sehr langsam emporzugehen, bei jedem Schritt genau darauf zu achten, wie es ihm emotional geht, und dabei ständig auch Kontakt zu den positiven Eindrücken zu halten, zur schönen Natur, zur Sonne, zur Aussicht. In der Fantasie in der Nähe des Unfallortes angekommen, entschied sich Herr S., sich in Gedanken an einen Ort oberhalb der Unfallstelle zu versetzen, von wo er tatsächlich einen Ausblick und Überblick über die Unfallstelle gehabt hatte und in seiner Gedankenreise wiederherstellte. Er konnte sich die Unfallstelle in der Imagination anschauen, erste Gedanken darüber zulassen, warum er die Kontrolle über sein Rad verloren haben könnte. Es trat dabei keinerlei emotionale Überflutung ein und die Imagination wurde abgeschlossen, indem er sein Fahrrad in Gedanken wieder den Weg hinab schob bis ins Tal und bis zu seiner Ankunft in seinem Quartier.

Wirksam an dieser Vorgehensweise waren der sorgfältig jederzeit sichergestellte Ressourcenkontakt (Natur, Aussicht, Licht, gutes Körpergefühl), die jederzeit im Dialog zum Therapeuten sicher gehaltene Verbindung und die gelungene Regulation der Emotionsstärke im mittleren Bereich, ohne Überlastung und Überflutung.

Solche Erfahrungen sind für Patienten sehr ermutigend und Angst mindernd, weil erlebt wird, dass ein atraumatischer Umgang mit dem Traumamaterial möglich ist. Der Nutzen für den Therapeuten liegt darin, Erfahrungen dazu zu sammeln, was die Emotionsregulation des Patienten kann, was sie braucht und welche Strategien sich bewähren werden. Die Stimmigkeit einer therapeutischen Vorgehensweise zeigt sich in den Gegenwartsmomenten der Therapiestunde. Das zentrale Instrument des Therapeuten, die Stimmigkeit einer therapeutischen Strategie zu beurteilen, ist die Affektresonanz und insbesondere die Prozessresonanz, die eine Beurteilung der Regulationsprozesse zulässt.

Die in diesem Fallbeispiel geschilderte imaginative Arbeitsweise enthält das bipolare Prinzip, indem eine sichere Verankerung im positiven emotionalen Pol den Ausgangspunkt bildete und von dort aus auf dosierte und kontrollierte Weise das Belastungsmaterial aufgesucht wurde. Im nun folgenden Kapitel werden wir diese und andere Varianten der Behandlungsmethodik genauer besprechen.

11 Die Methoden

11.1 Von der Einzelmethode zum Methodenspektrum

Systematische Arbeit mit den emotionalen Prozessen erfordert keine Neuentwicklung psychotherapeutischer Methoden, sondern ein Einordnen der vorhandenen Methoden unter das übergeordnete Ziel der Emotionsverarbeitung. Es ist dann jeweils das emotionale Geschehen, das darüber entscheidet, welche Methode in welcher Weise in der jeweiligen Situation genutzt wird. Bei der Auswahl und Nutzung psychotherapeutischer Methoden aus dem Spektrum dessen, was dem Therapeuten vertraut ist, gilt also stets die Reihenfolge, dass zunächst die Situation der emotionalen Regulation und Transformation erfasst und dann eine für die jeweilige Notwendigkeit geeignete Methode ausgewählt wird. Es wird deshalb ein ausreichendes Spektrum von Methoden benötigt für die drei grundlegenden Schritte der Resonanz, der Regulation und der Transformation.

In Momenten sehr hoher emotionaler Belastung werden beispielsweise Strategien benötigt, die bei der Normalisierung der Belastung helfen. Das können Methoden der *Ressourcenorganisation* sein wie zum Beispiel *Positiv-EMDR*, die Normalisierung der emotionalen Belastung kann aber auch durch Reflektieren und Benennen des aktuellen Belastungszustandes im Sinne einer *Prozessdeutung* erreicht werden oder auch durch Reflektieren und Normalisieren eines entgleisten zu schnellen Rhythmus der Stunde.

Steht in der Stunde die Verarbeitung von emotionalem Belastungsmaterial an, so kann das mit einer geeigneten *Expositionsmethode* unterstützt werden. Häufig wird das die *narrative Exposition* sein, also das kontrollierte und dosierte Durchsprechen von Belastendem. Sprechen über Problematisches ist sicherlich in jeder Therapieform die am häufigsten praktizierte methodische Strategie, sie muss allerdings so modifiziert werden, dass im Sprechen, im Erzählen die Emotionsregulation beachtet und erhalten bleibt (siehe das Fallbeispiel in Kap. 9.3).

In einer *imaginativen Exposition* (wie im letzten Fallbeispiel) wird der Ressourcenkontakt in einer Fantasiereise hergestellt und anschließend werden die Bilder der Belastungssituation in der Fantasie so variiert, dass sie ihre traumatischen Eigenschaften verlieren.

Im *bipolaren EMDR* (s. Kap. 11) kann der Verarbeitungsprozess zusätzlich durch bilaterale Stimulationen, also Augenbewegungen oder taktile Reize unterstützt werden. Schließlich kann in einer Traumatherapie als hochwirksame Methode auch das *Standardprotokoll des EMDR* (s. Kap. 11) genutzt werden, um emotionales Belastungsmaterial aufzulösen, allerdings müssen Patient und Therapeut gut einschätzen können, ob die emotionale Belastung dabei noch im Toleranzfenster liegt und wie sich das vom EMDR angestoßene Reprozessieren von Belastungsmaterial steuern lässt.

Methoden wie die hier skizzierten zur Verfügung zu haben, schafft die Möglichkeit, sie flexibel zu nutzen und sie in den Gesamtrahmen der Therapie einzufügen. In einer *analytischen Psychotherapie*, auch wenn sie höherfrequent und im Liegen stattfindet, wird die Technik der Prozessdeutung benötigt, mit der die Prozesse der Resonanz, Regulation und Transformation reflektiert werden. In eine *tiefenpsychologisch fundierte Psychotherapie* im Sitzen sind einige Methoden der Ressourcenorganisation und der bipolaren Exposition gut einfügbar. In einer *Therapie mit Schwerpunkt Traumaverarbeitung* können alle hier erwähnten emotionstherapeutischen Methoden eingesetzt werden, sofern sie zum Patienten, zum Therapeuten und zur Situationen in der Therapiestunde passen.

Aus der Nutzung eines Spektrums spezieller Methoden für spezielle Zwecke und spezielle Situationen resultiert also keine behandlungstechnische Beliebigkeit, sondern eine sehr genaue Orientierung an den jeweiligen Prozessen, an den beteiligten Personen und am therapeutischen Gesamtrahmen. Für den praktischen Umgang mit solchen speziellen Methoden gelten dabei einige allgemeine Regeln, die sich aus der gemeinsamen Zielstellung ableiten, die emotionale Selbstorganisation und Selbstregulation der Patienten zu verbessern:

- Für alle emotionstherapeutischen Methoden gilt, dass sie mit dem emotionalen Material im *Gegenwartsmoment der Stunde* arbeiten und die Verfassung im Gegenwartsmoment der Stunde verbessern helfen.
- Die Patienten brauchen ausreichend *Wissen* über die jeweilige Methode, um selbst beurteilen zu können, ob und wann sie die Methode nutzen möchten. Dafür braucht es keine langen Vorträge, sondern eine Beschreibung des Wirkprinzips und der praktischen Durchführung. Die Meinungsbil-

dung der Patienten ist dabei kein rein kognitiver, nur bewusster Vorgang, der beispielsweise auch durch das Lesen eines Informationsblattes erledigt werden könnte, sondern die wichtigere Ebene ist die emotionale Reaktion auf die Möglichkeit der Arbeit mit einer methodischen Variante. Wenn beispielsweise die Frage auftaucht, vom Patienten oder vom Therapeuten gestellt, ob es in die aktuelle Stunde passen würde, noch mit einem Stück Belastungsmaterial zu arbeiten, werden die Patienten wahrscheinlich als Erstes eine ihrer bewussten Einstellung und Haltung entsprechende Antwort geben, sie werden vielleicht gemäß ihrer Bereitschaft zur Mitarbeit zustimmen. Man wird dann allerdings häufig einen starken hintergründigen Belastungsanstieg bemerken können, den der Patient zunächst zu ignorieren versucht. Dann könnte auffallen, dass der Gedankenstrom des Patienten sich eben nicht auf Belastungsmaterial zubewegt, sondern in die Gegenrichtung, auf Positives hin, verbunden mit einem spürbaren Belastungsrückgang. In diesem Ablauf, der den Charakter eines Gegenwartsmoments hat, geben gleichsam die emotionalen Systeme Auskunft darüber, wie sie ihre Fähigkeit, mit weiterem Belastungsmaterial zu verarbeiten, einschätzen, und diese emotionale Auskunft ist maßgeblicher, als der anfängliche Appell des Patienten an seine eigene Vernunft. Deshalb ist das Wissen der Patienten über eine bestimmte Methode nicht nur ein Faktenwissen, sondern ein emotionales Wissen darüber, wie sich eine Methode auf die Vorgänge der Selbstregulation und Selbstorganisation auswirken wird, ein authentisches Signal aus tieferen emotionalen Bereichen der Person.

- Grundsätzlich gilt auch, dass das Kennenlernen einer Methode nicht sofort mit höchsten Schwierigkeitsgraden verbunden sein sollte, sondern den Charakter einer Erprobung haben sollte, also einfach, eher kurz und ohne besondere Belastungen. Beispielsweise kann ein leichter Spannungsanstieg in der Therapiestunde eine gute Gelegenheit sein, eine Selbstregulationsmethode kennenzulernen und zu erproben.

Die im Folgenden näher beschriebenen emotionstherapeutischen Methoden beziehen ihre Wirksamkeit nicht daraus, dass sie wie Werkzeuge wären, mit dem der Therapeut am Patienten arbeitet. Sie beziehen vielmehr einen sehr großen häufig zu gering eingeschätzten Anteil ihrer Wirkung aus dem intersubjektiven Geschehen zwischen Therapeut und Patient. Die Resonanz auf ein emotionales Thema wird beim Therapeuten auch Regulationsprozesse hervorrufen, die vom Patienten wiederum wahrgenommen werden und sich hilfreich auswirken. Aus einer solchen resonanten Situation heraus können sich dann beim Therapeuten Ideen entwickeln, ob und welche speziellen Strategien für das weitere Vorankommen in der Stunde nützlich sein könnten. Mit zunehmender Erfahrung werden solche Vorschläge auch vom Patienten kommen, können aufgegriffen, durchdacht und, wenn sie zu passen scheinen, realisiert werden.

Letztlich bleiben emotionale Resonanz und intersubjektive Emotionsregulation die durch nichts ersetzbare methodische Basis. Die in den folgenden Kapiteln beschriebenen Therapiemethoden sind also Beispiele dafür, wie sich klassische psychotherapeutische Methoden unter dem Einfluss der Emotionsforschung und der Behandlungserfahrung weiterentwickelt haben und was an Neuem zum Methodenspektrum hinzugekommen ist, eine Entwicklung, die in vollem Gange und noch lange nicht abgeschlossen ist. Die beschriebenen Methoden werden auch in diesem Kapitel den basalen Prozessen von Resonanz, Regulation und Transformation zugeordnet.

11.2 Therapeutische Methoden im Kontext Emotionaler Resonanz

11.2.1 Klarifizierung durch Konkretisierung

Eine der wichtigsten Methoden, um emotionale Resonanz zu ermöglichen, ist *Klarifizierung*. Klarifizierung dient dem Ziel, ein undeutliches emotionales Signal zu verdeutlichen. Dies geschieht vor allem durch *Konkretisierung* und durch die *Frage, die dem Unklaren Raum gibt*. Dabei verschiebt sich eine abstrakte, allgemein gehaltene Darstellung hin zur Beschäftigung mit einer konkreten Situation und in der konkreten Situation noch weiter hin zu jenen Momenten, die das emotionale Thema enthalten, das in der Stunde Raum sucht. Man bewegt sich im Konkretisierungsvorgang mit der Aufmerksamkeit aktiv auf die emotionalen Kerne und damit auf die Kerne der Resonanz zu, man bewegt sich vom Allgemeinen zum Konkreten, vom großen Abstrakten zum kleinen Moment.

Dem mag der Ehrgeiz des Therapeuten zunächst widersprechen. Man möchte doch das Prinzip begreifen, das allgemein Gültige, das Wesen der Krankheit. An diesen Zielen ist nichts Schlechtes; es muss nur bedacht werden, dass Verstehen ein Vorgang ist, der mit Resonanz beginnt, also mit emotionalem Verstehen im Gegenwartsmoment der Stunde. Das Gegenwärtige, der Gegenwartsmoment, ist zwar von kurzer Dauer von wenigen Sekunden oder Minuten, er ist aber niemals schwach und niemals unwichtig.

Es ist nach meiner Erfahrung der am häufigsten gemachte Fehler in der Psychotherapie, den Gegenwartsmoment und damit den Moment der emotionalen Resonanz zu überspringen hin zu Deutungen, die nicht dem Verstehen des Präsentischen entstammen. Solche schnellen Abstraktionen bestehen dann in der Regel aus allgemeinen Aussagen und hoffen darauf, dass gerade die Verallgemeinerung mehr in Bewegung setzt als die Arbeit mit dem konkret Gespürten. Das Allgemeine aber, wenn es das Gegenwärtige nicht enthält, berührt nicht. Das könnte eine therapeutische Äußerung sein wie diese: »Immer, wenn Sie sich alleingelassen fühlen, werden Sie wütend!« Dieser Satz kann genau betrachtet nicht stimmen, weil er in der Verwendung des *immer* nicht mehr differenziert. Es wird auch Momente gegeben haben, in denen der Patient nicht wütend wurde, sondern nur ärgerlich oder auch traurig, er wird nicht immer wütend. Gerade die Ungenauigkeit dieser allgemeinen Feststellung wird dann mit hoher Wahrscheinlichkeit einen ebenfalls im Allgemeinen bleibenden Disput auslösen, der sich von jenem konkreten emotionalen Thema, das eigentlich in der Stunde präsent war, entfernt.

Das muss nicht völlig wirkungslos sein, das konkrete emotionale Material in dieser konkreten Stunde bekommt allerdings in dieser abstrahierenden Arbeitsweise keinen ausreichenden Raum.

Es könnte umgekehrt auch so sein, dass ein Patient die Stunde mit einer Verallgemeinerung beginnt: »Immer wenn ich mich verlassen fühle, werde ich wütend!« Der Satz enthält die vorsichtige Annäherung an eine konkrete Situation, die den Patienten bewegt, die aber noch nicht benannt, die vielleicht auch noch nicht bewusst ist. Es könnte beispielsweise sein, dass der Therapeut in der vorangegangenen Stunde angekündigt hat, er müsse eine Therapiestunde absagen.

Schon bei diesem Satz des Patienten wird dem Therapeuten einiges einfallen, vielleicht ein ihm bekanntes Problem des Patienten mit aggressiven Gefühlen oder dessen Bindungstraumata in der Kindheit. Solche Einfälle sind bereits Frühformen der Resonanz, sie sind aber noch keine ausreichende Resonanz auf das tatsächlich Präsente. Der Affekt und das Thema sind noch nicht in der Stunde angekommen.

Konkretisierung wäre dann die Bitte des Therapeuten an den Patienten, ein Beispiel zu erzählen – und welches Beispiel der Patient auch immer auswählt, so wird im Erzählen der emotionale Gehalt der vorangegangenen allgemeinen Feststellung deutlicher wahrnehmbar werden. Vielleicht ist der Patient auch schon so mutig, jene Geschichte zu erzählen, die seiner allgemeinen Aussage zugrunde lag: seine Empörung nach der Stundenabsage. Vielleicht ist dem Therapeuten mittlerweile diese Szene ebenfalls eingefallen mit der Überlegung, ob sich der allgemeine Satz hierauf bezog. Durch die Konkretisierung entsteht deutlich mehr an Resonanz. Der Therapeut seinerseits wird nicht nur an die Szene denken, sondern ihren emotionalen Gehalt auch spüren, vielleicht seine eigenen Skrupel über die Stundenabsage. Das in der Abstraktion enthaltene emotionale Thema ist nun wesentlich deutlicher in der Stunde angekommen und es kann damit gearbeitet werden: Wie geht dieser Affekt durch die Stunde, wie stark ist er, löst er Kreativität aus oder Blockierung? Wie kann mit diesem Affekt umgegangen werden, damit sich etwas daraus entwickelt? Und schließlich: Was hat der Affekt für eine Geschichte?

In diesem Beispiel war die Stundenabsage ein Gegenwartsmoment gewesen, der aber zunächst nicht oder nur undeutlich wahrgenommen worden war, bis der Patient gleichsam einen zweiten Anlauf nahm, sein emotionales Thema präsent in die Stunde zu bringen, zunächst mit einer Abstraktion, deren Konkretisierung dann beide Beteiligten zum Thema führte. Der Moment, in dem dies gelingt, ist ein Moment sicherer Bindung.

Im Folgenden möchte ich ein weiteres Beispiel für *Klarifizierung durch Konkretisierung*, wie sie sich in der Arbeit mit Angstpatienten häufig ereignet, anführen.

Fallbeispiel

Die Patientin begann die Stunde damit, dass sie wieder einen Angstanfall, eine Panikattacke, gehabt habe, diese Zustände kämen stets aus heiterem Himmel, sie fühle sich überwältigt von diesen Zuständen. Sie machte hier eine Pause, die ich als Aufforderung an mich empfand.

Ich bat sie nun, den Ablauf dieses Angstanfalls zu schildern, weil ich es für nützlich hielte, ein lebendiges Bild davon zu bekommen. Schon bevor sie ansetzte zu sprechen, war zu bemerken, wie sich etwas veränderte. Die Feststellung, sie fühle sich von solchen Anfällen überwältigt, hatte ein Hilflosigkeitsgefühl enthalten, jetzt bei der Fokussierung auf das konkrete Ereignis war aber eine Eigenaktivität spürbar, der Wille, sich an dieses Ereignis zu erinnern und es zu schildern. Sie erzählte, dass sie mit ihrem Mann im Auto unterwegs gewesen sei, auf dem Weg in den Urlaub. Möglicherweise war die Erwähnung ihres Mannes mit einer diskreten *Markierung* verbunden, vielleicht einer kleinen Änderung im Tonfall oder einem subtilen Verzögern. Bei mir begannen sich einige Einfälle zu entwickeln, was sich zwischen ihr und ihrem Mann auf dieser Fahrt abgespielt haben könnte. Dann erwähnte sie, dass kurz vor Entstehung des Angstzustand ihr Ehemann vorgeschlagen habe, noch einen Abstecher zu machen, und wieder schien mir dieser Hinweis mit einem diskreten Spannungsanstieg verbunden, sodass ich einerseits eine weitere Reihe von Einfällen hatte, was dieser

Vorschlag bei ihr möglicherweise ausgelöst haben könnte. Ich *fragte* dann aber zunächst, was für einen Abstecher der Mann vorgeschlagen habe. Sie antwortete, der Weg habe in der Nähe seiner Mutter, ihrer Schwiegermutter, vorbeigeführt und der Mann habe dort noch einen Besuch machen wollen. Ihr Angstzustand hatte das allerdings verhindert, man setzte die Fahrt ohne Besuch fort. Daran schlossen sich eine Reihe von Gedanken darüber an, in welchem gespannten Verhältnis sie zu ihrer Schwiegermutter stehe.

An mehreren Stellen dieses klarifizierenden Dialogs hätte der Therapeut gleichsam abbiegen können in eine Verallgemeinerung oder Vermutung, beides hätte den Raum für jenes emotionale Material, das offenbar in die Stunde kommen wollte, verschlossen. Setzt man hingegen die Klarifizierung fort, bis das emotionale Thema präsent ist, dann macht man die berührende Erfahrung eines Jetzt-Moments: Die Patientin ist in Kontakt mit ihrem Zorn, mit ihrer Angst vor diesem Zorn und mit der Richtung, die dieser Zorn hat: Er ist auf eine Muttergestalt gerichtet. Der Therapeut ist ebenfalls mit diesen emotionalen Energien in Kontakt und in diesem Moment geschieht etwas Neues. Es endet das Fliehen vor der eigenen Emotion, stattdessen kommt es zu einem Innehalten, Anhalten, durchaus aufgewühlt, und einem Wahrnehmen. Dies sind Momente intensiver Verbindung der Patientin zu sich selbst und auch zum Therapeuten, herausfordernde Momente der Wahrheit und der Echtheit und es ist gut, sie als solche auch zu benennen.

Klarifizierung durch Konkretisierung schafft Gegenwartsmomente und Jetzt-Momente. Deren Wirkung liegt darin, dass im Moment der Stunde etwas Neues gelingt und wahrgenommen wird: Der gefürchtete Affekt wird gespürt, wird geteilt und es entscheidet sich, ob er ertragen und reguliert werden kann.

11.2.2 Klarifizierende Fragen

Eine zweite der Klarifizierung dienenden Methode ist die *Frage* des Therapeuten an den Patienten. So wie die Konkretisierung mit dem Ehrgeiz des Therapeuten kollidieren kann, so kann allerdings auch das Fragen mit dem Selbstbild des Therapeuten in Konflikt stehen. Sollten wir nicht eigentlich Wissende sein statt Nichtwissende?

Natürlich können Fragen Orte der Dummheit markieren, Stellen, an denen etwas gewusst werden sollte, beispielsweise, wenn ein Patient zum wiederholten Mal gefragt wird, ob er Geschwister hat, also ein Nichtwissen im Bereich des *Faktischen*. Im *Bereich des Emotionalen* hingegen öffnet die Frage einen Raum, in den hinein sich etwas Emotionales entfalten kann, was sich entfalten möchte und diesen Raum braucht. Eine solche Frage des Therapeuten spricht deshalb nicht den Verstand alleine an, sondern regt eine Einfallskette, eine Erzählkette an, die Unbewusstes, Ungefühltes lebendiger, präsenter werden lässt.

Fallbeispiel

In einer Fallbesprechung berichtete der Therapeut, seine Patientin habe zu Beginn der Therapiestunde erzählt, dass sie im Testament eines entfernteren Verwandten nicht berücksichtigt worden sei, alles sei an ihre Geschwister gegangen, und zwar erhebliche Werte. Geschwister und Eltern hätten das normal gefunden, sie nicht einmal darüber informiert, sie habe es zufällig erfahren. Ihre Familie halte es allerdings für selbstverständlich, dass sie sich um die Betreuung der Vermögenswerte, die jetzt nicht an sie, sondern an die Geschwister gegangen waren, kümmere, ohne Entgelt. Der Therapeut schilderte, wie in ihm während dieses Berichtes ein heftiger Zorn entstanden war, der ganz im Kontrast stand zu der Beiläufigkeit und Gelassenheit, mit der die Patientin diese Dinge erzählt hatte. Nun stellte sich in der Fallbesprechung die Frage, was wohl der emotionale Gehalt sein könnte, den die Patientin mit dieser Erzählung in die Stunde gebracht hatte. Es lag auf der Hand, dass es ein Zorn angesichts eines empfundenen Unrechts sein könnte, so wie auch der Therapeut reagiert hatte. Beim Innehalten und Sammeln wurde aber deutlich, dass es noch weitere Aspekte gab, die ebenfalls infrage kamen. Die Patientin hatte auch darüber gesprochen, wie unklar und verstrickt die Beziehungen innerhalb ihrer Familie seien. Was die Welt des Einen und was die Welt des Anderen sei, verschwimme ständig. In diesem Zusammenhang war auch ein positives Element spürbar geworden: Die Patientin fühlte sich imstande, sich aus solchen Verstrickungen zu lösen, sich innerlich zu distanzieren, zu gegebener Zeit vielleicht auch räumlich. Der positive, progressive Bereich enthielt darüber hinaus noch ein weiteres Element: Die Patientin hatte in dieser Stunde und in zurückliegenden Stunden wiederholt angemerkt, sie nehme dieses Benutztwerden innerhalb ihrer Familie immer früher und immer deutlicher war.

Diese Überlegungen hatten in der Fallbesprechung stattgefunden und hatten den Charakter einer Klarifizierung gehabt mit Innehalten, Nachdenken, Differenzieren, alles ausgehend von der Frage nach dem emotionalen Gehalt der Erzählung der Patientin. Dem Therapeuten wurde klar, dass er sich in der besprochenen Therapiestunde ähnlich verhalten hatte. Er hatte die Patientin gefragt, ob es ein Zorn sei, der sie im Zusammenhang mit diesen Geschichten bewege, dann war ihm in der Stunde eingefallen, dass diese erzählten Vorgänge vielleicht auch einen Bezug zu Vorgängen in der Therapie haben könnten, weil sich die Patientin einige Zeit zuvor mit ihrem Wunsch durchgesetzt hatte, die Stundenfrequenz der Behandlung herabzusetzen. Der Therapeut hatte das seinerzeit zwar akzeptiert, jedoch eher missbilligt und hatte in der besagten Therapiestunde nun begonnen, darüber nachzudenken, ob die Patientin ihm vielleicht gerade erzähle, dass sie in der Frage der Stundenfrequenz ebenso auf ihr eigenes Bedürfnis gehört habe, wie sie es in der Familie zunehmend besser könne. Diese Überlegung hatte er der Patientin gegen Ende der Stunde als Frage vorgelegt: ob sich nach Beobachtung der Patientin zwischen den Vorgängen in der Erbschaftsgeschichte und in der Therapie Entsprechungen finden ließen, vielleicht gerade im Hinblick auf die Änderung der Stundenfrequenz? Sei es vielleicht so gewesen, dass sie ihre eigene Wahrnehmung ihm gegenüber erfolgreich vertreten habe, trotz seiner Skepsis? Darauf folgte ein längerer Gedankenbogen der Patientin, wie sie die Arbeit mit reduzierter Stundenfrequenz wahrnahm, nämlich als zu sich passend und ihrer Entwicklung nützend; die Patientin wirkte dabei entspannt und sicher.

Dieser Ausschnitt aus einer Fallbesprechung enthält das Prinzip *Klarifizierung mit der Methodik der Frage*. Im Dialog zwischen Supervisor und Therapeut ist die gestellte Frage nichts, was eine schnelle Antwort verlangt; vielmehr öffnet die Frage einen Raum, in den hinein sich Gedanken entwickeln können, von beiden Beteiligten. Das Gleiche gilt für den Dialog des Therapeuten mit seiner Patientin. Nach dem Erzählen der Erbschaftsgeschichte war die Bedeutung, also der emotionale Gehalt, nicht klar. Er hatte in der Therapiestunde ebenso wie in der Supervisionsstunde seiner eigenen Resonanz Raum gegeben und hatte die Patientin in der Therapiestunde in mehreren Schritten nach der Stimmigkeit seiner eigenen Wahrnehmungen und Überlegungen gefragt. Jeder dieser Klarifizierungsschritte hatte einen *resonanten Dialog* ermöglicht, als dessen vorläufiges Ergebnis klarer geworden war, was die Patientin ihm, dem Therapeuten sagen wollte, was in Bezug auf die Auseinandersetzung mit dem Therapeuten über die Stundenfrequenz in ihr gearbeitet hatte und immer noch arbeitete.

Wir können festhalten, dass Klarifizierung kein einseitiges Geschehen ist, in dem der Therapeut auf mehr Verständnis der emotionalen Themen hinarbeitet. Vielmehr ist Klarifizierung ein von beiden Beteiligten getragenes dialogisches Geschehen, die Methodik der Konkretisierung und des Fragens sind Bestandteil eines *resonanten Dialogs*.

11.2.3 Die Arbeit mit Träumen

Das Erzählen eines Traumes ist kein Bericht, sondern ein Ereignis. Die Traumerzählung enthält unmittelbar wahrnehmbare emotionale Themen, sie müssen nicht rekonstruiert werden, sondern sind präsent. Das beginnt schon mit der Ankündigung eines Patienten, von einem Traum sprechen zu wollen. Zu diesem Zeitpunkt ist der Traum noch nicht erzählt, sein emotionaler Gehalt aber schon in Gestalt der *Erzählstimmung* spürbar. Allein schon diese klinische Beobachtung verdeutlicht, dass es keinen wesentlichen Unterschied macht, ob ein Ereignis aus der Gegenwart, eine problematische Episode der Vergangenheit oder die Erzählung eines Traumes angekündigt wird. Der emotionale Gehalt all dieser Erzählformen macht sich bereits bei der Ankündigung in der Erzählstimmung in einem resonanten Moment bemerkbar.

Sollte also die Ankündigung einer Traumerzählung mit deutlich wahrnehmbarem Belastungsanstieg verbunden sein, dann kann, noch bevor der Traum erzählt wurde, in der Therapiestunde antizipiert werden, wie sich die Erzählung emotional auswirken könnte. Der Patient denkt also an die Bilder des Traumes, an die Traumstimmung, stellt sich vor, wie es ihm beim Erzählen ergehen würde und kann dabei erkennen, ob der Traum Affekte von traumatischer Stärke enthält, mit denen sorgfältig umgegangen werden sollte. *Sorgfältig* wird dann bedeuten, während der Erzählung genau auf Emotionsregulation zu achten, insbesondere auf Momente der Überflutung, in denen Regulation und Verarbeitungsfähigkeit verloren gehen.

Erfahrene Patienten werden schon beim Antizipieren Ideen entwickeln, wie ein atraumatischer Umgang mit dem Traum beschaffen sein könnte, beispielsweise durch Beschränkung auf ein Traumelement oder eine knappe Erzählung ohne intensive Vertiefung in die emotionalen Themen.

Schon bei der Antizipation können auch die *Traumstimmung* und die *Aufwachstimmung* überprüft werden. Eine Traumstimmung voll Panik, Entsetzen, Grauen, Ohnmacht von extremer Stärke in einem Albtraum kann sich auch in die Aufwachstimmung und bis in die Erzählstimmung hinein fortsetzen und entsprechende Sorgfalt im Umgang mit diesen traumatisch starken emotionalen Energien nötig machen.

Jeder Traum ist allerdings auch ein kreativer Akt, in dem Bilder und Narrative geschaffen werden für etwas, was innerlich beschäftigt. Dieser kreative Aspekt wird leicht übersehen, auch vom Träumer selbst. Die Bilder können sehr negativ wirken, Negatives erzählen und dennoch schwingt dann in der Erzählstimmung ein feiner Stolz mit, diesem Negativen erzählbare Bilder geben zu können, verbunden mit Mut und Fähigkeit zur Mitteilung. Auch diese positiven Elemente der Erzählstimmung lösen Resonanz aus und wollen bemerkt werden.

Fallbeispiel

Frau M. hat sich im bisherigen Verlauf ihrer Therapie mit kindlichen Missbrauchsereignissen beschäftigt, deren Auswirkungen sie an den Rand des Erträglichen gebracht hatten. Daran hat sich mittlerweile viel zum Guten verändert. Nun war durch eine längere Auslandsreise der Patientin und durch die üblichen Praxisferien eine etwa sechswöchige Unterbrechung der Therapie entstanden. Diese Auslandsreise hatte ganz besondere Bedeutung für die Patientin gehabt, weil es für sie lange Zeit ganz undenkbar gewesen war, ins Ausland zu reisen, während sie sich nun mit ruhiger Sicherheit und sorgfältiger Vorbereitung für die Reise entschieden und diese geplant hatte. Das Reiseziel hatte ebenfalls Bedeutung – ein Land, von dem sie sagte, es sei ihr, wie wenn sie in einem früheren Leben dort schon gewesen sei: vertraut, geliebt, ihre Welt. Parallel zur Reisevorbereitung hatte in der Therapie eine lange intensive Beschäftigung mit ihrem Willen gestanden, die attraktive Frau zu sein und zu werden, die sie war. Auch bei dieser Arbeit waren der Mut und der Willen auf anrührende Weise spürbar.

In die erste Therapiestunde nach sechswöchiger Unterbrechung kam sie gut aussehend, gut gelaunt und geschmackvoll gekleidet, berichtete eher knapp, dass die Reise sehr schön gewesen sei und sprach dann teils voll Zorn, teils ratlos darüber, dass jeden Tag fast genau um die Mittagszeit die energievolle Stimmung des Vormittags umschlug in Schwäche, Grübeleien, Selbstvorwürfe, Energielosigkeit. Ihr Zorn richte sich darauf, dass diese zweite Tageshälfte nicht nur schwer erträglich sei, sondern auch verlorene Lebenszeit. Irgendetwas, sie wusste nicht was, raubte ihr den halben Tag.

Auf diesen Zorn, den ich gut wahrnehmen konnte, habe ich die Patientin aufmerksam gemacht und ihr meinen Eindruck mitgeteilt, dass dieser Zorn mir wie eine lebendige und berechtigte Kraft vorkomme. Nun hielt sie ein wenig inne, und zwar in dem Moment, in dem die Frage, was ihr diese Lebenszeit raubte, innerlich arbeitete. Dann: Sie habe kurz vor der Therapiestunde einen Traum gehabt. Sie wirkte ruhig, ernst und entschlossen, diesen Traum in die Stunde zu bringen. Auf meine Frage, ob dieser Traum erzählt werden wolle, begann sie schon: Sie habe geträumt, sie liege im Bett, vom Fußende her hebe etwas die Bettdecke auf, dieses Etwas sei das Entsetzen. Das Entsetzen krieche zwischen ihre Beine, habe ein langes

Messer, steche sie in den Unterleib und dann in die Brust. Das Entsetzen habe keine Gestalt gehabt, ein grauer Nebel. Sie habe den Traum niemandem erzählt, auch ihrem Mann nicht.

Im Erzählen war nicht Panik oder Grauen oder Entsetzen spürbar, auch kein Zerfließen in Hilflosigkeit, sondern ganz im Gegenteil, etwas Energievolles, Konturiertes, dabei sehr Ernstes. Es war der ruhige Ernst der Patientin, auf den ich am stärksten reagierte, auf die Leistung, etwas sehr Problematisches in Bilder zu fassen und in die Stunde zu bringen. Ich fragte sie also, was sie von folgender Überlegung halte: Es sei noch unklar, was es sei, das ihr die zweite Tageshälfte zerstöre, wie diese seltsame Bedeutung der Mittagsstunde zu erklären sei. Vielleicht aber wirke der Traum, der ihr bei dieser Frage eingefallen sei, bei der Antwort mit, und zwar mit klaren drastischen Bildern, starken Gefühlen und sexuellen Elementen. Die Patientin, weiterhin ernst, ruhig: »Das Messer dringt ein wie ein Phallus und ich kann es nicht verhindern. Was könnte das mit meinem Zustand in der zweiten Tageshälfte zu tun haben?« Die Frage blieb offen und es war fast körperlich spürbar, wie die Frage arbeitete, in der Patientin und auch in mir. Vorgänge in der Gegenwart? Auf der Reise? Gefühlsbrücken zum Damals? Vorgänge in der Therapie?

Die Patientin bilanzierte am Stundenende, dass die Therapiestunde genau zu der Zeit stattgefunden habe, in der an allen anderen Tagen der Umschwung ins Ungesunde eingetreten sei, heute in der Stunde jedoch nicht. Also sei der Vorgang weder zwangsläufig noch unbeeinflussbar.[28]

Dieses Fallbeispiel zeigt, wie die Patientin nach einer Therapieunterbrechung das in die Stunde bringt, was sie beschäftigt. Das Erzählen eines Traumes ist dabei nur eine von mehreren Formen der Mitteilung.

Eine der von der Patientin verwendeten Mitteinungsformen ist die Reihenfolge der Themen, die *Sukzession*, die anscheinend einen inneren Zusammenhang haben: erst die überraschend kurze Erwähnung des Urlaubs, der in den Stunden

28 Anmerkung der Patientin: »Es ist auch für mich immer wieder ein intensives Erleben, Teile meiner Lebensgeschichte durch das Lesen Ihres Textes aufleben zu lassen. Die Verknüpfung zwischen dem, was mein Erzählen – dem damit verbundenen Aufleben vieler Gefühle – und dem, wie mein Gegenüber dies alles wahrnimmt – einordnet – und mir transparent macht (mit größter Sensibilität und Wertschätzung mir gegenüber) – sorgsam und schützend meine Verletzlichkeit begleitet, erlebe ich als großen Respekt mir gegenüber – dies drückt sich auch in ihren Zeilen aus – danke hierfür. Der Text ist für mich stimmig.«

vor der Therapiepause viel Raum eingenommen hatte und mit viel Vorfreude verbunden gewesen war. Warum diese knappe Erwähnung? Die Patientin sagt, die Reise sei schön gewesen, sagt das aber, ohne dass von dem erlebten Schönen irgendetwas spürbar wird.

Eine weitere Form der Mitteilung, eine Erzählform, sind die *Vitalitätsaffekte.* Die Melodie der Sprache ändert sich bei der Erwähnung des Urlaubs nicht, der Grundton des Konzentrierten, Ernsten zieht sich durch. Die Musik der Emotionen erzählt: Es ist nicht das Schöne am Urlaub, was beschäftigt, sondern etwas Anderes. Aber was?

Die Worte »Es war schön« lösen bei mir eine kurze Aufmerksamkeitsreaktion auf, sie klingen ein wenig anders als die Worte davor und danach. Die Spannung in der Stimme scheint um ein Geringes zuzunehmen, die Worte sind *markiert.* Dann der thematische Übergang zu der Veränderung, die jeden Tag um die Mittagszeit eintritt. Sollte dieses zweite Thema einen inneren Zusammenhang mit dem Urlaubsthema haben? Die Patientin betont wiederholt, dass sie diesen täglich eintretenden Zuständen hilflos ausgesetzt sei, ohne Einflussmöglichkeit, und sie betont ihr Gefühl, von diesem Zustand ihrer Lebenszeit beraubt zu werden, dabei allerdings auch sehr deutlich betont ihr Wille zur Gegenwehr, der als Ernst und Zorn gut spürbar wird. Zu diesem Zeitpunkt der Stunde ahne ich allenfalls, dass die *Sukzession der Themen*, die *Vitalitätsaffekte* und die *Markierungen* der Beginn einer Geschichte sind, die aber noch unvollständig ist.

Es scheint mir grundsätzlich wichtig, die Vollständigkeit oder das Unabgeschlossene einer Erzählung wahrzunehmen. Fast immer markieren die Patienten das Ende einer Erzählung, weil sie selbst deren Abschluss spüren. Sie halten kurz inne, geben dem Therapeuten Raum, vielleicht auch mit einem Blick zum Therapeuten, sie warten auf Resonanz, die Stimme verändert sich, markiert das Ende des Erzählbogens. Dieser Moment des Innehaltens am Ende einer Erzählung ist ein Gegenwartsmoment und die Patienten möchten wissen, ob das vorläufige Ende der Erzählung bemerkt worden ist. Man könnte das bestätigen durch eine Frage, ob gerade ein Moment erreicht sei, der zum Innehalten geeignet ist.

Hier war es nicht so, die Erzählung war im Gange und führte zu einem weiteren Schritt in der Sukzession der Themen, dem *Traum.* Der Traumbericht kommentiert und ergänzt die vorherigen Erzählteile, den Urlaub und die Störungen der zweiten Tageshälfte, und enthält mit hoher Wahrscheinlichkeit auch ein *Übertragungselement*: Was löst die Tatsache, dass sie bei einem Mann in Therapie ist, an Wünschen und Befürchtungen aus? Immerhin erzählt sie einen Traum, der so drastisch wie in keiner Therapiestunde zuvor sexuelle Elemente enthält. Ist das Erzählen des Traums also ein *Enactment*, mit dem sexuelle Intimität im Gegenwartsmoment der Stunde riskiert wurde? Allerdings war die Traumerzählung bei mir nicht mit einem Gefühl von zu großer Nähe verbunden, sondern vielmehr mit Anerkennung für den Mut der Patientin, das Sexuelle drastisch darzustellen, zentriert um ihren Willen zur Gegenwehr. Das Enactment hatte deshalb überwiegend transformativen Charakter, es enthielt das Neue.

Im Leser mag nun der Wunsch aufkommen, wie am Ende eines Kriminalromans, die Auflösung zu hören: Wie hängt denn nun alles zusammen? Was wurde hier mit den kunstvollen Mitteln der *Markierung*, der *Sukzession*, der *Vitalitätsaffekte*, des *Enactments*, der *Übertragung* und des *Traums* in die Stunde und in Kontakt gebracht, damit es gefühlt, reguliert und verarbeitet werden kann? Der Wunsch bleibt unerfüllt. Diese Traumerzählung ist nicht nur in ihren Methoden komplex, sondern auch in ihrem Inhalt, und man täte ihr Gewalt an, sie auf einen Aspekt zu reduzieren. Nur soviel: Meine stärkste Resonanz bezieht sich auf den ernsten Willen der Patientin zur Gegenwehr, wie wenn der Kern der komplexen Erzählung gewesen wäre: »Ich kann sexuell sein, wenn ich mich wehren kann.«

Sehr deutlich sind hier auch die Unterschiede zwischen Traumstimmung, Aufwachstimmung und Erzählstimmung und die gute Emotionsregulation im Erzählen. Obwohl es ein Albtraum gewesen war, hatte die Patientin ihn in ruhigem Ernst und guter Selbstregulation berichten können.

In diesem Abschnitt und diesem Beispiel sind das Träumen und der Traumbericht unter dem Aspekt der Resonanz betrachtet worden, der folgende Abschnitt wendet sich der Arbeit mit Regulationsprozessen zu.

11.3 Therapeutische Methoden im Kontext Emotionaler Regulation

11.3.1 Wahrnehmen und Ansprechen: Prozessresonanz und Prozessdeutung

Die wichtigsten Formen der Emotionsregulation haben wir in Kapitel 9.2 kennengelernt, verdeutlicht an Fallbeispielen. Dieses vorliegende Kapitel stellt nun einige behandlungstechnische Strategien dar, mit denen die *Regulation der Emotionsstärke, die bipolare Regulation, die Mentalisierung* und die *kommunikative Regulation* unterstützt werden können.

Voraussetzung für jede Anwendung spezieller Methoden ist, wahrzunehmen und zu beobachten, was sich auf der Ebene der emotionalen Regulationsprozesse ereignet. Das Wahrnehmungsinstrument ist die *Prozessresonanz*. Der Therapeut spürt, wenn die emotionale Belastung zu hoch wird, spürt, wenn der Kontakt zu Ressourcen verloren geht, wenn der Mentalisierungsprozess stockt oder wenn die kommunikative Regulation ihren Rhythmus verliert. Die kontinuierliche Wahrnehmung der Vorgänge auf Prozessebene ist dann die Basis für alle weiteren Interventionen und Methoden.

Die Wahrnehmung der Regulationsprozesse ist dabei nicht nur nach außen, auf das Gegenüber, gerichtet, sondern richtet sich auch nach innen, auf die eigenen emotionalen Regulationsprozesse – und dies gilt für beide Beteiligten: Auch der Patient nimmt nicht nur seine eigenen, sondern auch die emotionalen Prozesse des Therapeuten wahr.

Die basale Methodik, die allem Weiteren zugrunde liegt, ist also das Herstellen von Prozessresonanz mit dem Ziel, sich die emotionalen Regulationsprozesse im Fortgang der Stunde wahrnehmbar und bewusst zu machen. Keine der speziellen Methoden, die wir in diesem Kapitel besprechen, wäre ohne dieses Prozesswissen möglich.

Aus dem Herstellen von Prozessresonanz leitet sich direkt die *Technik der Prozessdeutung* ab, also das Reflektieren, Ansprechen, Interpretieren der emotionalen Regulationsprozesse. Die Bezeichnung *Deutung* – sie entstammt dem psychoanalytischen Sprachgebrauch – ist hier angebracht, weil Prozessdeutungen nicht nur beschreiben, sondern auch interpretieren. Beispielsweise können emotionale Ereignisse der aktuellen Stunde in der Beschäftigung mit bestimmten Themen verglichen werden mit Vorgängen in früheren Stunden und früheren Lebensepisoden. Dies kann verbunden sein mit Überlegungen dazu, ob und inwiefern sich die Emotionsregulation verändert hat und was dazu beigetragen hat.

Fallbeispiel

Herr J. hatte eine mehrwöchige Therapiepause, entstanden aus beruflichen Gründen. Er begann die Therapiestunde mit der nachdenklichen Feststellung, die zurückliegenden Wochen seien anstrengend, aufreibend gewesen und in ihm sei in den letzten Tagen ein Bild entstanden von seiner kindlichen Situation in den ersten Lebensjahren, dieses Bild nütze ihm. Es komme ihm vor, wie wenn seine ersten fünf Lebensjahre wie ein Loch seien, in dem etwas Wichtiges gefehlt habe und es sei gut, diese Tatsache in ein Bild zu fassen und ohne Angst als Teil seiner eigenen Geschichte anzuerkennen. Diese Ruhe konnte ich wahrnehmen und sie schien mir im Sprechen über frühe traumatische Situationen etwas Neues zu sein, dieser frühe, damals sehr negative, wahrscheinlich traumatische Mangel fühlte sich jetzt im Sprechen darüber weniger machtvoll an.

Diese kurze einleitende Szene dauerte nur wenige Minuten und nicht immer ist man sich aller Vorgänge auf Prozessebene sofort bewusst, ich nahm aber etwas wahr, was mir bedeutsam schien, und sprach das aus in einer Bemerkung, die den Charakter einer Prozessdeutung hat, an: Im Sprechen über eine schwere Problematik gehe etwas vor sich, was sich nach meinem Eindruck gut anfühlte. Er habe ein passendes Bild gefunden, also ein Symbol, er sei emotional berührt gewesen, aber nicht überlastet, ein Dialog habe stattgefunden und irgendwie schwinge mit, dass sich in Bezug auf das, was er mit dem Bild des frühen Lochs bezeichnet hatte, etwas Positives ereignet habe.

Nach einem kurzen eher zustimmenden Nachdenken fuhr der Patient fort, er müsse dazu eine Geschichte erzählen, die sich am Vortag ereignet habe und die damit zu tun habe. Ihm war ein an sich harmloser Verstoß gegen eine Verkehrsvorschrift angelastet worden, jedoch zu Unrecht. Sein Widerspruch war abgewiesen worden, es war zu einer Amtsgerichtsverhandlung gekommen und er war Tage vorher intensiv mit der Frage beschäftigt gewesen, ob der Amtsrichter ihm zuhören oder ihn und seine Argumente beiseiteschieben würde. Ihm war selbst schon aufgefallen, dass in ihm beide Möglichkeiten als Erwartung bereitlagen: ein Richter, der das frühe traumatische Loch repräsentiert hätte, indem er nicht hört, nicht hören will, ihn ignoriert, das Unrecht erneuert, oder ein Richter, mit dem Verständigung möglich ist. Ihm war ebenfalls aufgefallen, dass er in die kurze Verhandlung nicht nur mit der Erwartung einer Wiederholung des frühen Unrechts gegangen war, sondern einen normalen Dialog zwischen sich und dem Richter durchaus für möglich gehalten hatte. Letzterer Fall trat ein: Der Richter las die Akte, befragte den Patienten nach seiner Sichtweise, ebenso den einbestellten Zeugen, machte klar, dass der Patient im Recht sei, und stellte das Verfahren ein.

Wieder hatte ich den Eindruck und sprach das aus, dass in der Erzählung dieser Geschichte ein Unterschied spürbar geworden sei. Sein Selbstbild habe sich anscheinend geändert. Das Kindheitstrauma des ohnmächtigen, nicht gehörten Kindes sei zwar spürbar, es sei aber etwas Neues hinzugekommen, irgendetwas, was im Gegensatz zu Wehrlosigkeit und Verlassenheit stehe und was in der ganzen Erzählung von diesem Ereignis präsent war.

Trotz dieser sehr vorsichtigen Formulierung verstand der Patient sofort, was ich versucht hatte auszudrücken. Er habe das Gefühl, dass die Gegenwart eine Gegenwart sei und nicht nur unaufhörliche Wiederkehr von

> Vergangenem. Er beobachte, dass sich etwas in ihm mehr auf Zukünftiges und Mögliches richte, bestimmte Projekte, die ihm viel Freude machten. Dies führte zu nachdenklichen Erinnerungen an positive Bindungen, die es in seiner frühen Jugend ebenfalls gegeben hatte.[29]

Auf dem Wege der Prozessresonanz wurden hier subtile Unterschiede in den emotionalen Zuständen und emotionalen Regulationsprozessen der Stunde wahrnehmbar und mit der Technik der Prozessdeutung angesprochen. Die wichtigsten Veränderungen waren der Rückgang der emotionalen Wucht des frühen Traumas und das Hinzutreten eines zunächst schwach, dann immer deutlicher wahrnehmbaren positiven Elements. Die Prozessdeutungen benennen zunächst nicht mehr als den Eindruck, dass der Umgang mit den emotionalen Themen sich verändert, verbessert hat und irgendetwas Kreatives im Begriff ist, in Gang zu kommen. Zu gegebener Zeit wird dann die Arbeit mit den Inhalten folgen, beispielsweise mit dem Übertragungsgehalt der Richtergeschichte und mit den frühen Wurzeln des Negativen wie des Positiven.

Die Wahrnehmung, die Resonanz für Vorgänge auf Prozessebene, deren Ansprechen und der Dialog darüber, stellen sehr besondere Momente hoher Intensität in der Stunde her. Der Puls der seelischen Regulations- und Verarbeitungsvorgänge wird unmittelbar spürbar und im Dialog geteilt. Die Wirkung von

---

29 Anmerkungen des Patienten zu dieser Vignette: »Die Vor- und Nachbemerkungen zum Fallbeispiel beschreiben sehr klar Ihre Arbeitsweise, die ich bisher mehr intuitiv erfasst habe. Diese ›Klarstellung‹ empfinde ich als hilfreich.

Das Konzept der Prozessresonanz leuchtet mir sehr ein. Allerdings erscheint mir das Erkennen der emotionalen Prozesse des Therapeuten angesichts meiner lebenslangen Erfahrungen mit Autoritäten und Hierarchien schwierig, zumal es auch mit der notwendigen Abgrenzung zwischen Patient(in) und Therapeut(in) in Einklang zu bringen ist.

Bei der Fallbeschreibung hat mich die Ausgewogenheit und Vielzahl der Details überrascht. Es verdeutlicht mir, wie intensiv und ernsthaft meine Schilderungen aufgenommen wurden. Dies hat mich sehr angerührt.

Meine Entscheidung, es auf eine Gerichtsverhandlung ankommen zu lassen, war eine bewusste. Ich habe die eingeübte elterliche Strategie der Konfliktvermeidung (hier durch Zahlung des unberechtigten Verwarnungsgeldes) absichtlich verworfen und bin das finanzielle Risiko eines verlorenen Gerichtsverfahrens eingegangen. Ich war mir diesen ggf. zu zahlenden Geldbetrag wert und hoffte andererseits (in Sinne von Feldenkrais) auf eine positive Erfahrung. Zugleich musste ich mich der berechtigten Frage stellen, ob diese Angelegenheit den hohen Zeitaufwand wert sei. Rückblickend war sie es wert.«

Prozessdeutungen geht deshalb über das reine Bewusstmachen emotionaler Regulationsvorgänge weit hinaus:

- Das Benennen der emotionalen Regulationsvorgänge stellt Begegnungsmomente her, in denen beide Beteiligten, jeder für sich und beide im Dialog, an jenen emotionalen Aufgaben arbeiten, die die Stunde stellt.
- Eine Prozessdeutung stellt einen betrachtenden Abstand zu den emotionalen Inhalten her, vergleichbar mit einem Schritt ans Ufer aus dem Fluss der emotionalen Turbulenzen – ein Moment des Innehaltens und der Beruhigung.
- Die regelmäßige Prozessreflexion schafft gemeinsames Wissen über seelisches Wachstumsvorgänge.

Prozessdeutungen bilden ein behandlungstechnisches Fundament für die Arbeit mit emotional bedingten Krankheiten. Wir werden uns in Kapitel 12 deshalb eingehender mit der Technik der Prozessdeutung befassen.

Über die hier beschriebenen basalen Methoden der Prozessresonanz und Prozessdeutung hinaus sind in manchen therapeutischen Situationen zusätzlich spezielle Methoden nützlich, insbesondere dann, wenn äußerst heftiges emotionales Material in die Stunde kommt. Dem sind die folgenden Abschnitte gewidmet.

11.3.2 Ressourcenorganisation mit EMDR-Modifkationen

EMDR ist in seinen verschiedenen Modifikationen sehr gut geeignet, emotionale Regulations- und Transformationsprozesse anzuregen. Es ist ein Verfahren, das darauf abzielt, die psychischen Systeme bei der Selbstregulation zu unterstützen, insbesondere die Regulation der Emotionsstärke und die Regulation der Emotionsqualität.

Um EMDR in den Prozess einer Therapiestunde einzufügen, ist es zum einen erforderlich, über die momentanen Verhältnisse in der Emotionsregulation orientiert zu sein, also: In welchem Ausmaß besteht im Moment emotionale Belastung, liegt bereits eine Überlastung vor, in welchem Zustand ist die bipolare Regulation, gibt es außer Kontakt zum Belastungsmaterial auch gut verfügbaren und gut wahrnehmbaren Ressourcenkontakt im aktuellen Moment der Stunde? Auf dem Wege der Prozessresonanz werden wir dies wahrnehmen wie geschildert.

Dafür benötigen wir ein gewisses Repertoire an EMDR-Modifikationen, die dann passend zur jeweiligen Verfassung des Patienten eingesetzt werden können.

In solchen Situationen von drohender emotionaler Überlastung, also Über-dem-Limit-Situationen (Plassmann, 2015), ist das *Kurz-EMDR* gut geeignet, die Regulation der Emotionsstärke zu verbessern und damit die emotionale Belastung in einen mittleren, erträglichen Bereich zurückzuführen.

Die eingangs von Kapitel 11 erwähnten EMDR-Modifikationen werden in den folgenden Abschnitten näher erläutert.

Kurz-EMDR

Das Kurz-EMDR besteht aus einem Set von einer bis drei sehr langsamen Augenbewegungen (etwa zwei Sekunden pro Augenbewegung). Die tatsächliche Geschwindigkeit der Augenbewegungen wird durch den Patienten mitbestimmt: Wichtig ist die Geschwindigkeit des Fingers an die Geschwindigkeit der Augen des Patienten anzupassen. Der Patient folgt dabei dem Finger des Behandlers von rechts nach links und wieder zurück oder umgekehrt oder von oben nach unten und wieder zurück. Wird dieses Verfahren zum Beispiel bei Kriseninterventionen eingesetzt, so können die Patienten die Augenbewegung auch mit der eigenen Hand führen. Man sieht zunächst emotionale Beruhigung, dann folgt häufig das Auftreten von Gefühlen von Wut und Trauer und dann gegenwartsbezogener Humor, Freude und positive, in die Zukunft gerichtete Gedanken. Es kommt also zum Wechsel aus dem emotional negativen in den positiven Pol. Mit diesem Verfahren ist es möglich, innerhalb kurzer Zeit eine emotionale Übererregung zu normalisieren. Durch die kurzen und langsamen Augenbewegungen tritt eine Veränderung des Patienten zum emotional Positiven ein, die Übererregung nimmt ab.

Kurz-EMDR dient wie alle Hilfen bei Störungen der Emotionsregulation nicht dem Zudecken von Problematischem, sondern dem Wiedergewinn der Fähigkeit zur Selbstregulation, während oder am Ende von Situationen grenzwertig hoher Belastung.

Positiv-EMDR

EMDR ist als Methode der Ressourcenorganisation sehr wirksam und durch den besseren Kontakt zu positiven emotionalen Komplexen wird auch die Fähigkeit des Patienten zur Regulation belastender Emotionen sehr viel besser. Deshalb ist es sinnvoll und notwendig, vor Beginn einer Traumakonfrontation den Ressourcenpol der Persönlichkeit systematisch zu stärken, damit die Beschäftigung mit negativen Emotionen überhaupt erst möglich wird.

Im Prozess der *Ressourcenorganisation* stellen wir günstige Bedingungen für das Wirksam-Werden der vorhanden Ressourcen her. Hierzu ist in der klinischen Psychotherapie ein großes Repertoire von Methoden entstanden. Bewährt sind imaginative Verfahren wie zum Beispiel die Arbeit mit dem *sicheren Ort*, den *inneren Helfern*, die Arbeit mit den bekannten Distanzierungsmethoden wie *Bildschirmtechnik, Tresortechnik* und Ähnliches. Äußerst wirksam ist das von Shapiro in das EMDR eingeführte Finden des individuellen heilungsförderlichen Rhythmus, sei es mit Augenbewegungen oder auf anderem Wege, beispielsweise auch mit taktilen bilateralen Stimulationen.

In der Arbeit mit diesen *Standardressourcen* werden die Patienten zunehmend kreativer, die Ressourcen werden ergänzt durch spontane Ressourcen und dadurch individueller, problemspezifischer und dabei erheblich wirksamer.

Spontanressourcen sind jene Kraftquellen, die spontan vom psychischen Selbstheilungssystem erzeugt werden. Man kann dies in jeder Therapiestunde sehr gut beobachten und nutzen, ganz unabhängig von der Therapiemethode, da es sich um natürliche Phänomene handelt.

Im Arbeiten mit dynamischen, also spontan auftauchenden Ressourcen, ist der Kreativität des Therapeuten und der Patienten kaum eine Grenze gesetzt. Alles, was an positivem emotionalem Material in die Stunde kommt, ist gut. Die Spontanressourcen tauchen meist zuerst in der Dimension der Körperrepräsentanzen auf, also als Körperhaltung, veränderte Atmung, veränderte Mimik. Dies wird unterstützt durch Fokussierung auf die Körperwahrnehmungen, auf damit assoziierte Situationen mit intensivem Ressourcenkontakt und die dazugehörige positive Kognition.

Die mittlerweile in die EMDR-Ausbildung integrierte sogenannte *Absorptionstechnik* (Hofmann, 2005) ist eine sehr praktikable Nutzungsform der dynamischen Ressourcenorganisation. Bipolares EMDR (Plassmann, 2015; siehe auch den nächsten Abschnitt) ist eine Variante des EMDR, mit der systematisch dynamische Ressourcen zur Auflösung von emotionalem Belastungsmaterial genutzt werden.

Sorgfältige Ressourcenorganisation bringt die Patienten mit ihren eigenen Kraftquellen in Verbindung. Allein deren Wahrnehmung, das Gefühl, dass es eine eigene Heilungskompetenz, ein inneres Heilungssystem gibt, hat enormen positiven Einfluss auf die Patienten, die sich praktisch alle im Zustand der Hilf- und Hoffnungslosigkeit ihrem emotionalen Belastungsmaterial gegenüber befunden haben. Durch sorgfältige dynamische Ressourcenorganisation kommen erstaunlich intensive Selbstheilungsprozesse in Gang. Der natürliche Verarbeitungsprozess scheint gleichsam seine Arbeit wieder aufzunehmen. Erhebliche Teile der eigentlichen Traumakonfrontation, also der Expositionsphase, werden dadurch überflüssig, weil die emotionale Belastung durch Stabilisierung und Ressourcenorganisation so stark absinkt, dass ein großer Teil des Belastungsmaterials von den Patientinnen nicht mehr als krankmachend empfunden wird.

Positiv-EMDR fokussiert nicht auf die Bekämpfung von Pathologie, sondern auf die nach Selbstentwicklung drängenden Kräfte. Wichtig ist frühzeitige Klarstellung, dass das Belastungsmaterial zwar identifiziert, klarifiziert und vermessen wird, dass jedoch nicht direkt daran gearbeitet wird, also zunächst keine Exposition stattfindet. Dies hat sehr entlastende Wirkung auf die Patienten, da sie sich mit gutem Grund vor der Konfrontation damit, der Exposition, fürchten. Zugleich entsteht aber ein gemeinsames Wissen über das traumatische Material. Die Patienten können sich mitteilen und gewiss sein, dass dieses Material nicht ignoriert und zugedeckt wird, sondern zunächst gute Fähigkeiten zu seiner Verarbeitung aufgebaut werden.

Fallbeispiel[30]

Die 15-jährige Violetta kam schwer magersüchtig zur stationären Behandlung mit 41,4 kg, was bei Ihrer Größe einem BMI von 14,5 entspricht. Sie kämpfte sich entschlossen durch die anfängliche Gewichtsstabilisierung und wog nunmehr 50,1 kg, entsprechend einem BMI von 17,2, also im normalen Bereich. Sie blieb dabei aber immer unglücklich, chronisch traurig, sie vermied Kontakt zu ihren Mitpatienten und bemerkte immer deutlicher einen tiefen, sehnsüchtigen Hunger in sich, den sie nicht verstand, unter dem sie litt und dem sie keinen Raum in sich geben wollte.

Das Schlimmste sei ihre Verlogenheit, ihre Falschheit. Von ihren Freundinnen eingeladen abends auszugehen, zum Beispiel in die Disco, spiele sie nur interessiert, eigentlich sei ihr das alles zuwider. Sie wolle gar nicht groß werden, sie wolle Kind bleiben, alles solle so sein wie früher, als der Vater die Familie noch nicht verlassen hatte. Sie weinte hier bitter, erstmals seit Langem. Ihre Überzeugung war: »Ich hasse mich«. Der Belastungsgrad war extrem hoch.

Das Positiv-EMDR lässt diese Belastungsknoten ruhen und nimmt Kontakt mit den »inneren Helfern« auf. Die Arbeit mit diesen *inneren Helfern* ist eine bewährte Vorgehensweise. Sie sind Repräsentanzen, Symbole des Positiven, Repräsentanzen von sicherer Bindung. Die Patienten wählen innere Helfer aus, die mit Sicherheit, Schutz, Stärke, Trost verbunden sind. Gut geeignet sind zum Beispiel die *gute Fantasiegestalt, die hilfreiche Realgestalt, das gute Tier, die Farbe, das*

30 Erstveröffentlichung in Plassmann (2015).

positive Körpergefühl, der gute Satz und das weise innere Wesen. Alle diese Inneren Helfer werden in die *gute Lebenssituation,* die aus der Erinnerung oder aus der Fantasie stammen kann, integriert. Nachdem die inneren Helfer gefunden sind, geht die Patientin in die gute Situation und versammelt nach und nach alle Helfer, unterstützt mit kontinuierlichen sehr langsamen Augenbewegungen oder taktilen Stimuli. Eine Fraktionierung in einzelne Sets, wie beim Standardprotokoll (siehe nächster Abschnitt) oder im Kurz-EMDR, ist nicht erforderlich, es kann aber jederzeit eine Pause gemacht werden. Nach Abschluss und Beendigung der Innere-Helfer-Übung werden die gefühlte Intensität der Verbindung mit den inneren Helfern und der Moment des intensivsten Ressourcenkontaktes auf einer Skala von eins bis sieben bestimmt. Die Patienten fühlen sich in der Regel subjektiv deutlich besser.

> Violetta liebt Tiere. Sie nahm sich ihren Lieblingshund, einen Vogel, ihre beste Freundin und im Hintergrund weitere Freundinnen, als Symbol wählte sie die Sonne. Sie fühle deren Wärme. Ihr weises inneres Wesen, ein Löwe, war neben ihr. Sie fühlte sich nach der Übung entspannt und sicher.
>
> Der positive Gedanke war: »Ich bin mit mir zufrieden.« Sie stufte dessen Stimmigkeit auf einer Skala von eins bis sieben bei drei ein, also als noch deutlich steigerungsfähig.

Der nächste Schritt war die Arbeit mit der Zukunftsvision. Zu Beginn versammeln die Patientinnen, unterstützt durch sehr langsame Augenbewegungen oder taktile Stimuli ihre Inneren Helfer, wie geschildert. Dies ist meist eine Sache von wenigen Minuten. Mit ihnen zusammen entwickeln sie dann ihre *Zukunftsvision.* Die Helfer schicken hierfür geeignete Repräsentanzen, gut geeignet sind die *Zukunftsfarbe, das Körpergefühl, ein Bild, der gute Satz.*

> Violetta erzählt: »Meine Zukunftsfarbe ist ein Goldgelb, die Farbe der Sonne. Ich kann die Wärme auf der Haut spüren. Ich bin auf einem Bauernhof mit Tieren, wie meine Tante. Ich bin 27 Jahre alt, da ist ein Mann, ein Kinderwagen. Ich weiß, dass ich genauso leben möchte. Mein Satz? ›Ich bin stolz auf mich und mein Leben.‹ «

Die Zukunftsvision kann ergänzt werden durch die Konsultation des weisen inneren Wesens, welches gebeten wird, Wissen über den richtigen ersten Schritt zur Zukunftsvision zu schicken. Diese Übung wird wiederum unterstützt durch sehr langsame Augenbewegungen oder Pads.

> Violetta bat ihr weises inneres Wesen, den Löwen, um Beratung in Hinblick auf ihren ersten Schritt in die Zukunft. Es folgte ein klarer Gedanke: »Vertraue dir selbst.« Sie war sehr berührt von diesem Gedanken, fühlte aber sofort auch ihre Widerstände dagegen: Sie müsse sich ändern, ihre Gefühle von Schmerz, Trauer, Einsamkeit seien nicht o.k., sie müsse endlich erwachsen werden. Aber dann nachdenklich: Es stimmt schon: ›Vertraue dir selbst!‹

Die Arbeit mit der Zukunftsvision kann auch erschüttern. Dass Zukunft auch Veränderung, Bewegung bedeutet, wird fühlbar. Essgestörte Patientinnen haben sich in Jahren der magersüchtigen oder bulimischen Lebensform völlig daran gewöhnt, Leben als Stillstand oder Rückwärtsbewegung zu definieren, sie fürchten die Kraft ihrer eigenen Vitalität.

Mit der Patientin aus dem obigen Beispiel haben die Fokussierung auf Belastungsmaterial, innere Helfer und Zukunftsvision in einer 90-minütigen Sitzung stattgefunden. Sie hat sich immer wieder dafür entschieden, in der gleichen Sitzung noch den nächsten Schritt zu tun. Nach Ende der Sitzung konstatierte sie, es gehe ihr gut, und sie ging gelöst, nicht merklich angestrengt hinaus.

Die imaginativen Elemente des Positiv-EMDR-Protokolls sind sehr deutlich, der Grundcharakter des EMDR-Prozesses bleibt davon unberührt. Im Mittelpunkt steht der Affekt, im Gegensatz zum Trauma-EMDR nicht der negative, sondern die lebendige Entwicklungsenergie der Kernpersönlichkeit.

Bipolares EMDR

Störungen in der bipolaren Emotionsregulation kommen sehr häufig vor. In der Stunde ist dann der Kontakt zum Belastungsmaterial sehr intensiv, der Ressourcenkontakt jedoch brüchig. Für die Verbesserung des Ressourcenkontaktes kann wie beschrieben sehr gut das *Positiv-EMDR* genutzt werden.

Alle emotionalen Überflutungszustände in einer Therapiestunde sind gleichsam Unfälle, die zwar überstehbar sind, sie haben aber erheblich demoralisierende Wirkung. Deshalb darf vom Therapeuten erwartet werden, dass er den Prozess der Stunde zwar effektiv, aber unfallfrei führt. Hierzu ist das *bipolare EMDR* sehr gut geeignet. Der bipolare Emotionsregulation wird im bipolaren EMDR dadurch unterstützt, dass im elastischen Wechsel sowohl auf den Belastungspol wie auf den Ressourcenpol fokussiert wird. Durch diese Arbeitsweise werden sowohl emotionale Überlastungen wie auch Stagnationen durch mangelnden Ressourcenkontakt zuverlässig vermeidbar. Das bipolare EMDR strebt im Gegensatz zum EMDR-Standardprotokoll nicht das völlige Reprozessieren und Auflösen von

Belastungsmaterial an, sondern regt *Absorptionsprozesse* an. Dies bedeutet, dass in der Stunde die Ressourcenorganisation Fortschritte macht, die Ressourcen also wahrnehmbarer, organisierter und wirksamer werden und eine Teilauflösung des Belastungsmateriales bewirken. Der Absorptionsprozess setzt sich in aller Regel auch nach der Stunde noch fort.

Zunächst wird unverarbeitetes Belastungsmaterial identifiziert, von dem Patient und Therapeut den Eindruck haben, dass eine weitere Annäherung an dieses Belastungsmaterial und seine Auflösung zwar möglich sind, jedoch wegen der Stärke dieses Belastungsmaterials Vorsicht und Dosierung notwendig sind. Die Patienten können sich, nachdem sie das anstehende Belastungsmaterial ausgewählt und identifiziert haben, dem Ressourcenpol innerlich zuwenden und solche Fähigkeiten und positiven emotionalen und körperlichen Zustände fokussieren, die dem traumatischen Belastungsmaterial innerlich gleichsam gegenüberstehen. Der *Ressourcenkomplex* umfasst dann außer einem positiven Lebensgefühl auch zugehörige Körperreaktionen und Kognitionen. Die Verankerung dieses Ressourcenkomplexes erfolgt mit langsamen Augenbewegungen oder anderen Formen der bilateralen Stimulation. Der auf diese Weise fokussierte und verankerte positive Zustand wird dann gleichsam zum Ausgangspunkt, um sich innerlich, während der langsame bilaterale Rhythmus ständig weiterläuft, dem traumatischen Belastungsmaterial anzunähern, und zwar so weit, dass die Belastungsstärke im mittleren Bereich und der Kontakt zum Ressourcenpol jederzeit fühlbar bleibt.

Die Patienten haben erfahrungsgemäß eine sehr gute Wahrnehmung dafür, wann die Belastungsgrenze erreicht ist; dann wird die innere Distanzierung vom Belastungsmaterial unterstützt durch Rückkehr zum Ressourcenpol, indem dieser nochmal in allen Qualitäten durchgegangen und vielleicht durch zusätzliche Elemente ergänzt wird.

Das Ziel des bipolaren EMDR ist also nicht die *vollständige Auflösung* des traumatischen Belastungsmaterials, sondern die *partielle und atraumatische Auflösung*, indem ohne Überschreitung der Belastungsgrenze vom Ressourcenpol her ein Teil des Belastungsmaterials reorganisiert wird. Die Traumaauflösung ist somit dosiert und fraktioniert. Diese Arbeitsweise hat sehr ermutigende Wirkung auf die Patienten, weil sie ihre eigene Selbststeuerung und ihre Fähigkeit, das Belastungsmaterial in geeigneten Portionen aufzulösen, erfahren. Häufig wird erst durch die Arbeit mit dem bipolaren EMDR die Arbeit mit dem Standardprotokoll möglich.

Kapitel 10.3 über Traumafolgestörungen schildert den typischen Aufbau der Arbeit mit bipolarem EMDR in einem Fallbeispiel.

11.4 Anregung transformativer Prozesse in der Traumatherapie: Das Standardprotokoll im EMDR

Das *Standardprotokoll des EMDR* ist gut geeignet, um starkes, aber nicht überstarkes emotionales Belastungsmaterial aufzulösen, immer aber unter der Voraussetzung, dass guter Ressourcenkontakt besteht. Andernfalls würde es unweigerlich zur Affektüberflutung und damit zur Stagnation des Verarbeitungsprozesses kommen.

Das Standardprotokoll ist folgendermaßen aufgebaut:

- Mit dem Patienten wird auf das *Bild* der stärksten emotionalen Belastung fokussiert.
- Der Patient fasst das Wesen der Belastung in einem kurzen Satz zusammen, zum Beispiel: »Ich bin hilflos.« Dieser Satz wird *negative Kognition* genannt.
- Dann wechselt der Patient den emotionalen Pol und stellt sich vor, wie er sich fühlen wird, wenn sich die Belastung aufgelöst haben wird, zum Beispiel: »Es ist vorbei.« Oder: »Ich bin befreit.« Diese Sätze werden intuitiv gefunden und ohne Vorgabe formuliert; sie werden als *positive Kognition* bezeichnet. Deren »Stimmigkeit« wird vom Patienten auf einer Skala von eins bis sieben eingestuft (Validity-of-Cognition-Skala, VoC). Dieses gezielte Fokussieren auf beide emotionalen Pole, den emotional negativen Belastungspol und den emotional positiven Ressourcenpol war neuartig in der Geschichte der Psychotherapiemethodik und baut auf dem bipolaren Prinzip der Emotionsregulation und -verarbeitung auf.
- Nun fokussiert der Patient wieder auf das Bild des schlimmsten Momentes in Verbindung mit seiner negativen Kognition, überprüft, welche Emotionen und Körperreaktionen auftreten, und schätzt die Stärke der momentan gefühlten Belastung auf einer Skala zwischen eins und zehn ein (Subjective-Units-of-Disturbance-Skala, SUD). Es geht dem Patienten in diesem Moment des Erlebens des emotional belastenden Traumamaterials nicht gut und es muss sorgfältig darauf geachtet werden, dass keine Überbelastung, also emotionale Überflutung, eintritt. Weil diese Gefahr groß ist und in der Praxis zu gefährlichen emotionalen Übererregungen führen kann, wurden im EMDR zahlreiche Modifikationen entwickelt, mit denen diese Gefahr vermieden werden kann, so zum Beispiel das oben geschilderte bipolare EMDR.
- Der nächste Schritt ist die Durchführung der Augenbewegungen, in der Regel von einer Seite zur anderen, seltener auch von oben nach unten oder

diagonal. Viele Anwender bevorzugen Augenbewegungen, die so schnell wie möglich durchgeführt werden, indem der Patient mit den Augen der Hand des Therapeuten folgt. Besser bewährt sich allerdings ein flexibler Rhythmus, langsamer beginnend und sich in Abstimmung mit dem Patienten steigernd. Die Durchführung der Augenbewegungen wird in sogenannte *Sets* unterteilt, indem etwa alle 10 bis 30 Augenbewegungen eine Pause eingelegt wird, in der der Patient kurz über die subjektiv wahrgenommen Veränderungen berichtet. Das können Veränderungen im emotionalen Belastungsgrad sein, Änderungen in der Körperreaktion, Veränderungen der visuellen Bilder, aufkommende Gedanken. Das kurze Gespräch hat orientierenden Charakter und dient dem Informationsaustausch, damit der Therapeut einschätzen kann, ob und wie das *Reprozessieren* des Belastungsmaterials vorankommt und zu einem neuen *Plateau* geführt hat. Nach der ursprünglichen Konzeption des EMDR kommt diesem Gespräch außer dem Informationsaustausch keine weitere Bedeutung zu. Die Möglichkeit, das EMDR vor, während und nach seiner Durchführung in eine sichere Bindung einzubetten, gehört nicht zur ursprünglichen Konzeption; hier besteht nach meiner Überzeugung ein großes bislang ungenutztes Entwicklungspotenzial.

➢ Wenn durch Augenbewegungen subjektiv keine Veränderungen mehr festzustellen sind, werden die Augenbewegungen beendet, der emotional positive Pol wird durch Überprüfen der positiven Kognition fokussiert, weil sich durch den eben stattgefundenen Verarbeitungsprozess die positive Kognition häufig verändert, präzisiert, oder ergänzt wird. Dann wird diese nunmehr aktualisierte positive Kognition ebenfalls mit Augenbewegungen prozessiert und die Stimmigkeit (Validity of Cognition, VoC) der positiven Kognition wird überprüft. Im Idealfall liegt die Stimmigkeit auf der Skala von eins bis sieben sehr hoch, nahe sieben. Das bedeutet, dass sich das Belastungsmaterial weitgehend aufgelöst hat und der positive mit dem Verarbeitungsprozess angestrebte Zustand nahezu unbeeinträchtigt ist.

➢ Mit dieser positiven Kognition zusammen werden dann noch Reste der Belastung im Körper aufgespürt und, wenn vorhanden, ebenfalls mit Augenbewegungen aufgelöst und dann die Restbelastung bestimmt, die im Idealfall nahe null oder bei null auf der Belastungsskala von eins bis zehn liegt (Subjective Units of Disturbance, SUD).

➢ Den Abschluss bildet eine Nachbesprechung, die der Reflexion und Bewertung des Geschehens dient.

Zur Arbeitsweise des EMDR im Standardprotokoll folgt nun ein Fallbeispiel. Die in Kapitel 6.4 geschilderte Behandlung der Patientin Frau S. setzte sich in folgender Weise fort:

Fallbeispiel

In die nächste Stunde kam die Patientin mit einer Haltung klarer Entschlossenheit, ihre Energie nicht weiter für den Ärger über jenen Bekannten zu verwenden, sondern für die Auflösung eines Traumaelementes, dem sie wenige Tage zuvor begegnet war.

Ich vermute, die Klarheit, mit der sie ihren eigenen Zorn als berechtigt und nützlich zu empfinden begann, wirkte sich auch in dieser Entschlossenheit aus. Statt vor dem traumatischen Material zu fliehen, wandte sie sich ihm aktiv zu.

Folgendes hatte sich zugetragen: Sie war an einem stillen Sonntagvormittag an einer Tankstelle vorgefahren, nach dem Tanken zum Bezahlen hineingegangen und hatte an einem Ständer eine große Zahl von Messern hängen sehen. Sie konnte noch realisieren, dass diese Messer Werbegeschenke und Prämien für Punkte sammelnde Kunden waren, dann tauchten in ihr wie Halluzinationen grässliche Bilder des Verletzens, Schlachtens und Verstümmelns mit einer solchen Intensität auf, dass sie nicht mehr in der Gegenwart der Tankstelle war, sondern gleichsam in die Welt dieser Bilder hineingezogen wurde. Damit nicht genug, tauchten konkrete Bilder an das entsetzlich verletzte Mordopfer auf und sie verlor für Minuten die Verankerung in der Gegenwart und war wieder in dem ursprünglichen traumatischen Ereignis.

Sowohl in dieser Situation als auch beim Erzählen des Ereignisses in der Therapiestunde waren allerdings auch Fähigkeiten zu beobachten, die mir auffielen, der Patientin zunächst nicht, und die ich dann mit ihr eine nach der anderen durchging. Die bipolare Arbeitsweise mit systematischer Einbeziehung des positiven emotionalen Ressourcenpols beginnt nicht erst mit der Fokussierung auf die positive Kognition, sondern bereits mit der Fokussierung auf im Alltag oder in der Therapiestunde spontan auftauchende Fähigkeiten.

In der Tankstellensituation war sie imstande gewesen, durch ruhiges Atmen langsam wieder Kontakt zur Gegenwart zu bekommen. Sie konnte sogar die Messer genauer anschauen und realisieren, dass es sich sämtlich um Haushaltsmesser und nicht um Waffen handelte. Wieder einigermaßen gefasst konnte sie bezahlen und nach Hause fahren. Als ich sie in der Stunde auf diese Fähigkeit aufmerksam machte, war sie erstaunt und verwundert, wie gut sie das gemacht hatte, und sagte spontan: »Vor einem halben Jahr vollkommen undenkbar!«

In der Stunde selbst fiel mir auf, dass sie das Tankstellenereignis in geordneter Sprache, mit zutreffenden Worten und immer in Kontakt mit der Gegenwart der Stunde schildern konnte. Auch auf diese Fähigkeit habe ich sie aufmerksam gemacht, was eine spontane Ressourcenorganisation auslöste: Ihre Fähigkeit zu beobachten und das zu benennen, was in ihr emotional vor sich gehe, sei viel besser geworden, und zwar nicht im Sinne eines Neben-sich-Stehens, sondern im Sinne eines Wachseins. Dies ermögliche ihr, jeweils aktiv zu überlegen und zu entscheiden, was sie brauche. Vor nicht langer Zeit habe sie in solchen emotionalen Überlastungssituationen alles vergessen, was sie eigentlich an Möglichkeiten der Selbstregulation gehabt hätte.

Solche Momente des Kontaktes mit dem Gesunden finden nicht nur im Patienten statt. Ich beobachte bei mir selbst, wie ich die Freude, den Stolz, das Beeindruckt-Sein mit den Patienten teile und auch ausspreche. Dies sind Momente sicherer Bindung, Begegnungsmomente, in denen emotionale Resonanz und Emotionsregulation gemeinsam erlebt und geleistet werden.

Ich habe der Patientin noch einige Informationen über die Arbeit mit dem Standardprotokoll gegeben und es war ganz eindeutig, dass sie auf diese Weise an das Problemmaterial herangehen wollte und sich das auch zutraute. Der schlimmste Moment war angesichts der Messer in der Tankstelle die Überflutung durch die Bilder der ermordeten Frau. Indem sie sich an diesen schlimmsten Moment erinnerte, stieg die Belastung stark an, blieb aber gerade noch im erträglichen Rahmen und die Patientin war gut imstande, die negative Kognition zu formulieren: »Ich werde überwältigt von dem, was die Bilder auslösen.«

Diese Formulierung finde ich sehr klug, weil sie auf die inneren Vorgänge abhebt, nicht auf die äußeren. Dass ein Mord passiert war und dass es sie krank gemacht hatte, sind Fakten, die sich nicht nachträglich verändern lassen. Ihre eigene Überwältigung durch die Bilder in der Tankstellensituation hingegen lässt sich beeinflussen, sodass die Formulierung ihrer negativen Kognition bereits die Idee der Heilbarkeit enthält.

Der nächste Schritt war die Suche nach dem Heilungsziel. Wie wird sie sich fühlen, was wird sie über sich denken können, wenn sich das Belastungsmaterial aufgelöst hat? Die Suche nahm längere Zeit in Anspruch und in diesem Vorgang müssen die Einfälle, die Intuitionen, das Stimmigkeitsgefühl beider Beteiligten Raum und Zeit bekommen. Das Traumamaterial steht dem inneren Kontakt mit dem emotional positiven Pol noch im Wege. Sie blieb bei ihrer Linie, auch im positiven Bereich den Fokus auf die inneren Vorgänge zu legen, nicht auf die äußeren, und kam zu der Formulierung: »Ich kann normal denken, ich fühle mich frei und unbeschwert.« Sie war sehr zufrieden mit dem Satz und ordnete die Stimmigkeit auf der Skala von eins bis sieben bei fünf ein. Sie konzentrierte sich nun auf den schlimmsten Moment und die negative Kognition, sie spürte deutlich, wie ihr der Schweiß ausbrach, ein Engegefühl in Brustkorb und Bauch, es war ihr übel, im Bauch ein Gefühl wie ein Stein, dabei auftauchende Emotionen von Wut, Trauer, Verzweiflung. Den Belastungsgrad bezifferte sie auf der Skala von null bis zehn mit sieben. Ihr Denken war dabei geordnet, sie benannte die Körperreaktionen und die Emotionen in klarer Sprache und genau. Ich habe beiläufig angemerkt, dass ich diese Fähigkeiten zum exakten Benennen auch jetzt im Moment der höchsten Belastung wahrnehme.

In einem ersten Abschnitt von Augenbewegungen entschied sie sich für einen relativ langsamen Rhythmus mit ungefähr einer Augenbewegung pro Sekunde. Ich konnte sehen, wie die Augen flüssig der führenden Hand folgen konnten, die Atmung löste sich etwas. Solche körperlichen Veränderungen lassen sich auch beobachten, während nicht gesprochen wird, und gerade die Atmung ist ein zuverlässiges Anzeichen für Veränderungen in der emotionalen Verfassung.

Sie beschrieb in der Pause nach dem ersten Abschnitt, das Gefühl eines Steins im Leib sei deutlich kleiner geworden, die Bilder und Gedanken seien weiter weg, blasser. Sie entschied, einen zweiten Abschnitt mit etwas schnelleren Augenbewegungen zu machen. In der darauf folgenden Pause benannte sie als Veränderung eine starke Entspannung in der Muskulatur und stark verminderte Übelkeit. Sie entschied sich für einen dritten Abschnitt Augenbewegungen mit noch etwas schnellerem Rhythmus und beschrieb danach, die belastenden Gedanken seien völlig verschwunden, die Muskulatur sei entspannt, ein Steingefühl im Bauch spüre sie kaum noch und sie schlug dann vor, noch eine vierte Sequenz von Augenbewegungen (im EMDR »Set« genannt) zu machen, dann werde es wahrscheinlich genug sein. Meinem eigenen Gefühl folgend, schlug ich für dieses vierte Set deutlich langsamere Augenbewegungen vor. Sie beschrieb in der Pause danach, in ihr sei das Bild eines Kanals oder Bachs aufgetaucht, der einen modrigen stinkenden Sumpf entwässert. Das Bild gefalle ihr gut, es passe gut zur Auflösung des Belastungsmaterials, wie sie es gerade erlebt habe. Sie habe ein völlig normales Körpergefühl bis auf eine starke, aber angenehme Müdigkeit, kein Rest von überflutenden Gedanken oder Bildern.

Die letzten Schritte im Standardprotokoll des EMDR waren das Überprüfen, ob jetzt im viel deutlicheren Kontakt zum emotional positiven Pol eine Veränderung der positiven Kognition ansteht. Dies war nicht der Fall, sie veränderte die Formulierung nicht, die Stimmigkeit war auf sechseinhalb von sieben angestiegen und sie machte einen letzten Abschnitt langsamer Augenbewegungen für diese positive Kognition und für das Kanalbild, das sich während dieses fünften Abschnitts in einen fröhlichen Bach verwandelte. Im Rückblick sagte die Patientin, das sei die anstrengendste Stunde gewesen von allen, die sie bisher gehabt habe; es sei gut so, sie sei angenehm müde.

Die nächste Therapiestunde fand durch Beruf und Urlaub bedingt erst vier Wochen später statt. Sie bilanzierte zunächst die Ereignisse in diesem ungewöhnlich langen Intervall. Sie sei aktiv aus eigenem Entschluss erneut zu dieser Tankstelle gefahren und habe lange und ausführlich die Messer betrachtet. Sie habe sich bei jedem einzelnen Messer genau klargemacht, wofür es in Küche und Haushalt verwendet werde, aufkommende Erinnerungsbilder an den Mord habe sie gleichsam innerlich betrachten und sich dann von den Bildern lösen und sich der gegenwärtigen Realität zuwenden können. Sie war auch wieder Einsätze im Rettungsdienst gefahren, hatte eine schwierige Situation mit einer sehr aggressiven psychotischen Patientin erlebt und schätzte ein, dass ihre dabei entstehende Spannung zu 70 Prozent normal, zu 30 Prozent noch Traumafolge sei. Sie schlug vor, kommende Stunden für den innersten Kern des Traumamaterials zu verwenden: die Bilder der Ermordeten. So wurde es beschlossen.[31]

In dieser Kasuistik kam es mir darauf an, zu verdeutlichen, wie das EMDR den Transformationsprozessen einen systematischen Rahmen gibt. Daraus folgt nicht, dass nur dieser methodische Rahmen dazu geeignet wäre, im Gegenteil. Wir werden in nahezu jeder Stunde transformative Momente wahrnehmen können, auch wenn sie nicht in dieser Intensität ablaufen.

---

31 Die Patientin hat den Text sehr genau gegengelesen und an einigen Stellen präzisere Formulierungen vorgeschlagen, die ich übernehmen konnte.

Daran, dass transformative Prozesse entstehen, haben die Deutungstechnik und die Sprachverwendung einen sehr großen Anteil. Dem ist das folgende Kapitel gewidmet.

12 Die Sprache des Therapeuten

12.1 Die Technik der Prozessdeutung[32]

12.1.1 Allgemeine Eigenschaften von Prozessdeutungen

Sobald behandlungstechnisch systematisch zwischen Inhalt und Prozess unterschieden wird, beginnt ein bifokales Denken und Deuten. Jeweils ein Teil der Aufmerksamkeit richtet sich auf die Inhalte, der andere Teil auf die Prozessebene und die dort zu beobachtenden Phänomene (Plassmann, 2010b; Black, 2003). Wir haben dann zweierlei zu tun:

- Auf Inhaltsebene ist zu klären, was da stockt, also welche emotionalen Vorgänge betroffen sind.
- Auf Prozessebene muss geklärt werden, wie die Stockung entstanden ist, wodurch sie unterhalten wird und wie sie behoben werden kann.

Hierzu ein Gleichnis: In einem Bachbett fließt viel Wasser – das sind die Inhalte, die Emotionen. Nun verkeilen sich treibende Balken im Bachbett. Das Wasser staut sich, tritt über die Ufer, richtet viele Schäden an. So könnten in einem bestimmten Moment der Stunde die Emotionen gleichsam über die Ufer treten.

Auf Prozessebene kann nun realisiert werden, dass eine Stauung aufgetreten ist, sodass kaum noch etwas auf normalem Wege abfließt. Die Stauung erkennen

---

32 Überarbeitete und gekürzte Version von Plassmann (2016a): Die Technik der Prozessdeutung. *Forum der Psychoanalyse, 32*(4), 443–460. Abdruck mit freundlicher Genehmigung von Springer Nature.

und beheben heißt also, die verkeilten Balken lösen und das normale Strömen wiederherstellen. Es sind dann die gleichen Balken und das gleiche Wasser, die gleichen psychischen Inhalte, die sich aber nicht mehr stauen, sondern sich wieder in einem Fluss ordnen. Natürlich könnte es sein, dass der Fluss nach dieser Stauungskrise (Symbol für eine emotionale Krise) seine Richtung ändert, sich ein anderes Bett sucht, das Leben des Betroffenen also auf nun wieder normale Weise, aber dennoch verändert weitergeht.

Je schwerer die Stockung in einem emotionalen Transformationsprozess ist, desto mehr hat die Arbeit auf Prozessebene Vorrang.

12.1.2 Die Entstehung von Deutungsgedanken: Das intersubjektive Prinzip

Am Anfang der Beschäftigung mit Prozessdeutungen steht die Frage, wie beim Therapeuten Deutungsgedanken entstehen. Die objektivistische Vorstellung wäre, dass der Therapeut als unbeteiligter Beobachter seine Beobachtungen über psychische Vorgänge im Patienten ausspricht und dadurch dem Patienten bewusst macht. Auch in einem solchen der Ein-Personen-Psychologie entstammenden Modell sind allerdings bereits komplexe Vorgänge im Therapeuten vorausgesetzt. Der Therapeut macht zunächst sich selbst etwas bewusst, findet Sprache dafür, entscheidet, welche der in ihm selbst entstandenen Deutungsgedanken zu welchem Zeitpunkt mitgeteilt werden.

Intersubjektivistisch gesehen entstehen Deutungsgedanken nicht im Therapeuten als unbeteiligtem Beobachter, sondern in beiden Beteiligten, dem Patienten und dem Analytiker, also in einem Zwei-Personen-System (Potthof & Wollnik, 2014; Jaenicke, 2015).

Sehr wahrscheinlich werden insbesondere emotionale Inhalte primär auf körperlicher Ebene kommuniziert und erst in einem daran anschließenden Vorgang bewusst, explizit (Merleau-Ponty, 2003, S. 265). Gallese (2013) verwendet hier den Begriff *embodied simulation* und erklärt damit die gesamte Vielfalt emotionaler und sensorischer intersubjektiver Phänomene. Mit größter Wahrscheinlichkeit ist dies zunächst ein unbewusster, zwischenleiblicher Prozess zwischen den emotionalen Systemen des Patienten und den emotionalen Systemen des Therapeuten, bei dem die mimische Wahrnehmung eine wesentliche Rolle spielt (Plab, 2014). Der Therapeut hat dann durch diese interemotionale Kommunikation ein Wissen über die emotionalen Vorgänge in der Therapiestunde, in der Kommunikation und im Patienten.

Der Wahrnehmungsteil dieses Vorgangs wird sich innerhalb von Sekundenbruchteilen abspielen (ebd.; Beebe & Lachmann, 2004), der Transformationsanteil, also das Bewusstmachen, Benennen, Regulieren, Kontextualisieren wird je nach Komplexität und Stärke des Materials Minuten bis Monate in Anspruch nehmen.

In diesem im Therapeuten stattfindenden Vorgang werden Deutungsideen entstehen. Sie tauchen zunächst im emotionalen System des Therapeuten auf, vielleicht als Gefühl und Bedürfnis, sich zu einer bestimmten Sache zu äußern. Wenn der Therapeut diesem zunächst emotionalen Deutungskern Raum gibt, wird sich dieser Kern ins explizit-sprachliche System ausdehnen, es werden bewusste Deutungsgedanken, sprechbare Sätze auftauchen. Auch dieser Vorgang wird je nach Komplexität des Materials Minuten bis Monate dauern können.

Mit der Entstehung bewusster, potenziell aussprechbarer Deutungssätze ist der Vorgang der Deutungsentstehung jedoch noch nicht abgeschlossen. Der Therapeut wird die jetzt in ihm selbst entstandenen Deutungssätze daraufhin überprüfen, ob sie, wenn sie gegeben würden, den Transformationsprozess der Stunde fördern würden.

Welche Instrumente stehen aber zur Verfügung, um zu erkennen, ob bestimmte Deutungsideen, Deutungssätze den Transformationsprozess anregen werden? Wahrscheinlich darf man davon ausgehen, dass sich nach einiger Zeit der Zusammenarbeit zwischen Therapeut und Patient bei beiden ein Gefühl für seelische Wachstumsvorgänge bildet, die Bezeichnung *Transformationsgefühl* scheint mir hierfür geeignet (Plassmann, 2016b). Der Therapeut kann sich also beispielsweise im Stillen vorstellen, er würde diese in ihm aufgetauchte Deutungsidee aussprechen und für sich überprüfen, was das eigene Transformationsgefühl dazu sagt. Entscheidet sich der Therapeut dafür, die Deutung auszusprechen, so kann er wiederum den Patienten fragen, wie dessen Transformationsgefühl auf diese Deutung reagiert. Auf diese Weise entsteht ein intersubjektiver Austausch zwischen den Transformationssystemen beider Beteiligten.

Der hier etwas ausführlicher beschriebene Vorgang der Entstehung von Deutungsgedanken aus emotionalen Kernen bis hin zu expliziten Sätzen wird nicht nur im Therapeuten, sondern auch im Patienten stattfinden. Deuten ist so gesehen kein an die Profession des Therapeuten gebundener Vorgang, sondern ein natürliches Geschehen, dass darin besteht, implizite emotionale Vorgänge wahrzunehmen, zu benennen, zu regulieren und zu kontextualisieren. Dieser Auffassung gemäß ist es ganz selbstverständlich, dass Deutungen auch vom Patienten kommen können (Ferro, 2009).

Anders ausgedrückt: Der gut fließende seelische Transformationsprozess erzeugt auch im Patienten Deutungsgedanken, die wiederum den Prozess anregen.

Keineswegs verschwimmt dadurch der Unterschied zwischen Therapeut und Patient. Grundsätzlich gilt, dass der Therapeut seine transformative Kompetenz dem Patienten für dessen seelisches Wachstum zur Verfügung stellt, also für die Transformation des desintegrierten emotionalen Materials im Patienten. Der Unterschied zwischen Patient und Therapeut liegt nicht in der Art der Aktivität, beide richten ihre Energie auf Wahrnehmung und Transformation des in der Stunde aktiven emotionalen Materials. Der Unterschied liegt vielmehr darin, dass die Stunde sich mit dem Material des Patienten beschäftigt, dem Patienten dadurch seelisches Wachstum ermöglicht.

Sofern im Therapeuten eigenes emotionales Problemmaterial aktiviert wird, was natürlich und unvermeidlich ist, wird der Therapeut für dieses Material Transformationsräume außerhalb der Therapiestunde in Gestalt von Selbstreflexion, Supervision, Eigenanalyse suchen.

Zwischen Patient und Therapeut wird also eine transformative Beziehung hergestellt; sie erzeugt den seelischen Wachstumsvorgang, der sich im kreativen Entstehen von Deutungsgedanken in beiden Beteiligten zeigt.

Inhaltsdeutungen können also die Transformation der angesprochenen Inhalte fördern, solange die transformative Kapazität hierfür ausreicht. Die Aufgabe von Prozessdeutungen ist es, wo erforderlich die Aufmerksamkeit auf den Transfomationsprozess und seine Blockierungen zu lenken. Im Hinblick auf diese Ziele können nicht nur die Inhalte einer Deutung, sondern auch deren Form, die Sprachgestalten, sehr wirksam werden, sodass sie eine genauere Betrachtung Wert sind.

12.1.3 Offene und geschlossene Deutung

Eine Deutung, sei es eine Inhaltsdeutung oder eine Prozessdeutung, kann von ihrer Sprachgestalt und von ihrem Inhalt her beanspruchen, der Endpunkt von Überlegungen und Betrachtungen zu sein, das wäre dann eine *geschlossene, gesättigte* (Ferro, 2009), *indikative* oder *apodiktische Deutung.*

Eine geschlossene Deutung könnte dann am Platze sein, wenn ein bestimmter Gedanke zunächst anerkannt und realisiert werden muss, bevor weitere neue Perspektiven von Nutzen sind. Das könnte der Fall sein, wenn beispielsweise eine Patientin erschüttert erkennt, dass es in ihrer Kindheit einen Moment gab, in dem der Vater sie missbrauchen wollte. Dann kann eine geschlossene Deutung den Vorgang des Anerkennens, des Realisierens unterstützen, indem der Therapeut das als wahr Erkannte ausspricht: »Damals wollte Ihr Vater Sie missbrauchen.«

Wenn hingegen der Transformationsprozess im Fluss ist und sich im Moment der Stunde ständig neue Perspektiven, Verknüpfungen, subjektive Realitäten bilden wollen, dann braucht es Formen der Deutungssprache, die den aktuellen, im Moment der Stunde stattfindenden Transformationsprozess, begleiten, fördern, nicht jedoch durch gesättigte Äußerungen abschließen.

Prozessdeutungen werden deshalb fast immer die Gestalt offener, ungesättigter Deutungen haben. Sie schließen nicht ab, sondern bewegen, öffnen, halten im Fluss (Ferro, 2009). Man kann sie analog zur sokratischen Frage als *sokratische Deutung* bezeichnen. Die offene, sokratische Deutung wird oft die Form der Frage haben, und zwar einer Frage nach innen, die spontan entstehenden Gedanken Raum gibt: »Was halten Sie von folgender Überlegung? …« Ebenso ist die Sprachform des Konjunktivs gut geeignet, das Offene, Prozesshafte auszudrücken und zu fördern: »Könnte es sein, dass …?«

Der sokratisch deutende Therapeut nimmt kein abschließendes Wissen in Anspruch, sondern schildert Deutungsgedanken, die in ihm, in seinem analytischen Transformationsprozess der Stunde entstanden sind. Dieser Deutungstyp lädt ein zu beobachten, was sich im Fluss der Stunde im Transformationsprozess bewegt, sowohl auf Inhalts- wie auf Prozessebene. Levine nennt dies »klärende Kommentare« (Levine, 2014, S. 808).

Die geschlossene Deutung sorgt demnach für einen Ruhepunkt im Prozess, wo er nötig ist, die offene Deutung gibt dem Fluss Raum, wo es nötig ist. Die Verwendung des offenen und geschlossenen Deutungstyps ist also abhängig von dem, was der Prozess im Moment der Stunde braucht.

12.1.4 Das Generelle und das Unmittelbare: Die Wahl der Perspektive

Sollten Deutungen eher auf das Generelle oder auf das Unmittelbare fokussieren? Die Gestalt, die das Material in der Stunde bekommt, ist eine Schöpfung des gegenwärtigen Moments in der Stunde, an der von Beginn an Patient und Therapeut Anteil haben. Die Analysestunde hat insofern performativen Charakter, als sie solchen spontanen Gestaltungen, die wie kleine Kunstwerke sind, Raum gibt (Schmidt, 2014). Vom ersten Moment des Einbringens in die Stunde an wird sich das Material durch diesen Gestaltungsvorgang und durch die Auswirkungen des intersubjektiven Feldes verändern. Die durch eine Erzählung in die Stunde eingebrachten *Personen* werden, um die Begriffe von Ferro (2014) zu verwenden, zu *Figuren* im intersubjektiven Feld.

Diese Spontangestalten – sie bilden die Mikrometrie der Gegenwartsmomente in der Stunde – können nun sowohl unter einem Inhalts- wie unter einem Prozessaspekt betrachtet, gedeutet, diskutiert werden. Die Sukzession von Einfällen in einer Erzählung könnte auf der Inhaltsebene Übertragungsbotschaften enthalten, die gedeutet werden können. Auf Prozessebene könnte auffallen, dass die Einfälle mit hoher emotionaler Spannung einhergehen, die in bestimmten Momenten noch weiter kritisch ansteigt.

Die Fokussierung auf das Unmittelbare (Strachey, 1935), auf die Gegenwartsmomemte der Stunde hat eine Reihe von positiven Auswirkungen auf die transformativen Prozesse in der Stunde. Der eine Vorteil ist die Eröffnung des intersubjektiven Raumes dadurch, dass das Material zunächst in genau der Gestalt entgegengenommen wird, die es in der Stunde annimmt. Dies wird den Transformationsprozess unmittelbar anregen. Ein weiterer Vorteil betrifft den energetischen Aspekt. Der emotionale Energiegehalt, den diese Miniaturen trotz ihrer scheinbaren Kleinheit haben, ist hoch. Hierzu ein Beispiel aus einer Fallbesprechung:

Fallbeispiel

Die Patientin, eine junge Frau, kommt nach der Weihnachtspause des Analytikers verquollen, bleich in die Stunde. Der Analytiker sagt zur Begrüßung spontan und halb im Spaß, er wolle ihr lieber nicht die Hand geben, wo sie doch offenbar so erkältet sei.

Wenig später in der Stunde klärt sich: Sie war keineswegs erkältet, sondern hatte aus Gründen, die einiges mit der Weihnachtspause des Analytikers zu tun hatten, mehrere Nächte kaum geschlafen. Dem Analytiker wurde daraufhin klarer, dass sein Unbewusstes eine Ansteckungsgefahr diagnostiziert hatte, die aber nicht von Viren, sondern von Emotionen herkam.

Eine solche Mikroszene bringt (von beiden Seiten aufgebrachte) emotionale Energie in die Stunde, die für den weiteren Transformationsprozess genutzt werden möchte, es entstünde sonst ein Moment, in dem der Kontakt zur emotionalen Besetzung der Szene abbricht.

Allgemein ließe sich also festhalten, dass sich die Perspektive einer Deutung, der betrachtete Ausschnitt, zwischen der Mikrometrie eines performativen Gegenwartsmoments auf der einen Seite und der Makroperspektive auf längere Episoden der Therapie auf der anderen Seite aufspannen kann. Was zum jeweiligen Zeitpunkt den Transformationsprozess am ehesten befördert, hängt vom emotionalen Energiegehalt der jeweils gewählten Perspektive ab.

12.1.5 Emotionale Regulationsprozesse (Kernprozesse) als Gegenstand von Prozessdeutungen

Um nun mit Prozessdeutungen zu arbeiten, braucht es Vorstellungen über die konkreten klinisch beobachtbaren Phänomene gelingender bzw. gestörter Transformation. Ihnen gemeinsam ist, dass sie alle den Charakter von Regulationsvorgängen haben, mit starkem Einfluss auf das transformative Geschehen.

Diese Regulationsvorgänge – ich halte die Bezeichnung *Kernprozesse* für sinnvoll – lassen sich im *emotionalen System* beobachten, im *kommunikativen System* und im *System der Repräsentanzenbildung*, also der Mentalisierung (Plassmann, 2014):

- *Mentalisierung:* Die Integration von Körperrepräsentanzen, emotionalen Repräsentanzen und expliziten Repräsentanzen (Sprache) zu einem kohärenten Ganzen durch ständige innere Oszillation zwischen diesen Repräsentanzebenen stellt offenbar einen notwendigen Bestandteil des Transformationsprozesses dar (BCPSP, 2014, S. 971, 986, 991; Fonagy et al., 2006).
- *Regulation der Emotionsstärke:* Für die Transformation psychischen Materials scheint die Regulation der Emotionsstärke erforderlich. Der Transformationsprozess ist sowohl bei traumatisch hoher Emotionsstärke wie auch bei niedriger Emotionsstärke, beispielsweise durch Dissoziation, blockiert. In der Beschäftigung mit emotional bedeutsamem Material verlangt der Transformationsprozess deshalb eine Regulation der Emotionsstärke in einem optimalen Mittelbereich (»Balancemodell des Mittelbereichs«, Beebe & Lachmann, 2004).
- *Regulation der Emotionsqualität:* Bei erfolgreichen Transformationsprozessen sind sowohl positive wie negative Emotionen präsent, in der Regel im rhythmischen, oszillierenden Wechsel. Der Fokus der Aufmerksamkeit des Therapeuten ruht bei Beachtung dieses Kernprozesses nicht nur auf dem pathologischen, emotional negativen, untransformierten Material, sondern auch auf Einfällen, die dem positiven emotionalen Pol angehören, beispielsweise in der Stunde fühlbare Fähigkeiten. Diesem Regulationsvorgang wird in den zitierten Arbeiten vergleichsweise wenig Aufmerksamkeit geschenkt.
- *kommunikatives System:* Transformationsprozesse sind offenbar ein intersubjektives Geschehen, sie finden also als Interaktion der Transformationssysteme von Therapeut und Patient statt. Auch hier sind einige Regulationsvorgänge untersucht und beschrieben, insbesondere die Regulation der

stimmlichen Aktivitäten von Therapeut und Patient (Beebe et al., 2002; Beebe & Lachmann, 2004). Auch die Aufmerksamkeit scheint sich bei beiden Beteiligten in einem rhythmischen Vorgang abwechselnd nach außen und nach innen zu wenden als Wechsel zwischen Hören und Denken in Rhythmen, die in der Therapiestunde gemeinsam reguliert werden, damit Reverie möglich wird (Beebe et al., 2002; Beebe & Lachmann, 2004; Plassmann, 2014).

Die hier beschriebenen Regulationsvorgänge haben offenbar starken Einfluss auf seelische Wachstumsvorgänge und können deshalb als *Kernprozesse* bezeichnet werden. In der Stunde auf diese Kernprozesse zu achten ergibt die Möglichkeit, sie in Gestalt von Prozessdeutungen zu beschreiben und mit den Patienten gemeinsam zu reflektieren. Ich möchte dies nun etwas näher ausführen.

Mentalisierung: Den Körper integrieren

Folgt man der Vorstellung, dass Mentalisierung die verschiedenen Repräsentanzebenen systematisch miteinander verbindet, und zwar auf eine oszillierende Weise, dann beschreiben Prozessdeutungen, ob im Moment der Stunde beispielsweise explizite intellektuelle Inhalte dominieren oder Emotionen oder Körperrepräsentanzen, und ob diese Repräsentanzklassen Verbindung zueinander bekommen und ein Ganzes bilden können, oder ob ganze Repräsentanzklassen aus Wahrnehmung, und Integration in den Prozess der Stunde ausgeklammert bleiben.

Eine prozessorientierte Psychotherapie wird in ihren Prozessdeutungen den Körperrepräsentanzen gleiches Gewicht und gleichen Raum geben wie den übrigen Repräsentanzklassen (Volz-Boers, 1999, S. 1143: »das leibliche Appliziertsein ins Gewahrsein bringen«).

Wird in der Stunde also emotionales Material aktiv, wird der Therapeut nicht nur nach Gedanken und Bedeutungen fragen, sondern auch nach körperlichen Ereignissen, die im Moment der Stunde mit dem Material verknüpft sind. Sehr häufig werden diese körperlichen Reaktionen auch vom Patienten zwar wahrgenommen, jedoch nicht erwähnt, obwohl sie das Geschehen in der Stunde und die Verfassung des Patienten bereits massiv mitbestimmen. In der Regel sind diese Körperreaktionen Emotionsäquivalente, sie werden ebenso intensiv und mächtig wahrgenommen wie Emotionen und müssen dann im gelingenden Transformationsprozess kontextualisiert, mit den übrigen Elementen des Materials verknüpft, benannt werden. Sie verlieren dadurch das Unheimliche und Erschreckende, werden vielmehr ein zwar mächtiges, aber vertrautes und mit der Zeit regulierbares Element des psychischen Geschehens.

Bipolare Emotionsregulation und bipolare Deutung

Wäre es so, dass emotionales Problemmaterial den Charakter eines Steins hätte, der von der Deutung wie von einem Hammer zerkleinert werden muss, dann wäre die logische Folge, die deutende Aufmerksamkeit ganz überwiegend auf das Problemmaterial zu richten.

Sieht man aber den seelischen Wachstumsvorgang nicht als Elimination, sondern als Umwandlung, dann wird sich die deutende Aufmerksamkeit des Therapeuten nicht nur auf negatives Material, sondern auch auf positives emotionales Material richten, um die Wechselwirkung zwischen beiden emotionalen Polen zu fördern. Die Deutung wird bipolar.

Das wären Deutungen, mit denen beispielsweise Fähigkeiten benannt werden, die sich im Umgang mit negativem emotionalem Material evident gezeigt haben, etwa die Fähigkeit zur Regulation, zur Versprachlichung und Symbolisierung oder eben die Fähigkeit, trotz Berührung des negativen Materials mit Positivem in Kontakt zu bleiben. Bipolare Deutungen beziehen sich auf die bipolare Regulation der Emotionsqualität und beschreiben Vorgänge in diesem Kernprozess.

Fallbeispiel

In einer Paartherapie verfallen sowohl die Ehefrau als auch der Ehemann bei Berührung ihrer jeweiligen Enttäuschung am Anderen in einen emotional heftigen Austausch von Vorwürfen. Der Analytiker beschreibt diesen mehrfach zu beobachtenden Ablauf, was einige Nachdenklichkeit auslöst. Beide scheinen ratlos, weil sie wissen, dass es so ist und sie deshalb kurz vor der Scheidung stehen. Sie finden aber keine Alternative zu diesem Muster.

An dieser Stelle der Ratlosigkeit scheinen beide nur in Kontakt mit dem, was sie *nicht* können, sie sind fast ausschließlich mit negativen emotionalen Aspekten des Selbstbildes beschäftigt, auch wenn auf der Inhaltsebene noch keineswegs klar ist, was beide an sich selbst und infolgedessen am anderen kritisieren. Die Kreativität des Paares ist in diesem Moment blockiert.

Der Analytiker fragt deshalb auf Prozessebene, ob es vielleicht sinnvoll sei, sich an dieser Stelle der Stunde auch einige Fähigkeiten bewusst zu machen, die er im Verlauf der Stunde beobachten konnte: Beide brächten offenbar eigene Energie in die Therapiestunde ein, seien aktiv, aufmerksam, nähmen Anregungen vom Therapeuten auf, ließen sich gegenseitig aussprechen – und das, obwohl das Streit- und Vorwurfsmuster eine solche Kraft habe, dass es bislang nur schwer zu stoppen gewesen sei.

Beide sind sehr überrascht von diesem Aspekt, sie setzen die Vorwurfsattacken nicht fort, die hilflose Ratlosigkeit scheint sich eher in ein erstauntes

> Abwarten zu wandeln, was wohl jetzt im Moment der Stunde an die Stelle dieser gegenseitigen Verletzungen treten könnte. Der transformative Prozess, das Suchen nach etwas Neuem, hat offenbar wieder begonnen. Die Ehefrau sagt nachdenklich, sie sei vielleicht gerade im Umgang mit ihrem Mann zu schnell mit Gegenangriffen bei der Hand, obwohl es ihr, wie gerade jetzt, besser bekomme, nachzudenken.

Die Intervention enthält also sowohl einen Prozessaspekt wie auch einen Inhaltsaspekt. Der Prozessaspekt fokussiert die Störung in der bipolaren Emotionsregulation mit dem Hinweis auf die übermäßige Dominanz von negativem emotionalem Material und der Vermutung, dass es ein emotional positives Gegengewicht brauche. Der Inhaltsaspekt war die konkrete Benennung einiger im Moment aktiver Fähigkeiten. Eine reine Prozessdeutung ohne Inhaltsaspekt wäre auch denkbar, sie würde nur die Störung der bipolaren Emotionsregulation benennen und die Patienten anregen, sich diese Dysbalance bewusst zu machen und etwas für den Ausgleich zu tun. Weil sich das natürliche Bedürfnis eben danach zu diesem Zeitpunkt in den Patienten erfahrungsgemäß längst gebildet hat, öffnet eine solche Prozessdeutung einen Raum, den sie dann mit Einfällen füllen können.

Teilt man die Auffassung, dass für seelische Wachstumsvorgänge Kontakt zu beiden emotionalen Polen notwendig ist, dann wird klar, dass Prozessdeutungen von diesem Typ das Ziel haben, Stockungen im Transformationsprozess, die durch Störungen der bipolaren Emotionsregulation entstanden sind, zu benennen und beheben zu helfen. Sie versuchen nicht, das Problemmaterial zu bagatellisieren, sondern in Bewegung zu halten.

Regulation der Emotionsstärke: Die Arbeit im Toleranzfenster des Mittelbereichs

Nicht nur die bipolare Emotionsregulation, sondern auch die Regulation der Emotionsstärke scheint von großem Einfluss auf die transformativen Prozesse, also ein Kernprozess und somit Gegenstand von Prozessdeutungen.

In der Arbeit mit traumatisierten Patienten ist es eher die Regel als die Ausnahme, dass bei Berührung der Traumschemata die emotionale Belastung sehr stark ansteigt und die Patienten nicht über die Fähigkeit verfügen, diese emotionale Belastung zu regulieren, sodass es in der Analysestunde zu Affektüberflutung und zum Stillstand der transformativen Prozesse kommt. Wollte man in dieser Situation nur mit Inhaltsdeutungen arbeiten, so würde man den emotionalen Kontakt zum Traumschema noch verstärken und die Affektüberflutung nähme zu. Viele Patienten, die bereits Erfahrung mit Psychotherapie haben, kennen diese Gefahr der Überflutung durch negative Affekte in der Therapiestunde und aus dieser Erfahrung kann eine phobische Angst vor der Beschäftigung dem Traumaschema entstehen.

Die Erfahrung eines in Bezug auf die Affektstärke regulierten Umgangs mit dem traumatischen Material, also die Aktivierung jeweils eines »kleinen Quantums«, wie Strachey (1935) nachdrücklich forderte, trägt dazu bei, dass das traumatische Material nicht nur erinnert und gespürt, sondern auch transformiert werden kann, die Emotionsstärke bleibt im sogenannten Mittelbereich (Beebe & Lachmann, 2004), also dem Bereich, in dem Transformationsprozesse weder durch eine zu hohe noch zu niedrige Emotionsstärke blockiert werden.

Die phobische Haltung dem emotionalen Material gegenüber kann nicht nur zur Überflutung, sondern auch zu einem intellektualisierenden, überdistanzierten Umgang mit den eigenen Themen führen. Die Gedanken über die eigene Problematik werden dann klug und differenziert sein, der Patient bezieht vielleicht in der psychoanalytischen Literatur Gelesenes ein und auch die Deutungen des Therapeuten werden reflektierend aufgegriffen, der ganze intellektuelle Diskurs behält aber stets etwas Lebloses, weil der emotionale Gehalt fehlt, die Emotionsstärke ist für transformative Vorgänge zu gering.

Solche Stagnationen – sei es in der einzelnen Stunde oder sei es über längere Episoden – können zum Gegenstand von Prozessdeutungen werden, indem mit dem Patienten reflektiert wird, an welchen Stellen, mit welchen Formen der Abwehr und auch warum der Patient den Kontakt mit den eigenen Emotionen unterbrach, in welchen Momenten der Stunde der Patient sich hingegen berührt und lebendig fühlte.

Fallbeispiel

Frau D. war überzeugt, das in ihr vorhandene traumatische Material bilde eine Art Hölle, ein negatives Nichts, in das sie immer wieder hineinstürzen werde, um dann von Erinnerungsbildern und negativen Emotionen überschwemmt zu werden.

Als sie in einer Stunde darüber sprach, wie sich die Mutter über lange Perioden ihrer Kindheit in Klagen und Kranksein zurückgezogen hatte und sie sich als Tochter verpflichtet gefühlt hatte, sich um den notorisch missmutigen und, wie sich dann zeigte, sexuell unbefriedigten Vater zu kümmern, fiel auf, dass sie zwar extrem belastet war und, von Bildern überschwemmt, den Impuls hatte, in der Stunde aufzuspringen und umherzulaufen; es fiel aber auch auf, dass sie in anderen Momenten über das Kind, das sie gewesen war, durchaus freundlich, verständnisvoll sprach und sich dabei deutlich beruhigte. Darauf aufmerksam gemacht, war die Patientin äußerst erstaunt. Diese Erinnerungen seien vielleicht doch nicht nur eine Hölle für sie, sondern vielleicht warte da etwas Kindliches in ihr, das Verbindung aufnehmen wolle und Hilfe beim Wachstum benötige. Sie fasste sich dabei unwillkürlich an den Bauch, wo sie diese Empfindungen körperlich spüren konnte. Sie war sehr verblüfft über den Hinweis, dass ihr ein regulativer, aktiver Umgang mit dem emotionalen Material gerade eben spontan gelungen war.

Die Deutung hat also zunächst nicht auf die negativen emotionalen Inhalte des Materials fokussiert, beispielsweise Schuldgefühle und grenzenlose Hilflosigkeit, sondern in Gestalt einer Prozessdeutung auf die in der Stunde evidente Fähigkeit, in bestimmten Momenten regulativ mit eigenen Emotionen umzugehen.

Kommunikative Regulation

Der vierte Kernprozess ist die kommunikative Regulation. Zweifellos sind die intersubjektiven Vorgänge, die mittlerweile Gegenstand intensiver Forschungstätigkeit sind, äußerst komplex. Sie bilden zum großen Teil einen impliziten Bereich, sind also primär unbewusst, dennoch hochwirksam. Dies gilt für implizites Beziehungswissen (Stern et al., 2012) ebenso wie für den Bereich der Zwischenleiblichkeit (Merleau-Ponty, 2003; Leuzinger-Bohleber, 2014). Einige kommunikative Regulationsvorgänge sind allerdings direkt und konkret beobachtbar, insbesondere die Regulation der Sprechaktivität und der Aufmerksamkeit.

Mentales Wachstum ist dann zu erwarten, wenn die Regulation von Aufmerksamkeit und Sprachaktivität koordiniert geschieht (Beebe et al., 2002; Beebe & Lachmann, 2004). Es ist die Co-Regulation, die im Moment der Stunde zur Co-Kreativität, also zum Fortschreiten des seelischen Transformationsprozesses führt.

Im Kontakt mit traumatischem Material sind die Störungen der kommunikativen Regulation sehr offensichtlich. Ein Patient, der unter dem Einfluss des Traumaschemas in der Stunde in eine Übererregung gerät, wird beispielsweise dazu neigen, mit höchstem Tempo zu denken und zu sprechen, von einem Inhalt assoziativ zum nächsten zu springen. Die interaktive Regulation ist in diesem Moment aufgehoben. Der Patient kann nicht mehr abwarten und wahrnehmen, ob seine Worte gehört, aufgenommen, verstanden, beantwortet werden, sondern gerät in einen übererregten Monolog, der dem Therapeuten keinen Raum zum

Denken und Sprechen lässt. Das Gegenteil wäre die Lähmung, das Erstarren und das Verstummen des Patienten, was den Dialog abbricht. Auch hier wäre die interaktive Regulation des Sprechens aufgehoben, es bestünde keine koordinierte Regulation, somit keine sichere Bindung.

Zum Gegenstand von Prozessdeutungen kann es deshalb gehören, die Störungen der interaktiven Regulation zu bemerken, zu benennen und an ihrer Behebung mitzuwirken. Dies wird zunächst Vorrang vor der Beschäftigung mit den Inhalten haben, da in diesem Moment keine ausreichende Kapazität für die Arbeit an Inhalten besteht.

Fallbeispiel

Die Patientin Frau H. machte in ihren ersten Analysestunden Sprechpausen von einigen Minuten, die sich für mich subjektiv lang anfühlten. Ich war mir nicht sicher, ob in diesen Pausen der Kontakt der Patientin zu sich, zur Stunde und zu mir fortbestand oder sich aufgelöst hatte und sie vielleicht in irgendetwas inneres Chaotisches geraten war. Ohne dass es mir gleich bewusst auffiel, neigte ich infolgedessen dazu, diese Pausen mit eigener Redeaktivität zu füllen.

Als mir dieses Interaktionsmuster bewusst wurde, fragte ich die Patientin nach einer ungewöhnlich langen Pause, wie sie das Wesen dieser Pause beurteile, als nützlich für die eigenen inneren Vorgänge oder von irgendwie anderer Art. Ich erfuhr, dass die allermeisten dieser Pausen für sie eine Art Schatz darstellten, sie löse sich dabei aus der Verpflichtung, ihre Aufmerksamkeit ständig konzentriert nach außen zu richten und sich anzupassen; stattdessen richte sie ihre Aufmerksamkeit nach innen, nehme Kontakt mit sich selbst auf, ordne sich. Einer der wesentlichen Unterschiede zwischen der Therapiestunde und ihrem Alltag bestehe gerade in diesen der inneren Ordnung und Verbindung zu sich selbst dienenden Pausen. Allerdings sei die aktuelle Pause, nach der ich sie gefragt hatte, von anderer Art. Sie sei innerlich voll, fast überschwemmt von negativen Bildern und sei froh, dass ich jetzt gesprochen hätte.

Die Prozessdeutung hat sich in diesem Fall auf die kommunikative Regulation der Sprechaktivität bezogen mit dem Ziel, die Sprechaktivität koordiniert so zu gestalten, wie es für transformative Prozesse im Moment der Stunde notwendig schien. Dadurch kann Raum für das inhaltliche Verständnis dieser Pausen entstehen, die vielleicht bedeuteten, dass sie sich in der Stunde, ihr selbst noch ganz unbewusst, gegen den väterlichen Besitzanspruch wehrte.

12.1.6 Rhythmizität

Was an allen Kernprozessen auffällt, ist ihre Rhythmizität. Die Rhythmizität der Kernprozesse ist klinisch evident: Der Mentalisierungsprozess vollzieht sich schwingend zwischen den einzelnen Repräsentanzklassen, die Regulation der Emotionsstärke pendelt in Rhythmen um den mittleren Bereich, die dem Patienten, dem Therapeuten und der jeweiligen Stunde eigen sind, die Balance zwischen positiven und negativen Emotionen pendelt sich rhythmisch aus, die Regulation der Kommunikation kennt Rhythmen und Tempi von Rede und Gegenrede. Eine Stunde könnte also einen zu schnellen Sprech- und Denkrhythmus haben, was die Mentalisierung, die Emotionsregulation und auch die Kommunikation behinderte.

Zweifellos ist die Rhythmusfindung ein intersubjektiver Vorgang, in dem sich Therapeut und Patient auf die jeweiligen Notwendigkeiten des Transformationsprozesses einschwingen (Beebe & Lachmann, 2004, 2006). Das verlangt ausreichende Flexibilität auf beiden Seiten dafür, in der Therapiestunde nicht den eigenen subjektiven Rhythmus zu bevorzugen oder dem Gegenüber abzuverlangen, sondern sich so lange der wechselseitigen Regulation zu überlassen, bis der gemeinsame Rhythmus gefunden ist.

All diese Vorgänge lassen sich in Prozessdeutungen beschreiben und mit dem Patienten reflektieren. Die Rhythmusphänomene können dabei in allen Repräsentanzklassen wahrgenommen und benannt werden, sowohl im Rhythmus der Gedanken wie auch im Sprechrhythmus, in der Emotionsregulation oder in den körperlich-vegetativen Vorgängen, vor allem der Atmung.

12.1.7 Resümee

Jedes psychische Material kann sowohl unter einem Inhalts- wie unter einem Prozessaspekt betrachtet und gedeutet werden. Die beiden Deutungstypen von *Inhaltsdeutung und Prozessdeutung* bilden deshalb kein Gegensatzpaar. Die Arbeit mit Inhaltsdeutungen setzt voraus, dass für diese Inhalte eine Verarbeitungsfähigkeit, eine transformative Kapazität, besteht. Falls dies nicht der Fall ist, befindet sich der Patient bereits in einem prekären psychischen Ausnahmezustand, in dem alle Varianten der Abwehr an die Stelle von Verarbeitung getreten sind. Weitere Aktivierung des desintegrierten emotionalen Materials durch Inhaltsdeutungen würde dann die Transformationsfähigkeit nicht verbessern, sondern verschlechtern. Prozessdeutungen sind also dort notwendig, wo Transformationsblockaden drohen oder bereits bestehen. Der Deutungstyp der Prozessdeutung hat das Ziel, diese Blockaden zu erkennen und beim Beheben mitzuwirken, um damit die Voraussetzungen für die Arbeit mit den Inhalten wiederherzustellen. Die Prozessdeutung geht der Inhaltsdeutung voraus, bereitet sie vor, begleitet sie.

12.2 Transformative Sprache[33]

Die Sprachforschung, insbesondere die kognitive Linguistik, lässt sich gut nutzen, um zu überlegen, welche Metaphern, Begriffe und Sprachgestalten geeignet sind, um transformative Prozesse in der Stunde sowohl auszudrücken als auch anzuregen. Zwischen Sprache und Transformationsprozess scheint eine Wechselseitigkeit zu bestehen. Die Sprache des Therapeuten kann sich vom transformativen Geschehen der Stunde zu kohärenten Sprachbildern und Sprachgestalten anregen lassen und sollte ihrerseits so beschaffen sein, dass sie das transformative Geschehen fördert.

Mit hoher Wahrscheinlichkeit, hat die Wahl der Sprachbilder und Sprachformen großen Einfluss darauf, ob die Deutung transformativ wirkt, also eine mutative Deutung (Strachey, 1935) wird.

12.2.1 Explizite und implizite Grundannahmen

Die Verwendung bestimmter Sprachgestalten und Sprachbilder kann bewusst und methodisch erfolgen oder eher intuitiv, immer aber werden der Sprachverwendung bestimmte Haltungen beim Therapeuten zugrunde liegen, also seine Modelle von Krankheit, Behandlung und seelischem Wachstum. Solche Modelle wiederum können implizit sein, also intuitiv und überwiegend unbewusst oder explizit ausformuliert und bewusst. Für Patienten gilt sinngemäß das Gleiche; auch sie haben teils intuitive, teils bewusste Modelle ihrer Selbst, ihrer Erkrankung, ihrer Analyse und ihrer Heilung.

Man muss also nicht fordern, dass in der Psychotherapie eine bestimmte Grammatik oder Metaphorik verwendet wird, wie Schafer (1982) dies vertreten hat, sondern, dass die Sprache jene Haltung des Therapeuten wiedergibt,

33 Überarbeitete und gekürzte Version von Plassmann (2019, i.Dr.): Transformative Sprache. Über den Anteil der Sprache am Effekt einer Deutung. *Forum der Psychoanalyse, 35*(1), 5–17. Abdruck mit freundlicher Genehmigung von Springer Nature.

die seinen Grundannahmen entspricht. Natürlich muss vom Therapeuten auch gefordert werden, dass seine Grundannahmen dem Patienten und seiner Problematik gerecht werden.

Ich möchte hinsichtlich der therapeutischen Verwendung von Sprachbildern und Sprachformen nun drei Schwerpunkte setzen: die Verwendung von Metaphern, sokratische Frage und Konjunktiv und das Reformulieren.

12.2.2 Sprachbilder und Metaphern

In der Stunde ist die Aufmerksamkeit des Therapeuten zum einen auf die Inhalte, zum anderen auf die transformativen Prozesse gerichtet. Durch Vorgänge auf beiden Ebenen kann die Entstehung von Deutungsgedanken angeregt werden. Freuds Hinweise (Freud, 1900, 1914) lassen sich so verstehen, dass die Auswahl eines verwendeten Wortes oder Sprachbildes nicht nur unter dem Einfluss des aktiven Materials steht, sondern dass auch vorangehende Worte und Metaphern die nachfolgenden prägen.

Sofern dem Therapeuten also für einen emotionalen Zustand in der Stunde beispielsweise eine militärische Metapher einfällt und passend erscheint, etwa mit Worten wie Angriff, Niederlage, Standhalten, Kämpfen, werden diese Sprachbilder sowohl die nachfolgenden Deutungsgedanken des Therapeuten wie auch die Einfälle des Patienten beeinflussen. Das Sprachbild kann dann im Geschehen der Stunde noch eine Zeitlang als passend empfunden werden und für weitere Deutungssätze verwendet werden oder es wird schließlich als ungeeignet empfunden und durch Metaphern ersetzt, die einem anderen Kontext entstammen.

Was aber heißt empfunden? Geht man davon aus, dass Deutungen auch beim Therapeuten aus dem Impliziten, nicht aus dem Bewussten oder Vorbewussten aufsteigen, dann kann die Auswahl von Sprachbildern nicht allein durch den expliziten Verstand erfolgen. Es braucht vielmehr einen träumerischen Abgleich eines im Therapeuten aufsteigenden Deutungssatzes daraufhin, ob er ausreichend mit den impliziten Wahrnehmungen übereinstimmt. Dieser Abgleich nutzt nicht in erster Linie logische, explizite Kriterien, sondern ein implizites Gefühl, das als Transformationsgefühl bezeichnet werden kann (Plassmann, 2016b; Loch, 1981).

Dieser Abgleich, also die Suche nach Sprachbildern und Sprachgestalten, wird im Therapeuten beginnen und die Frage nach der Stimmigkeit solcher Sprachbilder und Sprachgestalten kann dem Patienten gegenüber offengelegt werden, sodass auch der Patient mitspricht und überprüft, ob diese Sprachbilder und

Sprachgestalten als passend empfunden werden. Der Patient kann dann, wie der Therapeut auch, sein Transformationsgefühl und sein Sprachgefühl nutzen, um passende Worte und Sprachbilder zu finden.

Fallbeispiel

In einem Seminar war davon die Rede, wie weit ein suizidaler Patient noch Kontrolle über seine Suizidalität habe. Ich als Seminarleiter setzte an zu sagen, einem Patienten, der keine Kontrolle mehr über seine Suizidalität habe, Kontrollfähigkeit abzuverlangen sei … und geriet dann ins Stocken, weil mir kein passender Begriff einfiel. Ein Seminarteilnehmer schlug spontan vor: erbarmungslos. Die Spannung des Suchprozesses in mir, im Teilnehmer und in der Seminargruppe löste sich daraufhin auf. Der Begriff wurde als vorläufig passend empfunden, im Verlauf des Seminars wurde zu diesem Suchprozess noch mehrfach zurückgekehrt und weitere noch besser passende Begriffe gefunden.

Ebenso kann in einer Therapiestunde mit den Patienten diskutiert werden, welcher Begriff oder welche Metapher für einen Gegenstand verwendet werden könnte. Der Therapeut sollte die Definitionshoheit über die verwendeten Sprachbilder und Sprachgestalten mit dem Patienten teilen.

Nach Lakoff und Johnson (2014) bilden Metaphern und Metonymien kohärente Systeme, mit denen der Mensch seine Erfahrungen konzeptualisiert. Die Metaphern strukturieren im Alltag unsere Vorstellungen und diese Struktur schlägt sich in unserer Umgangssprache nieder (ebd., S. 59). Dabei besteht zwischen den Metaphern und den Konzepten des Denkens eine Wechselwirkung: »[…] Metaphern gründen nicht nur in unserer physischen und kulturellen Erfahrung; sie wirken auch auf unsere Erfahrung und unsere Handlungen zurück« (ebd., S. 83).

Eines der grundlegendsten Konzepte menschlichen Denkens ist das *Konzept Kausalität*. Es ist geeignet, mechanische Vorgänge zu beschreiben. Metaphern des Konzepts Kausalität sind in der Sprache und im Denken weitverbreitet, sind aber in Hinblick auf das lebendige Geschehen nur begrenzt anwendbar, weil jeder lebendige Organismus und im Speziellen die menschliche Psyche keine Apparate sind, die den Gesetzen der Mechanik folgen, sondern komplexe Systeme. Metaphern, die das Konzept Kausalität enthalten, verwenden Sprachbilder und Begriffe, in denen psychische Phänomene (ein Symptom, eine Handlung, ein Traum) einen Auslöser haben, eine Ursache.

Auch die therapeutische Beziehung kann mit Metaphern beschrieben werden, die das Konzept Kausalität enthalten, um zum Ausdruck zu bringen, dass der

Therapeut sich als Energiequelle sieht, der seine Energie auf den Patienten richtet und dort eine Veränderung hervorruft, die durch seine eigene Energie bewirkt wurde (ebd., S. 86). Die hierzu gehörige Sprache wird statt Verben gerne Substantive verwenden, so wie wenn die psychischen Phänomene Dinge wären, die mit anderen Dingen in mechanischen Wechselwirkungen stehen: »Dieser Traum hat Sie bewegt.« Oder: »Sie lehnen diese Deutung ab, weil der Gedanke Sie belasten würde.« Der Traum erscheint hier als Gegenstand, der die Ursache einer Wirkung ist. Die Deutung wird als eine Art Gewicht gesehen, das weggeschoben wird, weil es eine Last darstellt. Der Therapeut ist Ursprung eines Impulses, der den Patienten bewegen soll.

Ebenfalls zum Konzept Kausalität gehören Begriffe von Elimination, Auslöschen, Entfernen, Abschaffen oder auch Kriegsmetaphern von Besiegen, Überwinden und Zerstören. Ein Patient könnte beispielsweise den Satz verwenden: »Mein Vertrauen wurde zerstört.« In dieser Kriegsmetapher wäre die Vorstellung enthalten, dass Vertrauen ein Gegenstand ist, der vollständig und restlos vernichtet werden kann. Der Therapeut würde dieser verdinglichenden Metapher vielleicht nicht folgen und antworten: »Wie ging dieses *Schwinden von Vertrauen* genau vor sich?«

Hier wäre das dinglich-mechanische Konzept durch ein Wandlungskonzept ergänzt. Die Verwendung von Metaphern des Zerstörens und Ausstoßens hat in seiner Endgültigkeit etwas Deprimierendes, während das Konzept Wandlung und Wachstum ein Konzept des Lebendigen enthält, also das *Konzept Schöpfung* (Lakoff & Johnson, 2014, S. 90).

Hierzu passt gut das *Konzept Intersubjektivität* mit Metaphern des Austauschens, Anregens und Abstimmens. Der Therapeut könnte seiner Sprache dieses Konzept zugrunde legen und beispielsweise sagen: »Das Geschehen der Stunde regt mich zu folgender Überlegung an: …«

Die Metapher vom Anregen enthält die Wechselwirkung und die Emergenz von neuen Mustern. Weniger kohärent mit dem Konzept der Intersubjektivität wären ontische Metaphern, mit denen eine Person eine andere beobachtet, ohne Vorstellung einer Wechselwirkung. Der Therapeut würde dann vielleicht sagen: »Sie wollten einen Konflikt vermeiden und haben deshalb …« Der Therapeut definiert sich mit dieser viel verwendeten Sprachgestalt als unbeteiligter Beobachter, die gestaltenden Kräfte werden nicht in der Wechselwirkung, sondern alleine im Patienten gesehen, in Gestalt von Trieben, Fantasien, Intentionen.

Das *Konzept Mentalisieren*, also Konstruktion von Vorstellungen, enthält ebenfalls die Grundannahme von Transformation und Wachstum. Dazu passt eine Sprache, die dem Als-ob-Modus entspricht, in dem der Sprecher weiß, dass seine Vorstellungen nicht die Realität sind – dies wäre der Äquivalenzmodus –, sondern ein Konstrukt der eigenen Perspektive. Im Als-ob-Modus weiß der Sprecher, dass sein Gegenüber eine andere Perspektive und somit eine andere Konstruktion von Wirklichkeit hat und haben muss. Dem sind Sprachformen angemessen, die das Entwerfen, Abbilden, Konstruieren und Beschreiben enthalten, jeweils als Versuch verstanden: »Könnte man die innere Verfassung, die Sie meinen, als Zorn beschreiben oder was wäre vielleicht eine besser passende Bezeichnung?« In dieser Sprache des Therapeuten ist das Konzept des Mentalisierens enthalten und er legt seine Suche nach geeigneter Begrifflichkeit für psychische Phänomene und Zustände dem Patienten gegenüber offen.

Weniger kohärent mit dem Konzept Mentalisierung wären Metaphern, die ein *statisches Konzept* mit Begriffen des Unveränderlichen, des Absoluten enthalten, zum Beispiel: »Sie sind zornig.« In dieser Aussage wäre der mentalisierende Suchprozess nach dem richtigen Begriff nicht enthalten.

12.2.3 Die sokratische Frage und der Konjunktiv

Eine Deutung wie die eben zitierte kann von ihrer Sprachgestalt und von ihrem Inhalt her beanspruchen, der Endpunkt von Überlegungen und Betrachtungen zu sein, das wäre dann eine geschlossene, gesättigte (Ferro, 2009), eine indikative oder sogar apodiktische Deutung.

Eine geschlossene, indikative Deutung könnte dann angebracht sein, wenn ein bestimmter Gedanke zunächst klarifiziert und anerkannt werden muss, bevor weitere neue Perspektiven von Nutzen sind. Das könnte der Fall sein, wenn beispielsweise eine Patientin erschüttert erkennt, dass es in ihrer Kindheit einen Moment gab, in dem der Vater sie missbrauchen wollte. Dann kann eine geschlossene Deutung den Vorgang des Anerkennens, des Realisierens unterstützen, indem der Therapeut das als wahr Erkannte ausspricht. Eine indikative Deutung könnte auch der Klarifizierung in Bezug auf aktuelle Übertragungsvorgänge dienen. Solche klarstellenden Deutungen werden allerdings häufig in der Sprachform der *Beobachterdeutung* gegeben, der Deutungssatz beginnt dann mit »Sie … [Inhalt der Deutung]« und beschreibt Phänomene, die der Therapeut am Patienten und im Patienten beobachtet. Das gleiche Ziel der Klarifizierung ließe sich aber auch mit Sprachformen erreichen, die nicht das *Konzept des beobachtenden Therapeuten*, sondern das *Konzept des resonanten Therapeuten* enthalten. Solche Sätze beschreiben dann nicht Beobachtungen im Patienten, sondern Vorgänge im analytischen Denken des Therapeuten. Der Therapeut könnte dann erklären: »Ich halte es für sehr wahrscheinlich, dass … [Inhalt der Deutung].« Dies wäre keine *Beobachterdeutung*, sondern eine *resonante Deutung*.

Wenn der Transformationsprozess im Fluss ist und sich im Moment der Stunde ständig neue Perspektiven, Verknüpfungen, subjektive Realitäten bilden wollen, dann braucht es Formen der Deutungssprache, die den aktuellen, im Moment der Stunde stattfindenden Transformationsprozess begleiten und fördern, nicht jedoch durch gesättigte Äußerungen abschließen. Prozessdeutungen (Plassmann, 2016a, b) werden deshalb fast immer die Gestalt offener, ungesättigter Deutungen haben. Sie schließen nicht ab, sondern bewegen, öffnen, halten im Fluss (Ferro, 2009). Man kann sie analog zur sokratischen Frage als *sokratische Deutung* bezeichnen.

Die offene, sokratische Deutung wird oft die Form der Frage haben, und zwar einer Frage nach innen, die spontan entstehenden Gedanken Raum gibt: »Was wäre von folgender Überlegung zu halten? …« Die Frageform spricht sowohl das Denken des Patienten wie auch das Denken des Therapeuten an, sie verlangt nicht nach Antworten, sondern nach Einfällen (siehe auch Kap. 11.2.2). Ebenso ist die Sprachform des Konjunktivs gut geeignet, das Offene, Prozesshafte auszudrücken und zu fördern: »Könnte es sein, dass …?«

Der sokratisch deutende Therapeut nimmt kein abschließendes Wissen in Anspruch, sondern schildert Deutungsgedanken, die in ihm in der Stunde entstanden sind. Dieser Deutungstyp lädt ein zu beobachten, was sich im Fluss der Stunde im Transformationsprozess bewegt, sowohl auf Inhalts- wie auf Prozessebene. Levine nennt dies »klärende Kommentare« (Levine, 2014, S. 808).

12.2.4 Reformulieren

Muss der Therapeut, der sich über das Geschehen der Stunde Gedanken macht, fertige Sätze zur Verfügung haben, bevor er spricht? Ich glaube nicht. Sprache hat »unscharfe Ränder« (Lakoff, 1975). Die Sprache verwendet Modifikatoren-Worte wie »eigentlich«, »genau genommen«, »sozusagen«, »gewissermaßen« und lässt damit Spielraum für das Verwenden und Weiterdenken, also für die lebendige Modifikation eines Konzeptes im Dialog.

Gutwinski-Jeggle hat sich mit einigen Aspekten der Grammatik, die sich auf den Effekt einer Deutung auswirken, beschäftigt: Die Verwendung des Passivs, die Verwendung von Modalwörtern wie »vielleicht«, »möglicherweise«, »vermutlich«. Die Verwendung verschiedener grammatikalischer Konstruktionen oder die Verwendung von Modalwörtern, so ihr Resümee, ergänze den expliziten Gehalt der Sprache um einen impliziten Bereich (Gutwinski-Jeggle, 1981, S. 746).

Eine präzise, in sich abgeschlossene Sprache mit »scharfen Rändern« enthielte ein *Konzept der Endgültigkeit*, der Wahrheit. Zum transformativen Konzept passt eher eine Sprache, die das Suchende, Vorläufige auch in der Sprachgestalt enthält. Der Therapeut kann also, indem er sich im Raum des Denkens gleichsam vorwärts tastet, das sprachliche Ergebnis seines Denkens zunächst offen lassen, er kann mit einem Versuch beginnen, in Sprache zu fassen, was er sagen möchte, dann vielleicht erkennen, dass die Metaphern, die Perspektive, die Satzkonstruktion im Sprechen noch verändert werden wollen, und neu ansetzen, also reformulieren. Der Gedanke wird erst gefühlt und dann in Worte gefasst. Für Patienten wird diese Verfahrensweise selbstverständlich sein, weil sie in der Therapiestunde nicht einer Methode folgen, sondern ihre Gedanken auch aussprechen, wenn sie noch nicht fertig sind. Der Therapeut, der sich das *Reformulieren* erlaubt, kann auch seine Suche nach geeigneten Sprachbildern und Begriffen offenlegen und den Suchprozess benennen: »Ich will versuchen, einen Gedankengang, so gut es geht, auszudrücken.«

An eine solche Einleitung wird sich das Konstruierende, Tastende, Entwerfende vielleicht in mehreren Reformulierungsanläufen anschließen und wird den Patienten seinerseits anregen, zu überprüfen, welche Sprache für seine Impressionen angemessen ist.

Nachwort

Psychotherapiestunden und Fallbesprechungen sind ein Faszinosum. Fast jede inspiriert, regt an zum Nachdenken, zum Erzählen, zum Schreiben. Seit den Anfängen meiner Arbeit als Psychotherapeut vor mehreren Jahrzehnten sind daraus viele Texte entstanden, auch dieses Buch. Es ist, wie ich hoffe, mein bestes.

Warum ist Psychotherapie nicht einfach Arbeit, Broterwerb? Woraus entspringt dieses Faszinosum? Es ist die Begegnung mit dem Lebendigen. Die menschliche Seele möchte, wie alles Lebendige, wachsen und dieser elementaren Energie zu begegnen ist keine Beobachtung, sondern ein Erlebnis. Der Beruf des Psychotherapeuten bringt mit dieser Wachstumsenergie in Berührung, mit der des Patienten ebenso wie mit der eigenen. Das ist es, was ich an meinem Beruf liebe, und das ist auch der Grund, warum viele Therapeuten bis ins hohe Alter ihren Beruf ausüben.

Von Eugen Mahler – Sie fanden seinen Namen in der Widmung – wird folgende Geschichte erzählt: In einer Fallbesprechung mit ihm wollte sich lange keine rechte Klarheit darüber einstellen, worum es in der besprochenen Behandlung ging, bis Eugen, weil Fütterungszeit war, in seine Hemdentasche griff, ein kleines Vogelküken hervorholte, das er im Garten gefunden hatte, es aus einer bereitstehenden Schale mit einem Wurm fütterte, sorgsam wieder in die Hemdentasche bettete und bereit war, die Fallbesprechung fortzusetzen. Allerdings gab es nichts mehr zu besprechen – es war nun klar, was diese (und jede) Behandlung brauchte. Wir können für diese Szene Begriffe suchen und finden, sie sind in diesem Buch ausgearbeitet worden, und wir brauchen diese Begriffe auch: Es war ein Gegenwartsmoment, es war Enactment, es war ein mutativer Moment in der Fallbesprechung. Es geht aber auch einfacher: Es war eine Begegnung mit dem Lebendigen.

Deshalb möchte ich Ihnen als Leser wünschen, dass sie das beim Lesen dieses Buches spüren konnten und Ihre persönlichen Konsequenzen daraus ziehen – im Denken, im Behandeln, im Lehren, im Schreiben.

Literatur

Abraham, R.H. & Shaw, C.D. (1992). *Dynamics – The Geometry of Behavior*. Redwood City: Addison-Wesley.

Adams, K.M., Gilman, S., Köppe, R., Kluin, K., Junck, L., Lohman, M., Johnson-Greene, D., Berent, S., Dede, D. & Kroll, P. (1995). Correlation of neuropsychological function with cerebral metabolic rate in subdivisions of the frontal lobes of older alcoholic patients measured with fluorodeoxyglucose and positron emission tomography. *Neuropsychology, 9*(3), 275–280.

Ainsworth, M.D.S. (1978). *Patterns of attachment: A psychological study of the strange situation*. Hillsdale, NJ: Erlbaum.

Ainsworth, M.D.S., Salter, D. & Witting, B.A. (1969). Attachment and the exploratory behavior of one-year-olds in a strange situation. In B.M. Foss (Hrsg.), *Determinants of infant behavior* (S. 36–113). London: Methuen.

Altmeyer, M. & Thomä, H. (Hrsg.). (2006). *Die vernetzte Seele*. Stuttgart: Klett-Cotta.

Bailey, C.H. & Kandel, E.R. (1993). Structural changes accompanying memory storage. *Annu. Rev. Physiol., 55*, 397–426

Baranger, M. & Baranger, W. (1969). *Problemas des campo psicoanalítico*. Buenos Aires: Kargleman.

Baron-Cohen, S. (1995). *Mindblindness: An essay on autism and theory of mind*. Cambridge, MA: MIT Press.

Basch, M.F. (1976). The concept of affect: A re-examination. *Journal of the American Psychoanalytic Association, 24*, 759–777.

Basch, M.F. (1983). Empathic understanding: A review of the concept and some theoretical considerations. *Journal of the American Psychoanalytic Association, 31*(1), 101–26.

Becker, A. (1972). Zum Initialtraum. *Psyche – Z Psychoanal, 9*(72), 699–706.

Beebe, B., Jaffe, J., Lachmann, F., Feldstein, S., Crown, C. & Jasnow, M. (2002). Koordination von Sprachrhythmus und Bindung. In K.-H. Brisch, K.E. Grossmann, K. Grossmann & L. Köhler (Hrsg.), *Bindung und seelische Entwicklungswege* (S. 47–85). Stuttgart: Klett-Cotta.

Beebe, B. (2016). Daniel Stern: Mikroanalyse und die empirische Säuglingsforschung. In P. Geißler (Hrsg.), *Sternstunden. Daniel Sterns Lebenswerk in seiner Bedeutung für Psychoanalyse und Psychotherapie* (S. 45–68). Gießen: Psychosozial-Verlag.

Beebe, B. & Lachmann, F. (2004). *Säuglingsforschung und die Psychotherapie Erwachsener. Wie interaktive Prozesse entstehen und zu Veränderungen führen.* Stuttgart: Klett-Cotta.

Beebe, B. & Lachmann, F. (2006). Die relationale Wende in der Psychoanalyse. Ein dyadischer Systemansatz aus Sicht der Säuglingsforschung. In M. Altmeyer & H. Thomä (Hrsg.), *Die vernetzte Seele. Die intersubjektive Wende in der Psychoanalyse* (S. 122–159). Stuttgart: Klett-Cotta.

Bernard, C. (1865). *Induction a l'etude de la medicine experimentale.* Paris: J.B. Baillier et fils.

Bettighofer, S. (2016). *Übertragung und Gegenübertragung im therapeutischen Prozess.* Stuttgart: Kohlhammer.

Binder, K. (2014). *Lukrez. Über die Natur der Dinge.* Köln: Kiepenheuer & Witsch.

Bion, W.R. (1990) [1962b]. *Lernen durch Erfahrung.* Dt. Übers. u. Einl. v. E. Krejci. Frankfurt a.M.: Suhrkamp.

Black, M. (2003). Enactment: Analytic musings on energy, language, and personal growth. *Psychoanal Dialogues, 13*(5), 633–655.

Blass, R.B. (1993). Die Bedeutung des Traumes. Erschaffen, Entdecken und Erleben. Vortrag, Kinderanalytisches Symposium, München.

Bollas, C. (2011). *Die unendliche Frage. Zur Bedeutung des freien Assoziierens.* Frankfurt a.M.: Brandes & Apsel.

BCPSG – Boston Change Process Study Group (2014). Enactment und das Auftauchen einer neuen Beziehungsorganisation. *Psyche – Z Psychoanal, 68*(9/10), 971–996.

Bowlby, J. (1975). *Bindung.* München: Kindler.

Bowlby, J. (1976). *Trennung.* München: Kindler.

Bowlby, J. (1983). *Verlust.* München: Kindler.

Bowlby, J. (2014). *Bindung als sichere Basis.* München: Reinhardt Verlag.

Bradley, S. (2000). *Affect regulation and the development of psychopathology.* New York: Guilford Press.

Brazelton, T.B. (1994). *Touchpoints: Your Child's Emotional And Behavioral Development.* New York: Da Capo Lifelong Books.

Brazelton, T., Kozlowski, B. & Main, M. (1974). The origins of reciprocity. In M. Lewis & L. Rosenblum (Hrsg.), *The effects of the infant on its caregiver* (S. 137–154). New York: Wiley-Interscience.

Brierley, M. (1951). Affects in theory and practice. In L.J. Saul (Hrsg.), *Trends in psycho-analysis* (S. 43–56). London: Hogarth Press.

Clarkin, J.E., & M.F. Lenzenweger (1996). *Major Theories of Personality Disorder.* New York: Guilford Press.

Damasio, A.R. (2000). *Ich fühle, also bin ich: Die Entschlüsselung des Bewusstseins.* 2. Aufl. München: List Verlag.

Darwin, C. (1859). *On the Origin of Species by Means of Natural Selection, or the Preservation of Favoured Races in the Struggle for Life.* London: John Murray.

Dement, W.C. (1960). The Effect of dream deprivation. *Science, 131*(3415), 1705–1707.

Diener, M.J. & Monroe, J.M. (2011). The relationship between adult attachment style and therapeutic alliance in individual psychotherapy: A metaanalytic review. *Psychotherapy, 48*(3), 237–238.

Dietz, P.M., Spitz, A.M., Anda, R.F., Williamson, D.F., McMahon, P.M. Santelli, J.S., Nordenberg, D.F., Felitti, V.J. & Kendrick, J.S. (1999). Unintended pregnancy among adult women exposed to abuse or household dysfunction during their childhood. *JAMA, 282*(14), 1359–1364.

Dijksterhuis, A. (2010). *Das kluge Unbewusste – Denken mit Gefühl und Intuition.* Stuttgart: Klett-Cotta.

Döll-Hentschker, S. (2008). Psychoanalytische Affekttheorie(n) heute – eine hist. Annäherung. *Psychologie in Österreich, 28*(5), 446–455.

Dube, S.R., Anda, R.F., Felitti, V.J., Chapman, D.P., Williamson, D.F. & Giles, W.H. (2001). Childhood abuse, household dysfunction, and the risk of attempted suicide throughout the lifespan. *JAMA, 286*(24), 3089–3096.

Eckhardt-Henn, A. & Hoffmann, S.O. (2004). Die Trauma-Pathogenese dissoziativer Bewusstseinsstörungen: empirische Befunde. In A. Eckardt-Henn & S.O. Hoffmann (Hrsg.), *Dissoziative Bewusstseinsstörungen. Theorie, Symptomatik, Therapie* (S. 265–275). Stuttgart: Schattauer.

Eigen, M. (1985). Towards Bion's starting point: between catastrophe and faith. *Int. J. Psych-Anal., 66*(3), 321–329.

Ermann, M. (2016). *Der Andere in der Psychoanalyse.* Stuttgart: Kohlhammer.

Felitti, V.J. (2002). Belastungen in der Kindheit und Gesundheit im Erwachsenenalter: Die Verwandlung von Gold in Blei. *Z Psychosom Med Psychother, 48*, 359–369.

Felitti, V.J., Anda, R.F., Williamson, D.F., Spitz, A.M., Edwards, V., Koss, M.P., & Marks, J.S. (1998). The relationship of adult health status to childhood abuse and household dysfunction. *Am J Press Med, 14*(4), 245–258.

Ferenczi, S. (1928). Die Elastizität der psychoanalytischen Technik. In ders. (1982), *Schriften zur Psychoanalyse Bd II* (S. 197–209). Hrsg. v. M. Balint. Frankfurt a.M: Fischer Taschenbuch.

Ferro, A. (2003). *Das bipersonale Feld.* Gießen: Psychosozial-Verlag.

Ferro, A. (2009). *Psychoanalyse als Erzählkunst und Therapieform.* Gießen: Psychosozial-Verlag.

Ferro, A. (2012). *Im analytischen Raum. Emotionen, Erzählungen, Transformationen.* Gießen: Psychosozial-Verlag.

Ferro, A. (2014). Unrepräsentierte psychische Zustände und das Generieren von Bedeutung. *Psyche, – Z Psychoanal, 68*(9/10), 820–839.

Field, T. (1981). Infant gaze aversion and heart rate during face-to-face interactions. *Infant Behavior and Development, 4*(3), 307–315.

Fischer, G. & Riedesser, P. (1999). *Lehrbuch der Psychotraumatologie.* München: Ernst Reinhard Verlag.

Fonagy P., Gergely, G., Jurist, E.L. & Target, M. (2006). Affektregulierung, Mentalisierung und die Entwicklung des Selbst. Stuttgart: Klett-Cotta.

Freud, S. (1894). Die Abwehr-Neuropsychosen. In *GW, Bd. I* (S. 57–74).

Freud, S. (1900). *Die Traumdeutung. GW, Bd. II/III.*

Freud, S. (1912). Zur Dynamik der Übertragung. In *GW, Bd. VIII* (S. 363–374).

Freud, S. (1914). Zur Einführung des Narzissmus. In *GW, Bd. X* (S. 137–170).

Freud, S. (1915a). Das Unbewusste. In *GW, Bd. X* (S. 263–303).

Freud, S. (1915b). Die Verdrängung. In *GW, Bd. X* (S. 247–261).

Freud, S. (1920). *Jenseits des Lustprinzips*. In *GW, Bd. XII* (S. 1–69).

Freud, S. (1923). Das Ich und das Es. In *GW, Bd. XIII* (S. 237–289).

Fuster, (1985a). *The prefrontal cortex: Anatomy, physiology, and neurophysiology of the frontal lobe*. New York: Raven Press.

Fuster, J. M. (1985b). The prefrontal cortex and temporal integration. In A. Peters & E. G. Jones (Hrsg.), *Cerebral cortex. Bd. 4: Association and auditory cortices* (S. 151–171). New York: Plenum Press.

Gallese, V. (2013). Den Körper im Gehirn finden. Konzeptuelle Überlegungen zu den Spiegelneuronen. In M. Leuzinger-Bohleber, R. N. Ende & R. Pfeifer (Hrsg.), *Embodiment. Ein innovatives Konzept für Entwicklungsforschung und Psychoanalyse* (S. 75–112). Göttingen: Vandenhoeck & Ruprecht.

Gazzaniga, M. S. & LeDoux, J. E. (1978). *The Integrated Mind*. New York: Plenum.

Gill, M. M. (1982). *Analysis of transference: Theory and technique*. Madison, Connecticut: Int. Univ. Press [Dt., 1996: *Die Übertragungsanalyse*. Frankfurt a. M.: Fischer Taschenbuchverlag.

Glasersfeld, E. v. (1981). Einführung in den radikalen Konstruktivismus. In P. Watzlawick (Hrsg.), *Die erfundene Wirklichkeit* (S. 16–38). München: Piper.

Goldman, D. (1995). *Emotional intelligence*. New York: Bantam Books. [Dt. 1996: *Emotionale Intelligenz*. Übers. v. F. Griese. München, Wien: Carl Hanser].

Goyer, P. F., Konicki, P. E. & Schulz, S. C. (1994). *Brain imaging in personality disorders*. In K. R. Silk (Hrsg.), *Biological and neurobehavioral studies of borderline personality disorders* (S. 109–125). Washington, DC: American Psychiatric Press.

Greenblatt, S. (2011). *Die Wende. Wie die Renaissance begann*. München: Siedler Verlag.

Gross, J. J. (1999). Emotion Regulation. Past Present and Future. *Coginition and Emotion, 13*(5), 551–573.

Gutwinski-Jeggle, J. (1981). Zum Verhältnis von Arzt, Patient und Krankheit. Eine sprachwissenschaftliche Studie an Texten aus einer Balint-Gruppe. *Psyche – Z Psychoanal, 37*(8), 715–750.

Haas, J. P. (1997). Bions Beitrag zu einer psychoanalytischen Theorie der Emotionen. In H. Beland, F.-W. Eickhoff, L. M. Hermanns & E. Meistermann-Seeger (Hrsg.), *Jahrbuch der Psychoanalyse, 38* (S. 137–194).

Haken, H. (1988a). *Information and Self-Organization (A Macroscopic Approach to Complex Systems)*. Berlin: Springer.

Haken, H. (Hrsg.). (1988b). *Neural and Synergetic Computers*. Berlin: Springer.

Haken, H. (1990). *Synergetik – eine Einführung. (Nichtgleichgewichts-Phasenübergang und Selbstorganisation in Physik, Chemie und Biologie)*. 2. Aufl. Berlin: Springer.

Hartmann, E. (2012). *The nature and functions of dreaming*. Oxford: Oxford University Press.

Hau, S. (2018). Träume in der psychodynamischen Psychotherapie. *Ärztliche Psychotherapie, 2018*(13), 145–208.

Haynal, A. (1995). *Psychoanalytische Erkenntnis*. Stuttgart, Berlin, Köln: Kohlhammer.

Heisterkamp, G. (2004). Enactments: Basale Formen des Verstehens. *Psychoanalyse & Körper, 5/2004*, 103–130.

Herman, J., Perry, C. & van der Kolk, B. (1989). Childhood Traum in Borderline Personality Disorder. *Am J Psychiatry, 146*(4), 490–495.

Herold, R. (1995). *Übertragung und Widerstand.* Ulm: Ulmer Textbank.

Hillis, S.D., Anda, R.F., Felitti, V.J., Nordenberg, D. & Marchbanks, P.A. (2000). Adverse childhood experiences and sexually transmitted diseases in men and women: a retrospective study. *Pediatrics, 106*(1), E11.

Hoffmann, M.L. (1978). Toward a theory of empathic arousal and development. In M. Lewis & L.A. Rosenblum (Hrsg.), *The development of affect* (S. 227–256). New York: Plenum Press.

Hofmann, A. (2005). *EMDR in der Therapie psychotraumatischer Belastungssyndrome.* 3. Aufl. Stuttgart, New York: Georg-Thieme Verlag.

Holmes, J. (2012). *Sichere Bindung und psychodynamische Therapie.* Stuttgart: Klett-Cotta.

Hoyle, F. (1981). Hoyle on evolution. *Nature, 294*(5837), 105.

Jacobs, T. (1986). On countertransference enactments, *J. Amer. Psychoanal. Assn., 34*(2), 289–307.

Jaenicke, G. (2015). *Die Suche nach Bezogenheit.* Frankfurt a.M.: Brandes & Apsel.

Jaffe, J. & S. Feldstein (1970). *Rhythms of Dialogue.* New York: Academic Press.

Kächele, H. & Deserno, H. (2009). Macht und Ohnmacht in der psychoanalytischen Arbeit. Eine Fallstudie. *Forum der Psychoanalyse, 25,* 161–185.

Kandel, E. (2006). *Auf der Suche nach dem Gedächtnis.* München: Siedler Verlag.

Kernberg, O.F., Sulz, B. & Sachsse, U. (2000). *Handbuch der Borderline-Störungen.* Stuttgart: Schattauer.

Klauber, J. (1969). Über die Bedeutung des Berichtens von Träumen in der Psychoanalyse. *Psyche – Z Psychoanal, 23*(4), 280–294.

Klein, M. (1927). *Symposium on Child Analysis. WMK 1.*

Klüwer, R. (1983). Agieren und Mitagieren. *Psyche – Z Psychoanal, 37*(9), 828–840.

Knoblauch, S. (2000). *The Musical Edge of Therapeutic Dialogue.* Hillsdale, NJ: Analytic Press.

Krause, R. (1998). *Allgemeine Psychoanalytische Krankheitslehre. Bd. 2: Modelle.* Stuttgart: Kohlhammer.

Krystal, H. (1977). Aspects of affect theory. *Bulletin of the Menninger Clinic, 41*(1), 1–26.

Krystal, H. (1978). Trauma and affects. *Psychoanalytic Study of the Child, 33,* 81–116.

Kuhn, T.S. (1967). *Die Struktur wissenschaftlicher Revolutionen.* Frankfurt a.M.: Suhrkamp.

Lakoff, G. (1975). Hedges. A study in meaning criteria and the logic of fuzzy concepts. In D. Hockney, W. Harper & B. Freed (Hrsg.), *Contemporary research in philosophical logic and linguistic semantics* (S. 221–271). Dordrecht: D. Reidel.

Lakoff, G. & M. Johnson (2014). *Leben in Metaphern. Konstruktion und Gebrauch von Sprachbildern.* Heidelberg: Carl-Auer-Systeme.

LeDoux, J. (2001). *Das Netz der Gefühle. Wie Emotionen entstehen.* München: Deutscher Taschenbuchverlag.

Leikert, S. (2008). *Den Spiegel durchqueren. Die kinetische Semantik in Musik und Psychoanalyse.* Gießen: Psychosozial-Verlag.

Leikert, S. (2016). Im Geäder der Worte, Transfusion einer sensiblen Substanz. Zur Struktur und Funktion ästhetischer Mechanismen im psychoanalytischen Fallbericht. *Jahrb. Psychoanal., 73,* 47–67.

Leuzinger-Bohleber, M. (2014). Den Körper in der Seele entdecken. Embodiment und die Annäherung an das Nicht-Repräsentierte. *Psyche, – Z Psychoanal, 68*(9/10), 922–950.

Leuzinger-Bohleber, M. & Pfeifer, R. (1998). Erinnern in der Übertragung – Vergangenheit in der Gegenwart? Psychoanalyse und Embodied Cognitive Science: ein interdisziplinärer Dialog zum Gedächtnis. *Psyche – Z Psychoanal, 52*(9/10), 884–918.

Levine, H.B. (2014). Die nichtfarbige Leinwand: Repräsentation, therapeutisches Handeln und die Bildung der Psyche. *Psyche – Z Psychoanal, 68*(9), 787–819.

Lewin, B.D. (1953). The forgetting of dreams. In R.M. Lowenstein (Hrsg.), *Drives, Affects, Behavior* (S. 191–202). New York: International Universities Press.

Lewin, K. (1935). *A Dynamic Theory of Personality.* New York: McGraw-Hill.

Lewin, K. (1952). *Field Theory in Social Science.* Hrsg. v. D. Cartwright. London: Tavistock.

Lewis, M. & Granic, I. (2000). *Emotion, development, and self-organization.* New York: Cambridge University Press.

Loch, W. (1981). Kommunikation – Sprache – Übersetzung. *Psyche – Z Psychoanal, 35*(11), 911–998.

Maercker, A. & Ehler, U. (Hrsg.). (2001). *Psychotraumatologie.* Göttingen: Hogrefe-Verlag.

Main, M. (2001). Aktuelle Studien zur Bindung. In G. Gloger-Tippelt (Hrsg.), *Bindung im Erwachsenenalter. Ein Handbuch für Forschung und Praxis* (S. 1–51). Bern: Huber.

Main, M. (2002). Organisierte Bindungskategorien von Säugling, Kind und Erwachsenem. In K.H. Brisch, K. Grossmann, L. Köhler & K.E. Grossmann (Hrsg.), *Bindung und seelische Entwicklungswege. Grundlagen, Prävention und klinische Praxis* (S. 165–218). Stuttgart: Klett-Cotta.

Marlock, G. & Weiss, H. (2006). *Handbuch der Körperpsychotherapie.* Stuttgart: Schattauer.

Maturana, H.R. (1985). *Erkennen: Die Organisation und Verkörperung von Wirklichkeit.* Braunschweig, Wiesbaden: Friedr. Vieweg & Sohn.

Mayberg, H.S., Lewis, P.J., Regenlos, W. & Wagner, H.N., Jr. (1994). Paralimbic hypoperfusion in unipolar depression. *Journal of Nuclear Medicine, 35*(6), 929–934.

Mayr, E. (1979). *Evolution und die Vielfalt des Lebens.* Berlin, Heidelberg, New York: Springer Verlag.

Mega, M.S. & Cummings, J.L. (1994). Frontal-subcortical circuits and neuropsychiatric disorders. *Journal of Neuropsychiatry and Clinical Neuroscience, 6*(4), 358–370.

Meltzer, D. (1988). *Traumleben. Eine Überprüfung der psychoanalytischen Theorie und Technik.* München, Wien: Verlag Internationale Psychoanalyse.

Merleau-Ponty (2003). *Das Primat der Wahrnehmung.* Frankfurt a.M.: Suhrkamp.

Migone, P. (1995). Expressed emotion and projective identification: A bridge between psychiatric and psychoanalytic coneepts? *Contemporary Psychoanalysis, 31*(4), 617–640.

Milner, B., Squire, L.R. & Kandel, E.R. (1998). Cognitive neuroscience and the study of memory. *Review. Neuron 20*(3), 445–468.

Morgenthaler, F. (1989). *Technik.* Frankfurt a.M Syndikat Autoren- und Verlagsgesellschaft.

Moser, U. (2005). *Psychische Mikrowelten. Neuere Aufsätze.* Hrsg. v. M. Leuzinger-Bohleber & I.v. Zeppelin. Göttingen: Vandenhoeck & Ruprecht.

Moser, U. & Zeppelin, I.v. (1996a). Die Entwicklung des Affektsystems. *Psyche – Z Psychoanal, 50*(1), 32–84.

Moser, U. & Zeppelin, I.v. (1996b). *Der geträumte Traum.* Stuttgart: Kohlhammer.

Nöth, W. (2000). *Handbuch des Semiotik.* Stuttgart: Metzler.

Ogden, P. & Minton, K. (2000). Sensorimotoric Psychotherapy: One Method for Processing Traumatic Memory. *Traumatologie, 6*(3),149–173.

O'Keefe, J. & Dostrovsky, J. (1971). The hippocampus as a spatial map. Preliminary evidence from unit activity in the freely-moving rat. *Brain Res., 34*(1), 171–175.

Parnell, L. (1999). *EMDR-Therapie mit Erwachsenen. Kindheitstrauma überwinden.* Stuttgart: Pfeiffer bei Klett-Cotta.

Peirce, C. S. (1993). *Phänomen und Logik der Zeichen.* Frankfurt a. M.: Suhrkamp.

Plab, K. (2014). *Liegen oder Sitzen? Plädoyer für einen psychoanalytischen Paradigmenwechsel.* Gießen: Psychosozial-Verlag.

Plassmann, R. (1987). Der Arzt, der Artefaktpatient und der Körper. Eine psychoanalytische Untersuchung des Mimikry-Phänomens. *Psyche – Z Psychoanal, 41*(10), 883–899.

Plassmann, R. (1993). Organwelten. Grundriss einer analytischen Körperpsychologie. Psychoanalytische Untersuchung des Mimikry-Phänomens. *Psyche – Z Psychoanal, 47*(3), 261-282.

Plassmann, R. (1996). Körperpsychologie und Deutungstechnik: Die Praxis der Prozeßdeutung. *Forum der Psychoanalyse, 12*(4), 19–30.

Plassmann, R. (2007). Integrierte Medizin und Neurobiologie. Das Menschenbild der Humanmedizin. Vortrag, AIM Tagung, Frankfurt a. M. 28./29.09.2007.

Plassmann, R. (2010a). *Kunst des Lassens. Psychotherapie mit EMDR für Erwachsene und Kinder.* 2. Aufl. Gießen: Psychosozial-Verlag.

Plassmann, R. (2010b). Inhaltsdeutung und Prozessdeutung. *Forum der Psychoanalyse, 26*(3), 105–120.

Plassmann, R.(2011). *Selbstorganisation. Über Heilungsprozesse in der Psychotherapie.* Gießen: Psychosozial-Verlag.

Plassmann, R. (2014). *Die Kunst, seelisches Wachstum zu fördern.* Gießen: Psychosozial-Verlag.

Plassmann, R. (2014a). Emotionale Selbstorganisation in Stressberufen. In R. Plassmann (Hrsg.), *Die Kunst seelisches Wachstum zu fördern* (S. 87–108). Gießen: Psychosozial-Verlag.

Plassmann, R. (2015). *Prozessorientierte stationäre Psychotherapie. Ein Leitfaden für die Praxis.* Gießen: Psychosozial-Verlag.

Plassmann, R. (2016a). Die Technik der Prozessdeutung. *Forum der Psychoanalyse, 32*(4), 443–460.

Plassmann, R. (2016b). Transformationsprozesse in der Traumatherapie. *Forum der Psychoanalyse, 32*(1), 83–97.

Plassmann, R. (2017a). Affektresonanz und Prozessresonanz. Über intersubjektive Kommunikationsprozesse in der Psychotherapie. Ein Fallbericht. Vortrag, DPV-Tagung, Ulm 12.05.2017.

Plassmann, R. (2017b). Affektresonanz und Prozessresonanz. Vortrag, Jahrestagung der Akademie für Integrierte Medizin, 27.4.2017 Innsbruck.

Plassmann, R. (2018a). *Attachment Patterns in the Bipersonal Field.* In M. Freise (Hrsg.), *Inspired by Bakhtin: Dialogic Methods in the Humanities* (S. 112–125). Brighton: Academic Studies Press.

Plassmann, R. (2018b). Emotionsregulation und Bindungsmuster. *Psychotherapie im Dialog, 19*(1), 35–39.

Plassmann, R. (2019, i.Dr.). Transformative Sprache. Über den Anteil der Sprache am Effekt einer Deutung. *Forum der Psychoanalyse, 35*(1), 5–17.

Plassmann, R & Schickedanz, H. (2017). Dissoziative Identitätsstörungen. *Psychotherapie im Dialog, 18*(3), 88–92.

Port, R., & van Gelder, T. (1995). *Mind as Motion: Explorations in the Dynamics of Cognition.* Cambridge, MA: MIT Press.

Potthof, P. & Wollnick, S. (Hrsg.). (2014). *Die Begegnung der Subjekte.* Gießen: Psychosozial-Verlag.

Port, R. & van Gelder, T. (1995). *Mind as Motion: Explorations in the Dynamics of Cognition.* Cambridge, MA: MIT Press.

Pribram, K.H. (1987). *Brain and perception: Holonomy and structure in figural processing.* Hillsdale, NJ: Lawrence Erlbaum.

Radebold, H. (2015). *Die dunklen Schatten unserer Vergangenheit.* Stuttgart: Klett-Cotta.

Rangell, L. (1956). The Dream in the practice of psychoanalysis. Panel Report. *J. Amer. Psa. Assoc., 4*, 122–137.

Rappaport, E.A. (1959). The First dream in an erotized transference. *Int. J. Psychoanalysis, 40*, 240–245.

Rauch, S.C., Savage, C.R., Alpert, N.M., Miguel, E.C., Baer, L., Breiter, H.C., Fischman, A., Manzo, P.A., Moretti, C. & Jenike, M.A. (1995). A positron emission tomographic study of simple phobic symptom provocation. *Archives of General Psychiatry, 52*(1), 20–28.

Rizzolatti G. & Sinigaglia, C. (2008). *Empathie und Spiegelneurone: Die biologische Basis des Mitgefühls.* Frankfurt a.M.: Suhrkamp.

Rössler, O.E. (1992a). *Endophysik – Die Welt des inneren Beobachters.* Berlin: Merve.

Rolls, E.T. (1986). Neural systems involved in emotion in primates. In R. Plutchik & H. Kellerman (Hrsg.), *Emotion: Theory, research, and practice, Bd. 3* (S. 125–143). Orlando, FL: Academic Press.

Rost, C. (2014). *Ressourcenarbeit mit EMDR.* Paderborn: Junfermann-Verlag.

Sachsse, G. (2004). *Traumazentrierte Psychotherapie.* Stuttgart: Schattauer.

Sack, M. (2010). *Schonende Traumatherapie. Ressourcenorientierte Behandlung von Traumafolgestörungen.* Stuttgart: Schattauer.

Sander, L. (1977). The regulation of exchange in the infant-caretaker system and some aspects of the context-content relationship. In M. Lewis & L. Rosenblum (Hrsg.), *Interaction, conversation, and the development of language* (S. 133–156). New York: Wiley.

Sander, L. (2009). *Die Entwicklung des Säuglings, das Werden der Person und die Entstehung des Bewusstseins.* Stuttgart: Klett-Cotta.

Schacter, D. (1999). *Wir sind Erinnerung. Gedächtnis und Persönlichkeit.* Reinbek: Rowohlt.

Schafer, R. (1982). *Eine neue Sprache für die Psychoanalyse.* Stuttgart: Klett-Cotta.

Schmale, A.H. (1964). A genetic view of affects with special reference to the genesis of helplessness and hopelessness. *Psychoanalytic Study of the Child, 19*(43), 287–310.

Schmidt, M. (2014). Der Einfluss der Präsenztheorie auf die psychoanalytische Behandlungstechnik. *Psyche – Z Psychoanal, 68*(1), 951–970.

Schore, A.N. (1994). *Affect regulation and the origin of the self: The neurobiology of emotional development.* Mahwah, NJ: Erlbaum.

Schore, A.N. (1996). The experience-dependent maturation of a regulatory system in the orbital prefrontal cortex and the origin of developmental psychopathology. *Development and Psychopathology, 8*(1), 59–87.

Schore, A. N. (1997). Early organization of the nonlinear right brain and development of a predisposition to psychiatric disorders. *Development and Psychopathology, 9*(4), 595–631.

Schore, A. N. (2009). *Affektregulation und die Reorganisation des Selbst.* Stuttgart: Klett-Cotta.

Schulz-Venrath, U. (2011). Das Gehirn in der Gruppe oder die Gruppe im Gehirn – Zur Neurobiologie des Mentalisierens in Gruppenpsychotherapien. *Gruppenpsychother. Gruppendynamik, 47*(2), 111–140.

Seidler, G. (2011). *Handbuch der Psychotraumatologie.* Stuttgart: Klett-Cotta.

Semple, W. E., Goyer, P., McCormick, R., Morris, E., Compton, B., Berridge, M., Miraldi, F. & Schulz, S. C. (1992). Increased orbital frontal cortex blood flow and hippocampal abnormality in PTSD: A pilot PET study. *Biological Psychiatry, 31,* 129A.

Shapiro, F. (1998). *EMDR in Aktion. Die Behandlung traumarisierter Menschen.* Paderborn: Junfermann Verlag.

Shapiro, F. (1999). *EMDR Eye Movement Desensitization and Reprocessing. Grundlagen & Praxis. Handbuch zur Behandlung traumatisierter Menschen.* Paderborn: Junfermann Verlag.

Siegel, D. J. (1999). *The developing mind: Toward a neurobiology of interpersonal experience.* New York: Guilford Press.

Spitzer, M. (2006a). Das neue Unbewusste I. Oder die unerträgliche Automatizität des Seins. *Nervenheilkunde, 25*(8), 615–622.

Spitzer, M. (2006b). Das neue Unbewusste II. Kreativ denken und richtig entscheiden. *Nervenheilkunde, 25*(9), 701–708.

Sroufe, L. A. (1996). *Emotional development: The organization of emotional life in the early years.* New York: Cambridge University Press.

Sroufe, L. A., Egeland, B., Carlson, E. & Collins, W. A. (2005). *The development of the person: The Minnesota study of risk and adaption from birth to adulthood.* New York: Guilford.

Sroufe, L. A. & Waters, E. (1977). Attachment as an organizational Construct. *Child Development, 48*(4), 1184–1199.

Starkstein, S. E., Mayberg, H. S., Berthier, M. L., Federoff, P., Price, T. R., Dannals, R. F., Wagner, H. N., Leiguarda, R. & Robinson, R. G. (1990). Mania after brain injury: Neuroradiological and metabolic findings. *Annals of Neurology, 27*(6), 652–659.

Stern, D. (1971). A micro-analysis of mother-infant interaction: Behaviors regulating social contact between a mother and her three-and-a-half-month-old twins. *Journal of American Academy of Child Psychiatry, 10*(3), 501–517.

Stern, D. (2005). *Der Gegenwartsmoment. Veränderungsprozesse in Psychoanalyse, Psychotherapie und Alltag.* Frankfurt a. M.: Brandes & Apsel.

Stern, D. (2016). *Die Lebenserfahrung des Säuglings.* Stuttgart: Klett-Cotta.

Stern, D. et al. (2012). *Veränderungsprozesse.* Frankfurt a. M.: Brandes & Apsel.

Stern, D. N., Sander, L. W., Nahum, J. P., Harrison, A. M., Lyons-Ruth, K., Morgan, A. C., Bruschweiler-Stern, N. & Tronick, E. Z. (2002). Nicht deutende Mechanismen in der psychoanalytischen Therapie. Das »Etwas-Mehr« als Deutung. *Psyche – Z Psychoanal, 56*(9/10), 974–1006.

Strachey, J. (1935). Die Grundlagen der therapeutischen Wirkung der Psychoanalyse. *Int. Ztsch PsA, 21*(4), 486–516.

Strauß, B., Buchheim, A. & Kächele, H. (Hrsg.). (2002). *Klinische Bindungsforschung. Theorien – Methoden – Ergebnisse*. Stuttgart: Schattauer Verlag.

Sullivan, H. S. (1980) [1953]. *Die interpersonale Theorie der Psychiatrie.* Frankfurt a. M.: S. Fischer.

Thomä, H. (1984a). Der Beitrag des Psychoanalytikers zur Übertragung. *Psyche – Z Psychoanal, 38*(1), 29–62.

Thomä, H. (1984b). Der »Neubeginn« Michael Balints (1932) aus heutiger Sicht. *Psyche – Z Psychoanal, 38*(6), 516–543.

Thomä, H. (1991). Idee und Wirklichkeit der Lehranalyse. Ein Plädoyer für Reformen (I). *Psyche – Z Psychoanal, 45*(5), 385–433.

Thomä, H. (2001). Intersubjektivität und Bifokalität der Übertragung. In W. Bohleber & S. Drews (Hrsg.), *Die Gegenwart der Psychoanalyse – die Psychoanalyse der Gegenwart* (S. 370–383). Stuttgart: Klett-Cotta.

Torras, C. (1985). *Temporal-pattern learning in neural models.* Amsterdam: Springer.

Trevarthen, C. (1977). Descriptive analyses of infant communicative behavior. In H. R. Schaffer (Hrsg.), *Studies in mother-infant interaction* (S. 227–270). New York: Academic Press.

Trevarthen, C., Aitken, K., Papoudia, D. & Robards, J. (1998). *Children with autism: Diagnosis and interventions to meet their needs.* London: Jessica Kingsley.

Tschacher, W. (1997). *Prozessgestalten: Die Anwendung der Selbstorganisationstheorie und der Theorie dynamischer Systeme auf die Probleme der Psychologie.* Göttingen: Hogrefe.

Uexküll, T., Geigges, W. & Plassmann, R. (2002). *Integrierte Medizin.* Stuttgart: Schattauer.

Van der Kolk, B., McFarlane, A. & Weisaeth, L. (2000). *Traumatic stress.* Paderborn: Junfermann Verlag.

Varela, F., Lachaux, J. P., Rodriguez, E. & Martinerie, J. (2001). The brainweb: Phase synchronization and large scale integration. Nature Reviews. *Neuroscience, 2*(4), 229–239.

Volkow, N. D., Fowler, J. S., Wolf, A. P., Hitzeman, R., Dewey, S., Bendriem, B., Alpert, R. O. & Hoff, A. (1991). Changes in brain glucose metabolism in cocaine dependance and withdrawal. *American Journal of Psychiatry, 148*(5), 621–626.

Volz-Boers, U. (1999). »Ich bin wieder ein Mensch.« Transformationen des frühen psychischen Traumas durch Neubildung von Repräsentanzen. *Psyche – Z Psychoanal, 53*(11), 1137–1159.

Warning, R. (1994). *Rezeptionsästhetik, Theorie und Praxis.* 4. Aufl. Stuttgart: UTB Verlag.

Wegner, P. (1995). Vorläufige Mitteilungen aus der Analyse von Manny M. In J.-P. Haas & G. Jappe (Hrsg.), *Deutungs-Optionen. Für Wolfgang Loch* (S. 224–259). Tübingen: edition diskord.

Weiss, J. S. & Wagner, S. H. (1998). What explains the negative consequences of adverse childhood experiences on adult health? Insights from cognitive and neuroscience research. *Am J Prev Med, 14*(4), 356–360.

Wiedemann, W. (2007). *Wilfred Bion.* Gießen: Psychosozial-Verlag.

Reinhard Plassmann

Selbstorganisation

Über Heilungsprozesse in der Psychotherapie

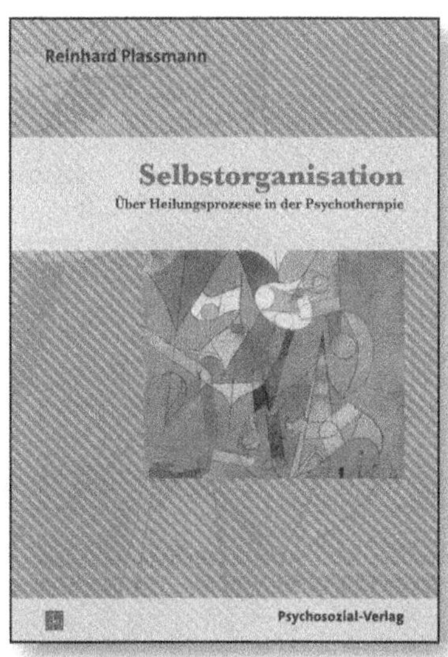

2011 · 344 Seiten · Broschur
ISBN 978-3-8379-2172-4

»Das Buch ›Selbstorganisation‹ ist spannend zu lesen und bringt auch dem erfahrenen Psychotherapeuten viele neue Einsichten. … Selten dürfte ein Buch so ermutigend sein, auch bei stagnierenden Behandlungen.«

Tilmann Moser im Ärzteblatt

Das Auflösen seelischer Belastungen ist ein natürlicher Vorgang, den man als Transformationsprozess bezeichnen kann: Ein Traumaschema wandelt sich in etwas Normales, Gesundes. Die Aufgabe von Psychotherapie ist es, diesen Prozess dort, wo es nötig ist, zu unterstützen, damit sich neue Muster des Fühlens und Denkens bilden können. Neuen Erkenntnissen aus der Traumatherapie ist es zu verdanken, dass sich das Verständnis seelischer Heilungsvorgänge in der Psychotherapie in den letzten Jahren deutlich verbessert hat. Dabei setzt sich ein prozessorientierter Ansatz zunehmend gegen ein methodenorientiertes Denken durch.

Das Buch erläutert die Arbeitsweise der Prozessorientierten Psychotherapie, die Arbeit mit EMDR und das Selbstorganisatorische Modell, mit dem sich seelische Heilungsprozesse am besten erklären lassen. Es ergänzt die beiden vorhergehenden Bücher Die Kunst des Lassens und Im eigenen Rhythmus.

Walltorstr. 10 · 35390 Gießen · Tel. 0641-969978-18 · Fax 0641-969978-19
bestellung@psychosozial-verlag.de · www.psychosozial-verlag.de